Birgit Feliz Carrasco

JUST BREATHE

Bibliografische Information der Deutschen Nationalbibliothek
Die Deutsche Nationalbibliothek verzeichnet diese Publikation in der Deutschen Nationalbibliografie. Detaillierte bibliografische Daten sind im Internet über http://d-nb.de abrufbar.

Für Fragen und Anregungen
info@rivaverlag.de

Wichtige Hinweise
Dieses Buch ist für Lernzwecke gedacht. Es stellt keinen Ersatz für eine individuelle medizinische Beratung dar und sollte auch nicht als solcher benutzt werden. Wenn Sie medizinischen Rat einholen wollen, konsultieren Sie bitte einen qualifizierten Arzt. Der Verlag und die Autorin haften für keine nachteiligen Auswirkungen, die in einem direkten oder indirekten Zusammenhang mit den Informationen stehen, die in diesem Buch enthalten sind.

Ausschließlich zum Zweck der besseren Lesbarkeit wurde auf eine genderspezifische Schreibweise sowie eine Mehrfachbezeichnung verzichtet. Alle personenbezogenen Bezeichnungen sind somit geschlechtsneutral zu verstehen.

Originalausgabe
1. Auflage 2021
© 2021 by riva Verlag, ein Imprint der Münchner Verlagsgruppe GmbH
Türkenstraße 89
80799 München
Tel.: 089 651285-0
Fax: 089 652096

Alle Rechte, insbesondere das Recht der Vervielfältigung und Verbreitung sowie der Übersetzung, vorbehalten. Kein Teil des Werkes darf in irgendeiner Form (durch Fotokopie, Mikrofilm oder ein anderes Verfahren) ohne schriftliche Genehmigung des Verlages reproduziert oder unter Verwendung elektronischer Systeme gespeichert, verarbeitet, vervielfältigt oder verbreitet werden.

Redaktion: Ulrike Reinen
Umschlaggestaltung: Manuela Amode
Umschlagabbildungen: shutterstock/GingerKitten; shutterstock/Serhii Mudrevskyi
Fotos: Susanne Heiker: 192, alle anderen Bilder von shutterstock: Ginger Kitten: 12–13, 32–33, 42–43, 54–55, 127l, 156; Natalia Shmatova: 51; Pixel-Shot: 58; maxpetrov: 62; Yolya Ilyasova: 68; Evgeny Karandaev: 73; Kristina Kokhanova: 75; asharkyu: 79; ZephyrMedia: 81; oOhyperblaster: 87; Merla: 94; Pheelings media: 102; fizkes: 108, 125, 131, 143, 150, 164, 179; ViDI Studio: 114; Prostock-studio: 119; Yekaterina Gurina: 127r; Veles Studio: 137; jdpphoto: 138; AlesiaKan: 158l; Alexey Seafarer: 158M, 158r; irina owl: 173
Illustrationen: alle Illustrationen von shuttertsock: BlueRingMedia: 15; first vector trend: 19; SciePro: 21; Aldona Griskeviciene: 23; Magic mine: 133, 159
Satz: Satzwerk Huber, Germering
Druck: Firmengruppe APPL, aprinta Druck, Wemding
Printed in Germany

ISBN Print 978-3-7423-1847-3
ISBN E-Book (PDF) 978-3-7453-1566-0
ISBN E-Book (EPUB, Mobi) 978-3-7453-1567-7

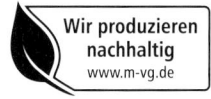

Weitere Informationen zum Verlag finden Sie unter
www.rivaverlag.de
Beachten Sie auch unsere weiteren Verlage unter www.m-vg.de

Birgit Feliz Carrasco

JUST BREATHE

Wie du mit richtiger Atmung dein Immunsystem stärkst, mentale und körperliche Spannungen löst und neue Energie gewinnst

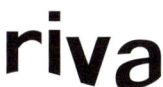

INHALT

Vorwort: Die Welt atmet 6

Atmen ist das neue Yoga 9

1 Der Körper atmet 13
    Sauerstoff – der Stoff des Lebens 14
    Atmung – der Rhythmus des Lebens 18
    Prana – der feinstoffliche Lebenshauch 25
    Atem – die Heilung des Körpers 29

2 Der Geist atmet 32
    Verweilen im Hier und Jetzt 34
    Denkpausen im Alltag 36
    Inspiration im Alltag 39
    Meditation im Alltag 40

3 Die Heilkraft der Atmung entdecken 42
    Atmung als Spiegelbild des Seins 44
    Wichtige Empfehlungen für deine Atemübungen 46
    Kombiniere Atemübungen mit Aromatherapie 50

4 Atmen und heilen – die Übungen 54

- Atemübungen auswählen 56
- Aura visualisieren 58
- Beckenboden kräftigen 62
- Blutdruck ausbalancieren 68
- Entspannung ritualisieren 75
- Erkältungen vorbeugen 81
- Gelassenheit finden 87
- Hormonsystem fördern 94
- Jung bleiben 102
- Konzentration optimieren 108
- Kopf frei machen 114
- Kreislauf anregen 119
- Müdigkeit vertreiben 125
- Nacken lockern 131
- Rücken flexibilisieren 137
- Schlaf harmonisieren 143
- Stoffwechsel erhöhen 150
- Verdauung stimulieren 156
- Verspannungen lösen 164
- Wirbelsäule befreien 173
- Zufrieden und glücklich sein 179

Nachklang: Du bist Atmung 185

Übersicht der Atemübungen und ihrer Wirkung 186
Quellen und Empfehlungen 191
Über die Autorin 192

VORWORT: DIE WELT ATMET

Du atmest gerade. Du liest diese Zeilen und atmest währenddessen. Es geschieht ohne dein Wissen, ohne dein Dazutun, ohne deine bewusste Wahrnehmung … Und doch ist jeder Atemzug und das, was er in deinem Körper bewirkt, ein Wunder, das der Beachtung wert ist. Atmung ist der fantastische wiederkehrende Rhythmus des Lebens. Du kannst etwas tun und gleichzeitig atmen, ganz unbewusst.

Warum also ein Buch über das Atmen, wenn dies ohnehin geschieht? Muss Atmung überhaupt erklärt und geübt werden?

Ja, und zwar um durch deine Aufmerksamkeit den Leben spendenden Atemvorgang zu ehren und um dir deiner meist unbewussten Lebendigkeit gewahr zu werden. Mit bewusster Atmung kannst du dein Immunsystem stärken, kannst körperliche wie mentale oder emotionale Spannungen lösen und Energie gewinnen. Durch bewusste Atmung verbindest du dich bewusst mit deinem Körper – mit körperlichen Regionen oder Vorkommnissen, die deiner Aufmerksamkeit bedürfen. Durch Aufmerksamkeit wird immer Energie freigesetzt, die dein Körper dafür verwendet, Symptome auszuheilen und sich selbst zu gesunden.

Und darüber hinaus? Was bringt dir Atembewusstheit noch? Sie hilft dir, dich mit deiner individuellen Atemweise zu beschäftigen, weil zwar jeder Mensch atmet, dies aber nicht bei allen gleich abläuft. Manche Leute atmen flach, manche schnell, andere ruhig und tief. Die Art und Weise, wie du atmest, sagt viel über dich aus. In der Atmung liegt Wahrheit. Natürlich atmest du immer ausreichend – dafür sorgt dein Körper quasi automatisch –, aber wie du atmest, kannst du jederzeit qualitativ durch Intensität und Bewusstheit verbessern, um dein gesamtes Körper-Geist-System zu vitalisieren.

Die Atmung deines Körpers verbindet dich außerdem mit der Welt, denn auch die Welt atmet und du atmest die Welt. Die Atemluft ist deine Allianz mit der Natur. Ohne die Sauerstoffproduktion von Pflanzen und Bäumen könntest du kein Leben auf Erden führen und ohne deine Ausatemluft könnten wiederum Bäume und Pflanzen nicht existieren. Die Welt atmet und du atmest – das ist der Deal zu beiderseitigem Nutzen.

Just breathe bedeutet nicht allein »nur atmen«. Die Übungen in diesem Buch zeigen dir, wie du deine Lebendigkeit mittels deiner Atmung vergrößerst und deine mentale und emotionale Verfassung harmonisierst. Sie unterstützen dich dabei, dir selbst und auch deiner Mitwelt im Alltag mehr Achtsamkeit zu schenken. Vielleicht mag dieser Weg für dich sogar zu einer Philosophie werden, der dich mit der atmenden Welt enger verbindet und dir dabei hilft, dich selbst und deinen Platz zu finden. Deswegen meint *just breathe* etwas, das du just – im Sinn von »genau jetzt« – und bewusst mithilfe dieses Buches tun kannst.

Seit über 20 Jahren beschäftige ich mich mit bewusster Atmung – atmen tue ich auf dieser Erde allerdings schon etwas länger. Im Rahmen meiner Tätigkeiten als Heilpraktikerin und Yoga-Therapeutin studiere ich sozusagen Atmung, also den physiologischen Vorgang, und ihre psychosomatische Bedeutung für den Menschen. An Patienten, die mich aufsuchten und mir über ihre körperlichen Symptome berichteten, fiel mir immer wieder auf, dass mit diversen physischen Beschwerden eine unruhige, vor allem flache Atemweise einherging, beispielsweise bei Rückenbeschwerden. Mental-emotionale Verbindungen waren zudem im Zusammenhang mit der Atemweise auffällig. »Etwas macht die Brust schwer«, »Es verschlägt einem den Atem« oder »Etwas lastet auf dem Rücken« – so sagt der Volksmund, wenn man mit Sorgen und Ängsten belastet ist. Der Körper drückt solche Lasten mit flacher oder arrhythmischer Atmung aus, was Symptome nach sich zieht: Die Atemmuskulatur ist in Minderfunktion, Muskeln des Bewegungsapparates verspannen sich dagegen, die Aufnahme von Sauerstoff und Abgabe von Kohlendioxid sind minimiert oder der Stoffwechsel ist reduziert.

> *»Atem fürwahr ist noch wichtiger als Hoffnung, denn der lebendige Atem ist in alles eingefügt. Das Leben geht vonstatten durch den Atem. Der Atem gibt das Leben, gibt es, um zu leben.«*
>
> Upanishaden (altindische Schriftenreihe um 700 bis 200 vor Christus)

Ich begann also um die Jahrtausendwende, mich neben der Praxis von Asanas (Yogaübungen) intensiver mit dem Feld der Atemübungen des Yoga zu befassen, um ihre Heilkraft am eigenen Leib auszuprobieren und um die positiven Effekte von bewusster Atempraxis zu therapeutischen Zwecken an Ratsuchende weiterzugeben. Erstaunliche Dinge passierten mit mir. Ich fühlte mich mit täglichen, gezielten Atemübungen vitaler, kraftvoller, gesünder und auch wacher, sogar wachsamer und »heller«. Tiefe, gedankenfreie Momente des Seins und losgelöste Trancezustände erreichte ich durch spezifische Atmungspraktiken. Die Welt um mich herum nehme ich seither ausgeprägter wahr und unterstütze meine fortwährende Entwicklung mit täglichen Atemmeditationen. Meine Hellfühligkeit ist inzwischen vollends ausgeprägt und ich spüre über die sichtbare Welt hinaus die uns umgebenden feinstofflichen Energiefelder und Schwingungen und nehme höhere Dimensionen der unsichtbaren Welt wahr.

Meinen Patienten und hier in diesem Buch zeige ich ganz pragmatische Atemübungen, um beispielsweise Rückenmuskeln von Verspannung zu befreien, Erkältungen entgegenzuwirken, die Konzentration zu fördern oder erholsamen Schlaf und innere Zufriedenheit zu finden. Atemübungen weiten unter anderem die Muskulatur des Oberkörpers und vertiefen auf diese Weise das Atemvolumen und verlängern den Atemrhythmus. So erinnert sich der Körper daran, wie es früher war zu atmen – ohne Lasten, ohne Sorgen und ohne Stress. Wer tief atmet, empfindet Gelassenheit und Ruhe. Und wer wiederum in sich ruht, hat keine Sorgen und verspannt auch nicht.

Bewusste Atemübungen bringen dich wieder näher mit deiner Seele zusammen, deren Existenz im Alltag nur allzu leicht in Vergessenheit gerät. Es gibt keine unharmonische Seele und das geflügelte Wort »unglückliche Seele« ist schlichtweg nicht wahr. Wenn jemand unglücklich ist, liegt das an der Überforderung des Körpers und Eigenmächtigkeit des Verstandes, der aus der Vertrauensspur geraten ist. Beide, Körper und Verstand, sind dann unharmonisch in ihrem Sein und nicht im Einklang mit der Seele. Deiner Seele geht es immer gut, sie ruht in sich, und wenn du deine Seele nahe bei dir spürst, bist du bereits ruhiger und vertrauensvoller und gesünder.

Atemwahrnehmung und gezielte Atmung helfen, um sich das verwobene Netz aus Psyche, aus Gefühlswelt und physischer Verfassung (wieder) bewusst zu machen. Die Praxis von Atemübungen ist der einfachste Weg, das Netz wieder neu zu flechten und tragfähig zu machen.

Just breathe.
Deine Birgit Feliz Carrasco

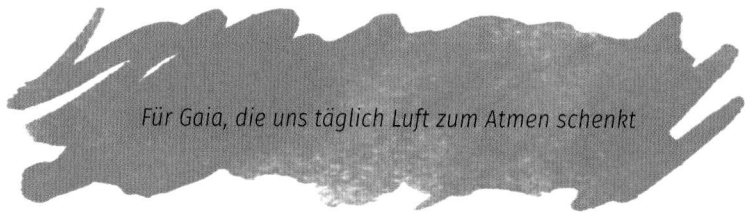

Für Gaia, die uns täglich Luft zum Atmen schenkt

ATMEN IST DAS NEUE YOGA

Seit einiger Zeit berichten internationale Magazine und auch renommierte nationale Tageszeitungen über den neuen Wellnesstrend »Atmung«. Genauer gesagt über Atemarbeit, über Atemkurse, über Selbstversuche der schreibenden Redakteure und über die tollen Effekte des ganzen Hypes. Alle sind auf der Suche nach fundamentalem Wohlgefühl – körperlich, mental wie emotional. Bewegungs- und Wellbeing-Trends entstehen irgendwo auf der Welt und breiten sich wellenförmig über den Globus aus. Menschen in Europa haben in neuerer Zeit einige dieser Wellen enthusiastisch aufgenommen und in ihre Freizeit integriert, so wie beispielsweise Aerobic in den 1980er-Jahren, Inlineskaten in den 1990ern oder Stand-up-Paddling im letzten Jahrzehnt. Nun ist es »Breathwork«, das als hipper Trend erkoren und als das neue Yoga bezeichnet wird. Steigende Popularität in den nächsten Jahren ist sicher, weil zu atmen so essenziell wie naheliegend ist, als selbstverständlich wie eigentlich ganz einfach erscheint und als tägliches Workout relativ einfach umzusetzen ist.

YOGA IST BEWUSSTE ATMUNG

Ab den 1970er-Jahren, mit der Hippie-Zeit und New-Age-Bewegung, begann sich Yoga weltweit auszubreiten und begeisterte fortan auch Praktizierende in Europa. Die segensreichen Heilwirkungen dieser uralten indischen Gesundheits- und Bewegungslehre sind für jede Person ab der ersten Yogasession spürbar – weil Yoga eine körperliche Heilweise ist, aber auch oder besonders weil authentisch angeleitete Yogapraxis eng mit bewusster und intensiver Atmung verbunden ist.

Breathwork ist jetzt zwar hip, aber keinesfalls neu, denn die Kunst der Atembeherrschung und Optimierung des Atemvorgangs praktizierten Yogis bereits vor über tausend Jahren. *Pranayama* wird diese Disziplin des Yoga genannt, was mit »Kunst der Atemlenkung« oder »Beherrschung der Lebensenergie« aus der altindischen Sprache des Sanskrit übersetzt wird. Mit Pranayama werden Körper und Geist bewusst zusammengeführt. Die bekannteste Disziplin des Yoga ist die der Körperbewegung, die über die Ausübung von Asanas (Körperpositionen) landauf, landab in Yogastudios gelehrt wird. Mit der Asana-Praxis wird bereits die Atemfähigkeit vertieft, mit der weiterführenden Disziplin des Pranayama die Art der Atmung zur Kunst erhoben und als Verlän-

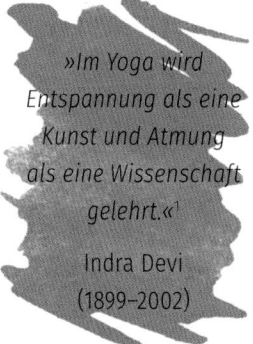

»Im Yoga wird Entspannung als eine Kunst und Atmung als eine Wissenschaft gelehrt.«[1]

Indra Devi
(1899–2002)

gerung der Lebensenergie gelehrt. Nun wird Atemarbeit (eine etwas unglückliche Bezeichnung, denn atmen ist mehr Wonne als Arbeit) zum neuen Yoga. Warum?

LEBEN IN KURZATMIGKEIT

Unsere Gesellschaft, unsere Art zu leben ist von Kurzatmigkeit geprägt. Kurzatmigkeit im Sinne von Hetze, von Leistungsdruck, von Leben in Eile, von schnellen Ortswechseln und andauernder Kommunikation. Die Kurzatmigkeit der Leistungsgesellschaft führt zur Sehnsucht und zur Notwendigkeit nach einem schnellen Frischekick im Alltag, der üblicherweise in Form von Kaffee, Energydrinks oder Drogen angeboten und dem Körper zugeführt wird. Oder der Frischekick entsteht – und das ist die wesentlich gesündere und kostengünstigere Abkürzung – durch Atmung als Wellnesserlebnis. Überall machbar, jederzeit verfügbar und einfach zu vollziehen. Atemluft ist (noch) kostenlos und frei verfügbar.

Aber ist es nur der Energiekick, der die Atemarbeit populärer werden lässt? Wahrscheinlich (und hoffentlich!) geht es den suchenden Menschen auch darum, der Eile als allgegenwärtiges Lebenstempo zeitweilig zu entfliehen, durchzuatmen und vom beständigen Tun innezuhalten. Mit bewusster Atmung zu entspannen, um das wirkliche Leben zu spüren und die Lebendigkeit, die sich mit der Atmung ausdrückt, zu ehren. Die Coronapandemie, so bedrückend ihre Auswirkungen auch sind, richtete sehr plötzlich unser aller Fokus auf die durchaus anfällige Körperfunktion der Atmung und macht die essenzielle Wichtigkeit des blockadefreien Atemvorgangs auf dramatische Weise bewusst.

ATME DICH FREI

Atmen, ohne gleichzeitig etwas anderes zu tun. Wie himmlisch, wie erholsam das klingt! Es ist ein Versprechen von (zeitweiliger) Freiheit. Etwas tun, nämlich atmen, ohne den Körper einem Sportpensum zu unterwerfen, sondern ihn nahezu bewegungslos ruhen zu lassen und vor allem den beständig taktenden Geist zeitweilig abzuschalten. Berechtigte körperliche Bedürfnisse nach Stressabbau, nach Gesundheitsstärkung und Krankheitsprävention, nach Stoffwechselantrieb und Immunoptimierung sind die Grundgedanken und auch Populärmacher vieler Trends. Die Praxis des neuen Atemtrends schenkt dem Praktizierenden darüber hinaus noch einiges mehr als die Optimierung körperlicher Funktionen. Eine weitere Ebene des Seins wird mithilfe von bewussten Atemübungen initiiert, die ich als Findung von innerem Frieden und Wahrnehmung der Seele beschreibe. Atme dich frei. Atme dich heil und high.

TRADITIONELLES NEU BENANNT

Auf der Basis der ehrwürdigen, überlieferten Yogatradition und der yogischen Ausrichtung auf Atmungsqualität und -intensität entstanden in den letzten Jahrzehnten diverse Atmungstechniken mit einerseits verschiedenen und andererseits doch gleichen Zielsetzungen, die hier in Kurzform erwähnt seien:

- **Rebirthing:** Leonard Orr entwickelte diese Atemtechnik in den 1960er-Jahren mit der Zielsetzung, durch intensives Ein- und Ausatmen ohne Atempause in den Urzustand vor der Geburt zurückzugelangen, um aus diesem Zustand wiedergeboren zu werden und auf diese Weise »bewusstes Bewusstsein« ohne blockierende Prägungen zu erreichen.
- **Holotropes Atmen:** Stanislav Grof, Psychotherapeut und Psychiater, entwickelte Ende der 1970er-Jahre diese Atemtechnik, die im Rahmen einer Psychotherapie aus seiner Sicht bis dahin unzureichend integrierte Persönlichkeitsanteile mittels hyperventilierender Atmung (willentlich verstärkte Ausatmung) aus dem Unterbewussten ins Bewusstsein hebt. Sie wird deswegen von Grof als »Hinbewegung auf die Ganzheit« bezeichnet (*holos* ist griechisch und bedeutet »ganz«).
- **Vivation:** Eine Meditationsform, die unter anderem intensive Atemtechnik einsetzt. Ziel ist es, eine Harmonisierung aller Gefühle zu erreichen, um so im Leben die Fähigkeit zum Glücklichsein zu stärken. Jim Leonard begann ab 1979 Vivation (»Belebung«) als Methode zur Erlangung inneren Friedens zu lehren.
- **Zen Yoga Breathing:** Eine buddhistische Meditationslehre, die über die wertfreie, also nicht beurteilende Wahrnehmung der Atmung zum gedankenfreien Verweilen im jetzigen Moment in absoluter Bewusstheit anleitet. Dies führt zu vollkommener Präsenz und höchster Achtsamkeit ohne Empfinden von Raum und Zeit. Mit dieser Meditationsform sind bekannte Namen wie Thích Nhất Hạnh, Jon Kabat-Zinn oder Sam Harris verbunden.
- **Breathwork:** »Atemarbeit« hat keine eindeutige Herkunft, wird aber derzeit als durchaus sinnvolle Ergänzung zu Yoga, jedoch meist verbunden mit Coaching für leistungsorientierte Menschen, angeboten, um sich selbst zu optimieren. Einhergehend mit diesem Trend werden Ausbildungen zum Breathwork-Therapeuten für Kosten bis zu 4000 Euro angeboten.

Und jetzt komme ich mit einem charmanten Zwinkern und sage: »Just breathe.« Die Übungen in diesem Buch kannst du ganz einfach und effektiv auch im Alltag einsetzen. Nutze sie …

- für deine Heilung und Gesunderhaltung,
- zur Stärkung deines Immunsystems,
- um mentale Unruhe in innere Ruhe zu verwandeln,
- um emotionale wie körperliche Spannungen zu lösen,
- für deine Wellness und für deine tiefe Regeneration,
- um frische Energie für deinen Alltag zu gewinnen und – so gewünscht –
- für dein spirituelles Erwachen.

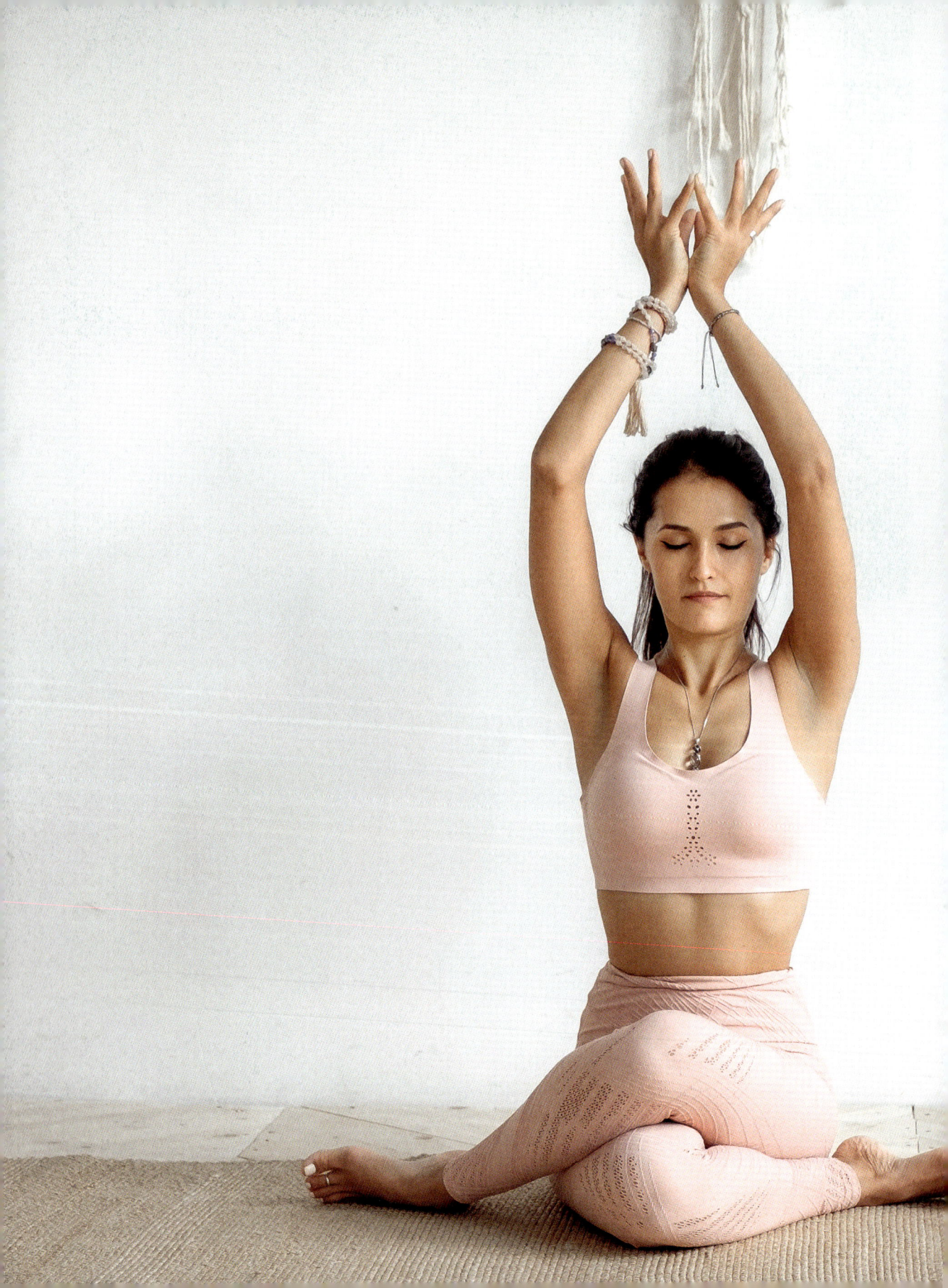

1
DER KÖRPER ATMET

Der atmende Körper ist eine Selbstverständlichkeit und doch ist dieser Vorgang von zentraler und im wahrsten Sinne lebenswichtiger Bedeutung. Rund 20 000-mal pro Tag atmet der Körper ein und aus, ohne dass dies bewusst bemerkt wirkt. Dass der Körper atmet und wie und was er atmet, ist der Wertschätzung wert. Dieses Wissen verändert die Einstellung zum Leben.

SAUERSTOFF – DER STOFF DES LEBENS

Atmen ist wahrhaftiges Sein im Moment. Wenn du jetzt kurz mit dem Lesen des Buches innehältst und zwei bis drei bewusste Atemzüge vollziehst, bist du ganz und gar präsent in diesem Moment. Wenn du dich kurzzeitig oder meditierend länger nur auf deine Atmung konzentrierst, kannst du in diesem Zeitfenster an nichts anderes denken, nichts anderes tun und nichts anderes als Atmung fühlen. Allein dies wirkt bereits beruhigend, innehaltend und entspannend und schenkt dir das Gefühl von Freiheit. Du bist dann ganz und gar dein Körper, bist ganz im Sein des Jetzt … Und doch ist dein Körper gleichzeitig ein Teil der ganzen Welt, die dir Sauerstoff zum Leben schenkt.

Im Weltraum schwebt der Planet Erde in einem weiten, unendlichen Raum ohne Geräusche, ohne Licht und ohne Luft. Elemente und Gase sind stets mit Planeten oder Sternen verbunden – so auch auf dem Urplaneten Erde. Anfänglich kalt, unwirtlich und ohne Atmosphäre beginnt die Sonne unseres Sonnensystems, allmählich die mineralischen Elemente miteinander zu verschmelzen. Das innere wie äußere Urmeer des noch jungen Planeten wird zusätzlich von immer wieder einschlagenden Meteoriten aus dem Weltall angeheizt, bis alles brodelt, kocht und Gase entstehen, die aufsteigen und eine Atmosphäre um den noch heißen Planeten kreieren. Kohlendioxid, Stickstoff und Wasserdampf sind die gasförmigen Elemente der Urzeitatmosphäre um die Erde, die jedoch noch lange nicht bereit ist für körperliche Wesen, die atmen.

Es folgt eine Zeitspanne von rund einer Milliarde Jahre, während derer der Planet sich langsam abkühlt, sodass sich eine krustige Oberfläche auf unterirdisch flüssigem, stets bewegtem Magma ausbildet. Die Auskühlung und Verfestigung der Mineralien setzt Wasserdampf frei, erste Wolken kommen auf und bilden einen Zwischenraum zwischen Weltraum und Erdhülle. Globale Gewitter entstehen und enorme Regengüsse prasseln auf die Erdkruste, die dadurch weiter abkühlt und riesige Urmeere aus Wasser hervorbringt. Imposante Blitzentladungen verbinden chemische Substanzen zu komplexen Molekülen. Wild peitschendes Wasser spült Sand und Gestein von der Erdkruste in die Meere. Alle Zutaten reichern sich nach und nach in den Meeren an und erschaffen eine wahrlich außergewöhnliche Ursuppe des Lebens auf der Erde. Und dann beginnen, sich im Wasser ausbreitende Meeresalgen und erste pflanzliche Einzeller etwas komplett Neues, etwas sehr Bedeutungsvolles zu kreieren: die Fotosynthese. Vor Urzeiten beginnt mit der Fotosynthese der biochemische Kreislauf der Sauerstoffproduktion und ist bis heute das Herzstück allen körperlichen Lebens auf Erden. Eines Tages, vor langer Zeit, war die Atmosphäre der Erde mit genügend Sauerstoff angereicht, um atmendes Leben willkommen zu heißen und um weitere, immer komplexere Lebensformen zu schaffen.

LEBENSWICHTIGE FOTOSYNTHESE

Der biochemische Kreislauf der Fotosynthese verbindet dich mit dem Licht der Sonne und den Pflanzen der Erde. Im großen Umfang geben vor allem Bäume und Pflanzen an Land und Algen sowie

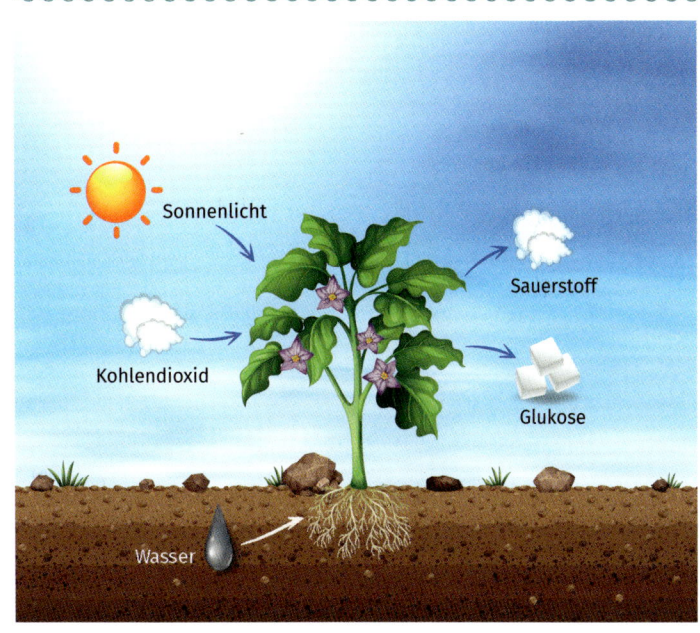

Der Kreislauf der Fotosynthese

Cyanobakterien vom Wasser aus Sauerstoffmoleküle in die Atmosphäre um die Erde ab, die du Luft nennst und die wir alle einatmen. Der physiologische Prozess der Fotosynthese benötigt die Zutaten Licht (altgriechisch *phos*) und energieärmerer Bio-Moleküle wie Kohlenstoffdioxid (CO_2), Wasser (H_2O) sowie lichtabsorbierende Farbstoffe wie Chlorophyll (altgriechisch *chloros* für »frisch, hellgrün«). Diese Zutaten werden beim biochemischen Vorgang der Fotosynthese in energiereiche Elemente wie Kohlenhydrate und Sauerstoff synthetisiert. Dieser magische Prozess findet weltweit in jeder Sekunde statt und ist philosophisch betrachtet weit mehr als ein biochemischer Kreislauf. Es ist vielmehr ein Deal, ein Versprechen zu gegenseitigem Gunsten für den Erhalt des Lebens. Du atmest Kohlendioxid aus, die grüne Natur verwandelt mithilfe des Sonnenlichts daraus Kohlenhydrate zum Wachstum der Pflanzen und schenkt dir dafür Sauerstoff zum Einatmen. Der Begriff »Dein Freund, der Baum« spiegelt die Wirklichkeit. Grüne Bäume, Pflanzen, Algen und Cyanobakterien sind unsere Lebenspartner und wir sind ihre.

FASZINIERENDE ENERGIEPRODUKTION

Richte deine Aufmerksamkeit bitte kurz auf dein Innerstes. Atme bewusst einige Atemzüge und spüre deine körperliche Lebendigkeit. Fühle die agile Tätigkeit deiner Körperzellen: Hautzellen, Blutzellen, Organzellen. Nimm die unablässige Vibration in deinem Organismus wahr, die dich daran erinnert, das du lebst.

Zum Leben benötigt dein Körper Energie – physische, feststoffliche Energie, Moleküle, die dich nähren, und zwar in Bioverfügbarkeit, also heruntergebrochen auf das molekulare Milieu im Inneren deines Körpers. Es ist ein staunend machender Vorgang, der unablässig in deinem Inneren stattfindet, um die zugeführte Nahrung – seien es nun beispielsweise ein Cheeseburger, eine Portion Spaghetti mit Pesto, ein Gemüsegericht oder Obstsalat nebst Getränken – in Einzelteile zu zerlegen und bis hin zu winzigsten Molekülen aufzusplitten. Letztlich werden alle unterschiedlichen Moleküle sortiert, hier und da eingebaut oder es wird mit ihnen etwas aufgebaut oder ergänzt und insbesondere Glukosemoleküle dazu verwendet, den energetischen Antriebsstoff des Körpers zu produzieren: Adenosintriphosphat (ATP) – das »Benzin des Körpers«.

Der sogenannte Citratzyklus (oder auch Krebszyklus nach seinem Entdecker Hans A. Krebs benannt) beschreibt, wie Verstoffwechselung und Energiebereitung auf zellulärer Ebene stattfinden. Vereinfacht dargestellt werden Glukosemoleküle aufgespalten und über die essenzielle Zufuhr von ausreichend Sauerstoffmolekülen in Adenosintriphosphat sowie in einige weitere Abgabeprodukte wie beispielsweise Pyruvat und auch Kohlendioxid verwandelt. Dieser faszinierende Vorgang findet in den Mitochondrien (winzigste Zellorganellen innerhalb einer Körperzelle) statt, die auch als Kraftwerke der Zelle bezeichnet werden. Zellen können ohne reibungslosen Ablauf des Citratzyklus, ohne die sogenannte Zellatmung, nicht leben, können sich nicht regenerieren und der Körper könnte keine neuen Zellen für ein Jahrzehnte andauerndes Leben generieren. Ohne den Sauerstoff durch Fotosynthese und ohne ATP durch den Citratzyklus ist körperliche Existenz unmöglich.

WUNDERBARE ATEMLUFT

»Die wirksamste Medizin ist die natürliche Heilkraft, die im Inneren eines jeden von uns liegt.«

Hippokrates von Kos (460–370 vor Christus)

Wertschätzt du das Wunder reiner, frischer Atemluft? In den Großstädten ist sie kaum noch zu finden. Die Erdatmosphäre besteht zu 78 Prozent aus Stickstoff, zu 21 Prozent aus Sauerstoff, zu einem Prozent aus Wasserdampf und Edelgasen wie Argon und einigen Spurenelementen wie Neon, Helium und Wasserstoff. Stickstoff wird im Körper zum Aufbau von Aminosäuren und Proteinen benötigt, allerdings auch wieder abgeatmet, Sauerstoff für die Zellatmung, welche die Verbrennung von Nährstoffen möglich macht und Lebensenergie produziert.

Die reine, frische Atemluft wird in den letzten Jahren immer mehr von Feinstaub und ehemaligen Spurenelementen wie Methan und Kohlendioxid kontaminiert, die heutzutage in sehr bedenklichem Ausmaß in der Atmosphäre der Erde zu finden sind. Der Anteil des gasförmigen Moleküls Methan (CH_4) ist von 1950 bis heute um 150 Prozent gestiegen. Der Anteil von CO_2 in der Erdluft stieg aufgrund zunehmender industrieller Luftverschmutzung seit den 1950er-Jahren bis heute um 400 Prozent an. Irgendwann, in sehr naher oder naher Zukunft, wird der atembare Sauerstoff knapp, insbesondere dann, wenn die grüne Natur, die Chlorophyll und Sauerstoff produziert, weiter von der Menschheit zerstört wird.

Der seit Urzeiten währende Kreislauf der Fotosynthese heißt nämlich deswegen Kreislauf, weil Kohlendioxidmoleküle im laufenden Kreis gegen Sauerstoffmoleküle ausgetauscht werden. Dafür werden nicht nur neue Moleküle gebildet, sie fließen lediglich von hier nach dort und wieder zurück. Ein einziger einatmender Atemzug versorgt dich mit 25 Trilliarden Molekülen aus der Atemluft – das ist die Zahl 25 mit 21 Nullen. Darunter sind auch Sauerstoff- oder Stickstoffmoleküle, die bereits die Dinosaurier oder Albert Einstein geatmet haben. Alles ist im Rhythmus des Kommens und Gehens miteinander verbunden.

Molekulare Zusammensetzung der Einatemluft	Molekulare Zusammensetzung der Ausatemluft	Atemkapazität des Menschen
• 78 % Stickstoff (N_2) • 21 % Sauerstoff (O_2) • 1 % Wasserdampf und Edelgase	• 78 % Stickstoff (N_2) • 17 % Sauerstoff (O_2) • 4 % Kohlendioxid (CO_2) • 1 % Wasserdampf und Edelgase	• 20 000 Atemzüge pro Tag • 12 Kubikmeter Atemluft (12 000 Liter) • 5–6 Liter Luftfassungsvermögen der Lungen • 0,5 Liter Atemzugvolumen pro Ein- und pro Ausatmung • 2 Liter Atemaustauschvolumen mit Atmungstraining möglich • 3–4 Liter Atemluft verbleiben in der Lunge je nach Atemzugvolumen

ATMUNG – DER RHYTHMUS DES LEBENS

Alles innerhalb der Schöpfung, organisch oder anorganisch, ist spezifischen Rhythmen unterworfen, die aus Phasen des Entstehens, des Seins und des Vergehens bestehen. Im Universum sind es Sterne und Galaxien, die kommen und gehen, auf Erden geologische und evolutionäre Perioden des Entstehens und Vergehens. Licht und Dunkelheit sind der planetare Zyklus von Tag und Nacht in unserem Sonnensystem. Florale Existenzen finden im jahreszeitlichen Rhythmus von Geburt, Wachstum, Sein und Vergehen statt und auch dein komplexes körperliches Sein ist von Rhythmen geprägt: Zellabbau und Zellgeneration, Nahrungsaufnahme und Ausscheidung, Herzrhythmus und Pulswellen sowie dein über allem stehender, alles beeinflussender, unabdingbarer Rhythmus der Atmung.

Auch deine Sprache, alle Worte, die du formulierst, entstehen im Rhythmus deiner Atmung und stellen Schwingungen dar, die mal weniger harmonisch, mal harmonisch klingen. Mit jedem Ton, jedem Wort, jedem Satz wird die wertvolle, lebenserhaltende Atemluft mit den Zuhörern geteilt. Verbale Kommunikation ist eine Ehrerbietung an die Mitwelt. Ich empfehle, Sprache und Worte stets möglichst sanft fließen zu lassen und bewusst mit dem Atemvorgang zu verbinden, denn so verschwendest du nicht deine Energie. Der Atemrhythmus ist die stetig wiederkehrende, verbindende Frequenz zwischen dem Innen und dem Außen, zwischen dir und der Welt.

MEHR ALS EIN ATEMORGAN

Beim Thema Atmung denkt man meist an die Lungen als zentrales Atemorgan, allerdings sind die Lungen nicht das einzige Atemorgan deines Körpers, denn die Lungen allein könnten gar nicht ein- und ausatmen. Eine Vielzahl weiterer Körperteile und Organe werden für den komplexen Vorgang der Atmung in einem präzise abgestimmten Zusammenspiel involviert, um deine Lebendigkeit zu garantieren. Die Liste der Mitspieler ist lang und beeindruckend.

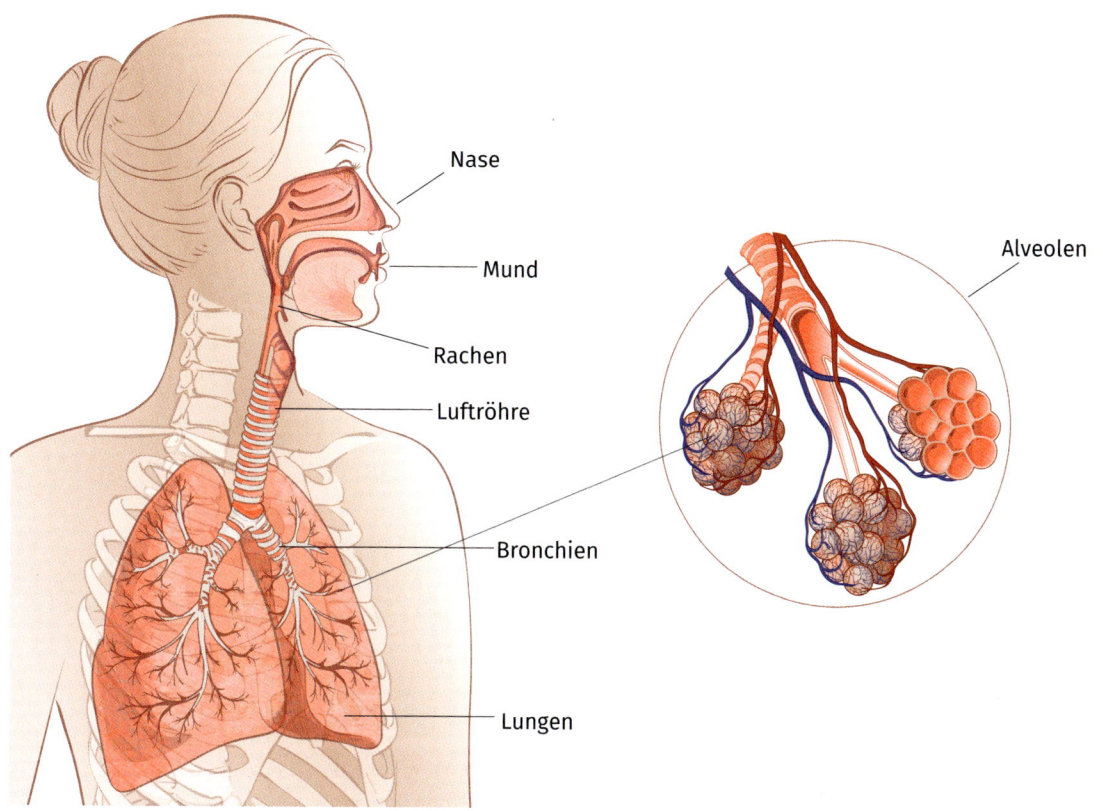

Die Atemorgane des Menschen

DIE NASE

Offensichtliche Ein- und Austrittspforte der Atemluft und Organ zur Geruchswahrnehmung. Die Innenwände der Nase sind intensiv durchblutet, um die eintretende Atemluft auf Körpertemperatur zur erwärmen und gegebenenfalls mittels Sekretion virale oder bakterielle Angriffe abzuwehren. Nasenhöhlen im knöchernen Bereich links und rechts der Nase dienen dem voluminösen Wechsel der Ein- und Ausatemluft zur Reinigung, Anfeuchtung und Erwärmung der Luft sowie nötigenfalls Immunabwehr. Kalte Einatemluft ist für alle Atemorgane unverträglich, somit ist deine Nase ein Hüter deiner Gesundheit.

DER MUND

Der Mund hat die Fähigkeit, Atemluft aufzunehmen und abzugeben, ist jedoch kein originäres Atemorgan, sondern zur Aufnahme von Essen und Vorbereitung der Nahrung zur Verdauung gedacht. Die Fähigkeit zur Artikulation und Geschmackswahrnehmung sind zusätzliche Aufgaben des Mundes. Atme mit deiner Nase und esse mit dem Mund.

DER RACHEN

Der Rachen ist der Übergangsbereich zwischen Nase, Mund und Luftröhre. Dieser Raum erfüllt ebenfalls Abwehraufgaben; die Mandeln sind essenzielle Auffangstationen des lymphatischen Systems. Zerkaute Speisen werden in die nach unten laufende Speiseröhre transportiert, Luft in die zu den Lungen führende Luftröhre und wieder hinaus geführt. Manchmal vermischen sich diese Vorgänge, wenn man sich »verschluckt«. Atme achtsam und esse bedächtig, ohne zu reden.

DIE LUFTRÖHRE

Der elastische Schlauch, etwa 10 bis 15 Zentimeter lang (je nach Körpergröße), liegt im Brustraum vor der Speiseröhre und ist umzäunt von knochigen Spangen, um sie an Ort und Stelle zu halten. Die Luftröhre befördert die Atemluft aus den Bronchien in deinen Körper und wieder hinaus.

DIE BRONCHIEN

Wie zwei umgestülpte Baumkronen und mit vielen Verästelungen liegen die Bronchien im Brustraum. Sie führen die Atemluft nach links und rechts in die Lungenflügel und benötigen für den Austausch der Gase Sauerstoff (O_2) und Kohlendioxid (CO_2) eine enorme Oberfläche, die mittels vieler Verästelungen (Bronchiolen) erreicht wird. Die Bronchiolen deines Körpers ergeben, auf eine theoretische Distanz ausgerollt, rund 700 Meter Länge.

DIE ALVEOLEN

Die Alveolen hängen wie winzig kleine Beeren an den bronchialen Verästelungen und fungieren als faszinierende Schranke zwischen Luftgasen und Blut, denn sie sind die Eintrittspforten von O_2 ins Blutsystem des Körpers und Austrittspforten von CO_2 vom Blutsystem aus dem Körper. Ihre Hüllen sind hauchdünn, ähnlich wie Seifenblasen, um die Passage der Atemgase zu ermöglichen. In beeindruckender Anzahl von rund 300 Millionen sind diese Lungenbläschen in deinem Körper zu finden, deren summierte Oberflächen rund 80 Quadratmeter ergeben würden.

DIE LUNGEN

Jeder Mensch hat nicht nur eine, sondern zwei Lungen (links und rechts) beziehungsweise fünf Lungenlappen. Dies dient, wie manch andere doppelt im Körper vorhandenen Organe, zur Absicherung: Sollte ein Lungenflügel oder -bereich infiziert werden und ausfallen, kann separates Lungenfunktionsgewebe die lebenswichtige Funktion der Atmung weiter aufrechterhalten. Das Lungengewebe wird intensiv durchblutet, damit der wertvolle Sauerstoff über die Blutzellen ohne Unterlass im Organismus verteilt werden kann. Je nach Körpergröße und Atemintensität fließen pro Tag 10 000 bis 20 000 Liter Luftvolumen in deinen Lungen ein und aus.

DIE ROTEN BLUTZELLEN

Rote Blutzellen sind nur ein Bestandteil dessen, was du als Blut bei kleinen Schnittwunden wahrnimmst, weil ihre Färbung alle anderen Blutbestandteile farblich dominiert. Rote Blutzellen sind sozusagen Lastwagen en miniature, die immerfort durch den Körper sausen, um an den Alveolen Kohlendioxidmoleküle abzuladen und gleichzeitig aus den Lungenbläschen austretende Sauerstoffmoleküle auf ihre Transportflächen aufzuladen. Das können Blutkörperchen, weil sie unter anderem aus Hämoglobinmolekülen gebaut sind, die mit eisenhaltigen

Proteinkomplexen die Fähigkeit besitzen, sich mit Sauerstoffmolekülen zu verbinden. Aus der mineralischen Lehre wissen wir: Eisen plus Sauerstoff rostet. Rost ist rötlich – und so wird auch eine Blutzelle rot und die Flüssigkeit deines Bluts schmeckt leicht rostig, da eisenhaltig.

DIE HAUT

Nicht zuletzt ist auch deine Haut ein essenzieller Mitspieler des Atemvorgangs. Sie ist als ein großflächiges Atemorgan anzusehen, wenn auch nur rund ein Prozent deines Atembedarfs über die Hautporen aufgenommen wird und in den darunterliegenden feinsten Blutgefäßen mit den roten Blutzellen weitertransportiert wird.

RAFFINIERTE MUSKELCHOREOGRAFIE

Für den physiologischen Atemvorgang ist eine aufwendige Muskelchoreografie nötig, denn ohne das Dazutun diverser Muskulaturen wären die oben aufgeführten Atemorgane nicht zum Luftaustausch imstande. Erstaunlich viele Muskeln sind neben dem Hauptatemmuskel Zwerchfell als sogenannte Atemhilfsmuskulatur am Meisterwerk der Ein- und Ausatmung aktiv oder passiv beteiligt.

ZWERCHFELL

Das Zwerchfell ist der alles entscheidende und für das Überleben wichtigste Hauptatemmuskel, von dem jede Atembewegung initial ausgeht und mit dem jede Atembewegung endet. Der Wortteil »Zwerch« hat nichts mit Zwergen zu tun, sondern stammt vom altdeutschen Wort für »quer« ab, das mit, ebenfalls altdeutsch, *fel* für »Haut« verbunden wurde. Die medizinische Bezeichnung für das Zwerchfell ist »Diaphragma« (altgriechisch für »Trennwand«), denn diese im Inneren des Bauchraums gelegene Querhaut ist ein kräftiger Muskel, der wie eine Trennwand deinen Oberkörper mittig teilt. Oberhalb des Zwerchfells liegen Lungen und Herz, unterhalb Magen, Leber und Gallenblase, Bauchspeicheldrüse und Darm. Das Zwerchfell ist wie ein aufgespannter Regenschirm geformt. Du kannst es mit spezifischen Atemübungen trainieren.

HALSMUSKULATUR

Links und rechts von Nacken und Hals sind die Treppenmuskeln (Muskelansätze an den oberen Halswirbeln sowie oberen drei Rippen) sowie die Kopfwendemuskeln (Muskelansätze jeweils links und rechts hinter den Ohren, an Schlüsselbeinen und Brustbein) aktiv am Atemvorgang beteiligt. Diese Muskelstränge heben unter anderem die Schultern und bewirken so die Ausdehnung der Lungenspitzen, damit sie sich mit Atemluft füllen. Während der Ausatmung senken sich die Schultern durch passi-

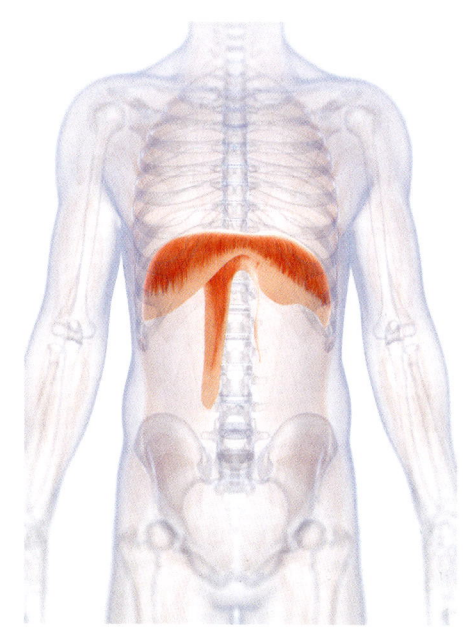

Das Zwerchfell ist der Hauptatemmuskel.

ves Entspannen dieser Atemhilfsmuskulatur. Wenn du verspannte Hals- und Schultergürtelmuskeln hast, kannst du diese durch gezielte, tiefe Atemübungen lockern.

BRUSTMUSKULATUR

Jeweils links und rechts vom Brustbein befinden sich Strukturen, die große und kleine Brustmuskeln genannt werden. Sie sind auf jeder Körperseite mit den Schlüsselbeinen, den Oberarmen, dem Brustbein sowie mit den Rippen verbunden. Die Brustmuskeln heben und senken den Brustraum und sorgen im Brustkorb für die nötige Weite zum Einatmen, damit die sich ausdehnenden Lungen Luftvolumen aufnehmen können. Brustmuskeln sind durch die nach vorn gerichtete Körperhaltung am Schreibtisch oft nicht mehr dehnbar genug, was das Atemvolumen vermindert. Durch Atemübungen gewinnt dein Brustkorb wieder Freiraum und die Fähigkeit zu qualitativ hochwertiger Atmung.

RIPPENMUSKULATUR

Über den Rippen liegen Muskelstrukturen, die wegen ihres gezackten Geflechts Sägemuskeln oder Sägezahnmuskeln heißen. Am Rücken setzen sie unter jedem Schulterblatt sowie jeweils links und rechts an der ersten bis neunten Rippe an. Die Sägemuskeln verleihen deinem rückwärtigen Brustkorb Bewegungsfähigkeit. Durch Anhebung der Schulterblätter und Rippen sind die Sägemuskeln aktiv am profunden Atemvorgang beteiligt. Mit vorwärtsbeugenden und seitlich drehenden Yogaübungen kannst du die Sägemuskeln flexibel halten, insbesondere wenn du während deiner Yogapraxis sehr tief ein- und ausatmest.

ZWISCHENRIPPENMUSKULATUR

Zwischen allen Rippen liegen Muskelstränge, deren Aufgabe es ist, dem Brustkorb einerseits Halt und andererseits Beweglichkeit und Ausdehnungsfähigkeit zu verleihen. Die Zwischenrippenmuskeln werden im üblichen Tagesablauf kaum gedehnt, sodass das Atemvolumen verflacht. Gezielte Atemübungen und Dehnungspraxis deiner Flanken lockern deinen gesamten Brustkorb. Zudem lernst du wieder, tiefer und mit den Flanken zu atmen.

BAUCHMUSKULATUR

Die Bauchmuskulatur ist nur dann aktiv am Atemvorgang beteiligt, wenn bewusst und sehr lange ausgeatmet wird, was im Alltag kaum praktiziert wird. Die Betonung der Ausatmung ist jedoch wichtig und sehr hilfreich, um die Qualität der Atmung zu verbessern und alle Muskelstrukturen des Oberkörpers zu flexibilisieren. Die Bewegung der Bauchdecke während der Einatmung wird weniger von den Bauchmuskeln als vom Hauptatemmuskel Zwerchfell verursacht. Durch Training deiner Bauchmuskeln und deines Zwerchfells kannst du die Qualität deiner Atemweise verbessern.

> »Atem ist eine verbindende Kraft. Sie schafft im Leiblichen Ausgleich und Gleichgewicht und hilft uns, die Eindrücke von innen und außen wandelbar zu machen. Sie verbindet den Menschen mit der Außenwelt und das Außen mit seiner Innenwelt. Atem ist Urbewegung und damit unmittelbares Leben.«[2]
>
> Ilse Middendorf (1910–2009)

ZAUBER DES ATEMZUGS

Der Atemvorgang wird vom Zwerchfell initiiert. Warum das Zwerchfell dies ohne Unterlass während einer jahrzehntelangen Lebensspanne tut, lässt sich nicht erklären. Solange du lebst, atmest du. Jedes Lebewesen tut das. Selbst Ameisen atmen – sie haben zwar keine Lungen, verfügen jedoch über ein Miniaturluftröhrensystem, über das ihr Körper mit Atemluft versorgt wird. Das Zwerchfell bestimmt bei komplexeren Lebensformen den Rhythmus der Atmung, der wie von göttlicher Zauberhand immer wieder von Neuem passiert. Ein spezifischer Nerv, der vom Rückenmark zwischen den Halswirbeln austritt und in das Innere des Körpers zieht, überträgt den Reiz, der die Bewegung des Zwerchfells rund 20 000-mal pro Tag auslöst. Allerdings ist dies kein willentlicher Vorgang, sondern geht völlig unbewusst vonstatten – ähnlich wie bei der gleichmäßig wiederkehrenden Herzrhythmusfrequenz. Alles ist Ausdruck der mystischen Magie deiner Lebendigkeit.

EINATMUNG – ANREICHERNDE HEBUNG

Die im Bauchraum quer liegende Muskelstruktur des Zwerchfells ähnelt einem fast geöffneten Regenschirm. Um die Einatmung zu initiieren, also die Lungen zum Einsaugen von Atemluft zu animieren, spannt sich das Zwerchfell und strafft sich dabei wie ein aufgespannter Regenschirm. Das Zwerchfell verflacht sich also, um den Lungen einen voluminösen Ausdehnungsplatz zu verschaffen. In dieser straffen, verflachten Form muss das Zwerchfell unter ihm liegende Organe wie Magen, Leber, Bauchspeicheldrüse und Darm nach unten verdrängen und auch die Bauchmuskeln müssen nachgeben. Auf diese Weise wölbt sich die Bauchdecke beim Einatmen nach außen, was so wirkt, als atme der Bauch ein, weshalb man im Yoga und in der Gesangslehre von Bauchatmung spricht, obwohl natürlich die Atemluft nicht in den Bauch fließt.

Die Lungen füllen sich zuerst im unteren Bereich mit Einatemluft. Zusätzlich heben obere Muskelstrukturen an Brust und Hals die Schultern sowie Schlüsselbeine und Brustkorb, um schließlich auch die Lungenspitzen anzuheben und zum Einsaugen von noch mehr Atemluft zu motivieren. Jede Einatmung ist somit ein aktiver Vorgang durch Muskelanspannung, auch wenn dir die aufgewendete Muskelkraft völlig unbewusst ist. Mit jeder Einatmung wird dein Körper quasi vom Bauchraum aus, gleich einer nach oben fließenden Welle, mit frischer Energie aufgefüllt.

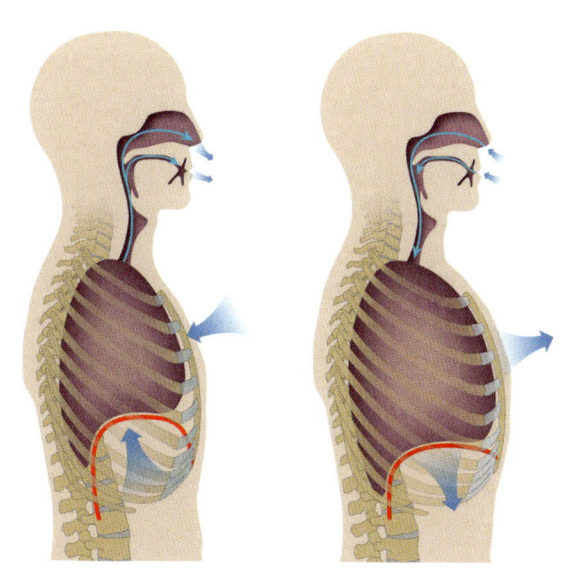

Die Brustkorbbewegung bei Einatmung und Ausatmung

ATEMPAUSE – ERHOLSAME STILLE

Ursprünglich findet zwischen der Einatmung und der darauffolgenden Ausatmung eine kurze physiologische Atempause statt, in welcher der Körper das Zeitfenster nutzt, um den Gasaustausch zwischen Sauerstoff und Kohlendioxid im Bereich der Alveolen vorzunehmen. Der heutige Lebensstil des ständig aktiven Menschen verkürzt die Atemstille auf ein kaum spürbares Minimum. Mit den Übungen in diesem Buch wirst du diese ursprüngliche Atempause wiederentdecken und lernen, sie zu verlängern, denn die Praxis der Atemstille ist ein heilender Ansatz für körperliches Wohlbefinden und geistige Entspannung.

AUSATMUNG – ERLEICHTERNDE SENKUNG

Nachdem sich die Lungen mit Luft gefüllt haben und eine Mini-Atempause stattgefunden hat, hat der Körper, erneut wie von Zauberhand, den Drang, das durch innere Umwandlungsprozesse entstehende Kohlendioxid aus den Lungen auszuatmen, da dieses Gas in höherer Konzentration für den Organismus schädlich ist und zusätzlich die Fähigkeit zur Sauerstoffaufnahme reduziert. Das Zwerchfell lässt für den Vorgang der Ausatmung in seiner Muskelkraft einfach nach und kehrt wieder in seine ursprüngliche Form eines Diaphragmas gleich eines fast geöffneten Regenschirms zurück. Das Zwerchfell liegt dann kurzzeitig ohne große Kraft in der Bauchhöhle, wobei die Bauchdecke wieder abflacht und Schultern, Schlüsselbeine und Brustkorb sich absenken. Die Atemwelle zieht sich im Bauchraum beginnend wieder aus dem Körper zurück. Die Ausatmung ist somit ein muskulär passiver Vorgang, bildhaft vergleichbar mit einem Flexiband, welches zuvor aktiv gedehnt wurde und sich anschließend passiv zurück in den Ausgangszustand begibt. Jede Ausatmung erleichtert und bringt deinen Körper durch Senkung von Bauchdecke, Brustkorb, Schlüsselbeinen und Schultern in einen erholsamen Moment der körperlichen, muskulären wie metaphorischen Entspannung. Und dies, obwohl immer noch einige Liter Atemluft in den Lungen verbleiben, damit sie nicht zusammenfallen und verkleben wie ein leerer Luftballon.

In der Praxis des yogischen Pranayama und in den Übungen in diesem Buch nimmt die bewusste Verstärkung der Ausatmung einen zentralen Platz ein. Das eigentlich während der Ausatmung passive Zwerchfell wird mithilfe der Bauchmuskeln durch Pranayama darauf trainiert, sich mit seiner Regenschirmkuppel weiter nach oben gen Brustraum zu schieben, um das respiratorische Atemvolumen zu erhöhen und auf diese Weise den Organismus profund zu entlasten. Die Praxis von Atemübungen und Pranayama ist also eine Art Detox mittels bewusst verlängerter Ausatmung, die Muskeln und Organismus jung und fit hält. Das Zwerchfell ist nämlich durchaus ein trainierbarer Muskel, der bewusst zur Erhöhung des Metabolismus (Stoffwechsel) eingesetzt werden kann.

PRANA – DER FEINSTOFFLICHE LEBENSHAUCH

Atmung ist die erste Energiequelle des Körpers. Aber ist es allein die atembare Luftzusammensetzung, die die Lebendigkeit eines Körpers ausmacht? Physiologisch gesehen vielleicht. Spirituell gesehen ist der Atem weit mehr. Das Körperleben beginnt mit dem ersten Einatmen und Schreien eines Neugeborenen und endet mit der letzten Ausatmung. Zwischendurch füllen sich die Lungen des Menschen rund zwölfmal pro Minute, 720-mal pro Stunde, durchschnittlich 17 280-mal pro Tag, beeindruckende 6 300 000-mal binnen eines Lebensjahres und rund 504 000 000-mal in 80 Jahren. Mit jedem dieser Atemzüge wird nicht nur molekular messbare Atemluft rhythmisch in den Körper transportiert, sondern auch Lebensenergie, feinstoffliche Energie.

Die alten Griechen nannten diese Lebensenergie *pneuma*, ein heute noch medizinisch gebrauchtes Wort für alle Zusammenhänge mit dem Lungenorgan. Übersetzt bedeutet *pneuma* »Geist, Hauch, Atem«: Atem im Sinn von »Hauch Gottes«, poetisch auch »Odem« genannt. Diese feinstoffliche Energie ist auch in anderen Weltkulturen bekannt und benannt: im asiatischen Raum als »Qi«, im hebräischen als »Ruach«, im arabischen als »Ruh« und in der indischen Philosophie, Ayurveda-Heilkunde und Yogalehre als »Prana«. Prana – die feinstoffliche Lebensenergie, die die Substanz alles Lebendigen ist. Prana ist nicht sichtbar, nicht riechbar, nicht anzufassen, molekular nicht nachweisbar, aber doch vorhanden und auf einer tiefen, spirituellen Ebene fühlbar. Prana ist in unerschöpflichen Ressourcen vorhanden und, nach den Erklärungen in alten indischen Schriften, mit dem Äther des Weltalls verbunden und entspringt der Urquelle der Schöpfung. Diese Quelle fließt allezeit für deine zusätzliche Portion Lebenskraft, du brauchst nur bewusst zu atmen. Just breathe!

PRANA BEWUSST WAHRNEHMEN

Zahlreiche Heilmethoden diverser Kulturen basieren auf dem Wissen um Prana als Leben spendende, feinstoffliche Energie. Reiki ist sicher eine der bekanntesten Formen, in der mittels imaginiertem Licht die Bioenergie im Austausch zwischen Menschen angereichert wird und energetische wie physische Heilung bewirkt. Auch du hast sicher schon einmal einem Menschen deine Hand auf Arm oder Schulter gelegt, um Trost zu spenden, also um zur

> *Eine Wahrnehmungsübung*
>
> *Durch wissenschaftliche Prägung ist es oft so, dass man das, was man nicht sieht oder nicht anfassen kann, nicht glaubt. Was kann dir die Existenz von Prana beweisen? Ich empfehle die folgende Übung:*
>
> *Stelle dich aufrecht hin, lockere deinen Körper und leere deinen Geist mit einigen bewussten Atemzügen. Nun reibe deine Handflächen aneinander, bis sie sich wohl anfühlen. Dann halte die Handflächen vor deinem Bauchraum in etwa 30 Zentimeter Abstand voreinander. Sei ganz aufmerksam und führe achtsam deine Handflächen langsam einen Zentimeter näher zueinander. Spüre das Feld zwischen deinen Handflächen. Atme und führe gemächlich deine Handinnenseiten Zentimeter um Zentimeter näher zusammen. Spüre, wie sich das Feld zwischen deinen Händen nach und nach kompakter anfühlt. Ein bisschen wie Watte, die nicht mehr zusammengedrückt werden möchte. Weite den Abstand zwischen deinen Händen nun und führe sie wieder zusammen. Mach dies einige Male ganz achtsam und du wirst spüren, dass sich das Pranafeld zwischen deinen Händen ab einem bestimmten Punkt nicht weiter zusammenschieben lassen möchte. Halte Prana wie einen wertvollen Schatz zwischen deinen empfindsamen Händen. Atme und bedanke dich. Dann wende deine Handflächen zum Himmel und lass Prana sich wieder in deiner Umgebung verteilen, wie es möchte.*

Heilung zu verhelfen. Die Hand auf dem Bauch eines weinenden Babys ist ebenfalls ein Vorgang des Prana-Austauschs und mitunter wirksamer als künstlich hergestellte Medikamente gegen Blähungen. Wenn du die Auswahl zwischen zwei gleichen wunderschönen, wohlgeformten und in zarten Farbtönen ausgeprägten Rosen hättest, wurdest du vermutlich diejenige wählen, die mit Prana erfüllt und nicht aus Plastik entstanden ist. Prana ist in allem, was lebendig ist, und kann von allen Wesen auf unterschiedliche Art und Weise erfühlt und geteilt werden.

PRANA UND ATEM SIND EIN TANDEM

Auf der Erdoberfläche ist unter anderem die Atemluft Träger deiner Lebensenergie Prana. Im Element Wasser ist Prana als strömende Lebensenergie vorhanden, denn auch dort existiert Leben. Prana, als schöpferische Urenergie, findet in unzähligen Formen Ausdruck, hier auf Erden und sicherlich auch auf anderen Planeten in den Weiten des Weltraums, denn nicht alle Lebensformen müssen sauerstoffbasiert sein. Hier auf Erden durchströmt Prana alle Natur, jedes Tier und jeden Menschen. Prana fließt zu diesem Zweck über die Atemorgane und zusätzlich über feinstoffliche Tore, die Chakras, in deinen Körper. Wird der Zustrom von Luft und Prana aus unterschiedlichen Ursachen über längeren Zeitraum geringer, entstehen Krankheiten. So wie deine Atmung unablässig stattfinden muss, muss auch die feinstoffliche Lebensenergie ohne Unterbrechung in deinem Körper zirkulieren. Zwar gibt es durchaus Toleranzen zwischen mal mehr, mal weniger Prana-Zufuhr, ähnlich wie flachere oder voluminösere Atemzüge ist jedoch ein gleichmäßiger Strom der Garant für möglichst lebenslange mentale wie körperliche Vitalität.

Was könnten Ursachen dafür sein, dass dein Körper zwar ausreichend, aber nur gemindert Prana in sich aufnimmt oder Prana zu viel und zu rasch diese feinstoffliche Lebensenergie verbraucht? Die Gründe sind meist im heutigen Lebensstil und damit einhergehender mangelnder Lebensbewusstheit zu finden. Die Gesundheit des Körpers ist ein hohes Gut, aber wie sieht es mit der Wertschätzung mentalen und emotionalen Wohlbefindens aus? Alle drei Ebenen des Seins, physisch, psychisch und emotional, werden von Prana durchwebt und mittels Atmung gelebt, und so ist Atmung, bewusste Atmung, der Bedienknopf, an dem du recht einfach drehen kannst, für mehr Lebenskraft und Lebensfreude. Von außen gesteuert bereiten allerdings zunehmende Luftverschmutzung, Umweltgifte und deren Auswirkungen auf Nahrungsmittel Probleme. Hinzu kommen persönliche »Atem-Drogen« wie beispielsweise Nikotin, das die körperliche Vitalität minimiert und der Aufnahme von Prana entgegenwirkt. Die heute übliche Lebensweise, die auf Arbeiten und Konsumieren ausgelegt ist, lässt kaum Zeit zum bewussten Atmen. Die meisten Menschen machen sich ständig Sorgen um die Zukunft, sie haben genauer betrachtet Angst vor dem Leben. All das hat Auswirkungen auf die Art und die Qualität der Atmung und auf den Zufluss von Prana in das Körper-Geist-System eines jeden Menschen.

> »Es ist Prana, was in deinem Atem geht und in deinen Augen leuchtet. Durch Prana sehen wir, hören wir, tasten wir, schmecken wir, riechen wir, denken wir. Prana ist die Lebenskraft.«
>
> Vivekananda
> (1863–1902)

PRANA UND DER DIENST DER CHAKRAS

Prana fließt zusätzlich zur Atemluft auch über feinstoffliche Tore in den Körper. Die Tore werden Chakras genannt. Es sind feinstoffliche Energieaufnahmezentren, die außerhalb des physischen Körpers liegen und die feinstoffliche Energie in den feststofflichen Körper führen. Ihre Aufgabe ist es, die hochschwingende Energie des Prana zu transformieren und diese feinstoffliche Kraft spezifischen Körperregionen zuzuleiten. Alten indischen Quellen zufolge stehen 88 000 Chakras in Verbindung mit dem menschlichen Körper. Bekannt und durchaus fühlbar sind die Chakras entlang der Wirbelsäule sowie unterhalb und oberhalb des physischen Körpers:

- Erdsternchakra (rund 30 Zentimeter unterhalb der Füße)
- Wurzelchakra, auch Basischakra genannt (unterhalb des Steißbeins)
- Sakralchakra (in Höhe des Schambeins)
- Nabelchakra
- Solarplexuschakra, auch Sonnengeflecht genannt (rund 10 Zentimeter oberhalb des Nabels)
- Herzchakra
- Kehlkopfchakra
- Stirnchakra, auch »drittes Auge« genannt
- Kronenchakra, auch Scheitelchakra genannt
- Kausalchakra (rund 10 Zentimeter oberhalb des Scheitels)
- Seelensternchakra (rund 30 Zentimeter oberhalb des Kopfes)
- Sternentorchakra (rund 60 Zentimeter oberhalb des Kopfes)

Den Chakras Erdstern, Kausal, Seelenstern und Sternentor kommt eine spirituelle Bedeutung zu – sie sorgen für transzendente Verbindungen zur Schöpfung. Die Chakras von der Wurzel der Wirbelsäule bis zum Scheitel sind eng mit der Physis des Menschen verbunden. Ihre Prana-Energie zuführende Funktion kann durchaus gemindert sein, wenn Symptome oder Krankheiten in Organen auftreten, denn Krankheiten beginnen meist mit emotionalen oder mentalen Disbalancen, die sich erst allmählich physisch manifestieren. Atemübungen plus Chakra-Therapie zur Harmonisierung ihrer Funktionen sind ideale Ergänzungen und ein hilfreicher Ansatz zur Heilung auf allen Ebenen.

KRANKHEITEN BEGINNEN FEINSTOFFLICH

Früher sagte man, dass die Seele krank sei. Die Seele ist jedoch nicht krankheitsfähig, da sie pure, energetische, göttliche Natur ist, inkarniert in einem Körper. Mit »Die Seele ist krank« ist, präzise betrachtet, die Psyche gemeint, denn Psyche wird aus dem Altgriechischen als »Seele« übersetzt. Heute weiß man, dass die Psyche ein filigranes Zusammenspiel von geistigen Fähigkeiten und Persönlichkeitsmerkmalen ist, also durchaus feinstofflicher Natur ist, jedoch mit der feststofflichen Ebene des Körpers verknüpft ist und stets mit ihm zusammen reagiert. Es ist das wissenschaftliche Feld der Psychosomatik, die Psyche und Soma (altgriechisch für »Körper«) als holistische Einheit ansieht und die Entstehung von Krankheiten auf psychisch-körperlicher Ebene anerkennt. Mit Psychsomatik sind nicht psychische Erkrankungen gemeint, sondern die Entstehung von Disbalancen zwischen mentalem Befinden, Empfinden von Emotionen und deren Auswirkungen auf den Körper. Krankheiten entstehen zuallererst auf feinstofflicher Ebene, denn das Wahrnehmen, Denken, Lernen und Fühlen sind vorerst feinstofflicher Natur. Erst mithilfe von feststofflicher Materie, wie beispielsweise dem peripheren Nervensystem, Sinnesorganen und Gehirn sind Wahrnehmungen, Denkprozesse und dazugehörige Emotionen möglich. Diese Verknüpfung zwischen dem Außen und dem Innen, der Wahrnehmung und der Verarbeitung der Wahrnehmung auf körperlicher Ebene, ist das Betrachtungsfeld der Psychosomatik.

Aus ganzheitlicher Sicht, gepaart mit psychosomatischem Wissen, beginnen Minimierung oder gar Blockaden der Prana-Strömung mil geminderter Atmung, die zwar ausreichend zum Leben, aber nicht ausreichend für lebenslange Gesundheit ist. Wer unglücklich ist, atmet nicht frei und tief. Unglückliche Menschen atmen, weil der Körper dies automatisch tut, aber sie genießen die Atmung nicht, genießen zeitweilig oder dauerhaft die Lebendigkeit nicht; sie sind »des Lebens nicht froh« und leiden, ohne es zu wissen, unter Prana-Mangel. Aus ersten Disbalancen der Gefühlswelt entstehen in der Folge erste Anzeichen des Unwohlseins, aus Anzeichen des mentalen oder emotionalen Unwohlseins werden körperliche Symptome, die sich früher oder später als Erkrankungen auf physischem Niveau Ausdruckswege suchen.

Genau an diesem Verbindungspunkt zwischen Psyche und Soma offenbart sich ein Heilungsansatz. Die Minimierung oder die Blockaden der Prana-Strömung können mithilfe von gezieltem Atemtraining wieder intensiviert und optimiert werden. So erklärt sich der Hype um Atemarbeit und »Atmung als das neue Yoga«: Es ist einfach, neue Lebensenergie zu tanken! Eine aktive, optimale Atmungskapazität und Prana-Aufnahme sind schlussendlich nicht nur für deinen physischen Organismus und dessen Gesundheit wichtig, sondern stärken auch emotional Vitalität plus Lebensfreude plus Glücksempfinden. Intensive Prana-Zufuhr über gezielte Atemübungen hilft dir, dich feinstofflich wie feststofflich energetisch aufzuladen und lange ganzheitlich gesund zu bleiben.

ATEM – DIE HEILUNG DES KÖRPERS

Ohne Atem lebt kein Körper und ohne Atemluft ist keine körperliche Existenz möglich. Darüber hinaus kann bewusste Atmung auch zur Heilung und Energieanreicherung des Körpers eingesetzt werden. Normale Atemzüge, etwa 720-mal pro Stunde, sind eine Notwendigkeit. Du kennst den Effekt eines Spaziergangs an der frischen Luft – du fühlst sich danach belebter, beschwingter. Auch nach Sport oder einer Yogasession stellt sich ein intensiveres Gefühl der Lebendigkeit ein. Dies liegt an den tieferen, voluminöseren Atemzügen, am profunden Austausch von Kohlendioxid als Ausgangs- und Sauerstoff als Eingangsgas plus Prana, das mit der Atemluft verwoben ist und intensiv dem Körper zugeführt wird. Mehr Lebensenergie bedeutet mehr Lebenskraft. Weiter hinten im Buch findest du Anleitungen, wie du mit bewusster Atemwahrnehmung und ganz spezifischen Atemübungen deinen Körper harmonisieren kannst, beispielsweise durch Hormon- oder Blutdruckbalance, Stoffwechsel- und Verdauungsanregung, Rückenflexibilisierung oder Immunstärkung. Atem ist eine Heilsubstanz, die körperliche Beschwerden mindern und sogar heilen kann, und Atem ist ein Wundermittel, mit dem du neue Energie gewinnst. Atem ist in unserer Welt das essenziellste und gleichzeitig ein frei verfügbares Heilmittel.

ATEM STÄRKT DIE SELBSTHEILUNGSFÄHIGKEIT

Jeder Körper ist von der Schöpfung mit einem hohen Maß an Selbstheilungskraft ausgestattet. Es wäre ja auch unsinnig, wenn sich die Schöpfung so immens viel Mühe mit der Kreation von komplexen Lebensformen wie Tieren oder Menschen gibt und sie dann nicht mit eigenen Reparaturmechanismen ausstatten würde. Dein Körper verfügt über biochemische Intelligenz. Damit ist nicht die kognitive, geistige Leistungsfähigkeit des Nervensystems und Gehirns gemeint, sondern die dem Körper eigene Intelligenz und Intuition, die ohne Denkprozesse weiß, was zu tun ist, um Krankheiten abzuwehren und selbst auszuheilen.

Die moderne Medizin, die zweifelsohne ein Segen bei Unfällen und schwerwiegenden systemischen Erkrankungen ist, hat die naturgegebene Fähigkeit zur Selbstheilung in den Hintergrund rücken lassen. Es ist ja auch viel leichter, sich ein Mittel gegen Kopfschmerzen zu besorgen und zu schlucken, statt sich mit deren Entstehung auseinanderzusetzen und sie als Signale des Körpers zu verstehen – Signale, dass der Körper reine Luft, eine ruhige Umgebung und Entspannung braucht, um diese Kopfschmerzen selbst auszuheilen. Selbst auferlegte, permanente Leistungsanforderung ist der Gewinn der Pharmaindustrie. Bewusster Atemfluss ist kostenlos und ein Gewinn für dich selbst. Wer sich selbst helfen kann, bleibt ohne chemische Medikamente gesund.

Atemluft ist ein sehr kostbares Heilmittel für die Gesundheit deines Körpers, weil du mit ihr direkt arbeiten und sie gezielt einsetzen kannst, um dir bei vielen körperlichen Beschwerden (sicher nicht bei allen) selbst zu helfen und dadurch die Selbstheilungskraft deines Körpers zu triggern. Deine Atmung verbindet deinen Körper mit deinem Geist, verbindet deine Seele mit deinem körperlichen Leben und verbindet dein Körper-Geist-System mit Urintelligenz, die alles erschafft und schafft – und so ist Atem eine unerschöpfliche Heilquelle.

ATEM STÄRKT DAS SELBSTBEWUSSTSEIN

Wer selbstbewusst ist, ist weniger anfällig für Krankheiten. Das Selbstbewusstsein kommt allerdings phasenweise fast jedem Menschen mal abhanden. Hattest du schon einmal Momente, in denen dir der »Atem stockte«, also Augenblicke der Sprach- und Atemlosigkeit? Auslöser solchen Atemstockens sind Emotionen wie Erstaunen, Schreck, Irritation, Schock oder Angst. Angst ist eine Emotion, die dauerhaft das Selbstbewusstsein minimiert oder sogar unterdrückt. In subjektiv schwierig empfundenen, sorgenvollen Lebensphasen setzt die Atmung dann nicht nur kurzzeitig aus, sondern ist aufgrund der emotionalen Verfassung, des gefühlten Drucks auf der Brust, flacher und qualitativ schlechter. Wer sich schlecht fühlt, atmet auch schlecht.

Lass uns ein Experiment machen: Versetze dich für einen Moment in ein angstvolles Szenario, das du erlebt hast oder dir einfach nur vorstellst. Du wirst sofort bemerken, dass nicht nur deine Atmung flacher wird, sondern dein ganzes Körpersystem in einen anderen Modus schaltet. Jetzt geht es darum zu überleben. Instinkte übernehmen und biochemische wie hormonelle Reaktionen finden statt, die darüber entscheiden, ob du fliehst oder ob du kämpfst. Adrenalin und andere Hormone zur Kraftbereitstellung werden ausgeschüttet. Herzfrequenz und Blutumlauf werden unter anderem gesteigert und die Atmung stockt kurzzeitig und wird flacher. Dein Körper ist seit Urzeiten so programmiert und schaltet dieses Programm jederzeit an, wenn das Leben bedroht scheint. Auch wenn es heute keine lebensbedrohlichen Angriffe von Tigern sind, meint der Körper doch, sich in einem von Angst begleiteten Überlebenskampf mit beispielsweise Vorgesetzten oder sonstigen Mitmenschen zu befinden. Dein sonst vorhandenes Selbstbewusstsein, das dich dein Leben jeden Tag meistern lässt, schwindet im Zustand kurzzeitiger oder gar über längere Zeiträume weilender Angst. Atme jetzt bitte wieder gezielt tief ein und aus. Alles ist gut.

Dieses Experiment zeigt dir, wie eng Atmung mit akuten oder dauerhaften Empfindungen verwoben ist und mit diesen Gefühlslagen reagiert. Alltagssorgen und auch Stress minimieren deine Selbstbehauptungsfähigkeit, die du brauchst, um im Arbeits- und Privatleben zu werken und zu wirken und um gesund zu bleiben. Mit Atembewusstheit und gezielten Atemübungen kannst du in schwierigen Momenten oder druckreichen Phasen deinen Körper und deine mentale wie emotionale Verfassung stärken und deine Resilienz ausbauen. Wenn du bewusst und tief atmest, bist du widerstandsfähiger, stärkst dein Selbstbewusstsein und darüber hinaus auch dein Immunsystem.

ATEM STÄRKT DIE INNERE HARMONIE

Auch innere Ausgeglichenheit und Harmonie machen dich stark und immun gegen Attacken von außen. Alles im Universum basiert im Grunde genommen auf Schwingungen, auf Wellenbewegungen, die mal in schnelleren und mal in langsameren Frequenzen schwingen. Jedes Molekül schwingt, jede Bewegung erzeugt Wellen im Raum, auch jedes deiner Gefühle drückt sich beispielsweise über Worte aus, die aus Klang bestehen. Klang ist Schwingung so wie auch der Atemfluss. Dein innerer Klang, deine innere Harmonie drückt sich auf zwei Ebenen deines Seins aus: erstens auf der physischen und zweitens auf der feinstofflichen. Innere Harmonie ist also doppelt wichtig für deine Gesundheit beziehungsweise Heilfähigkeit im Krankheitsfall.

Die physische Harmonie ist in körperlichen, gleichmäßigen Rhythmen wie Atemzyklen, Herzfrequenz, Wach-und-Schlaf-Rhythmus und im Wechsel von Nahrungsaufnahme und Ausscheidung zu finden, also Rhythmen, die der Körper jederzeit entsprechend äußerer Umstände anpassen kann. Den führenden Takt für alle anderen Rhythmen gibt dabei immer die Atmung vor, denn der Atemvorgang hat stets allererste Priorität. So kannst du mithilfe von bewusstem Atemfluss deine physische Harmonie stärken.

Deine feinstoffliche Harmonie ist sozusagen deine innere Melodie, die an deinem ganzheitlichen Wohlgefühl abzulesen ist. In der Regel fühlst du dich in Zeiten der Entspannung wohl, fühlst dich harmonisch und bist in Balance mit der äußeren Welt, beispielsweise während deiner Urlaubswochen oder Freizeitaktivitäten. Warum? Weil du dann Zeit zum Durchatmen hast und geruhsame Atmung ist harmonische Schwingung. Bewusste Atempraxis ist wie ein Kurzurlaub, und der stärkt deine innere Harmonie für den Alltag.

Deine innere Schwingung ist die erste und lebenslang anhaltende Verbindung zwischen deiner Seele und deinem Körper, sozusagen dein persönlicher Song, mit dem du geboren wirst. Diese innere Melodie, deine individuelle Urschwingung, gerät im Laufe des Lebens – währenddessen unzählige Erlebnisse einen Menschen langfristig oder kurzfristig prägen – durchaus auch mal außer Takt. Je nach Lebensphase oder aktuellen Ereignissen ist die individuelle Schwingungsfrequenz mal schneller und mal langsamer, mal disharmonisch konträr oder mal näher an deiner harmonischen Urmelodie, die mit deinem tief empfundenen Rundumwohlgefühl verwoben ist und mit den Empfindungen von Glückseligkeit und Dankbarkeit der Idealzustand deines Seins sein sollte.

Gelenkter, bewusster Atemrhythmus vermag deine innere Schwingung wieder deiner Urschwingung anzugleichen. Sollte dein Lebensgefühl zeitweilig unharmonisch sein, kannst du die Atmung als taktgebenden Dirigenten einsetzen, um dein imaginäres Orchester aus emotionalem Befinden, mentaler Lage und physischer Verfassung zurück in harmonischen Einklang zu bringen. Wenn deine Orchesterharmonie über längere Zeitperioden nicht harmonisch schwingt, entwickelst du hier und dort körperliche, zuerst unauffällige Symptome wie Müdigkeit, Schlafstörungen, Kopfschmerzen oder einen Reizdarm. Wenn dann alles noch mehr und noch unharmonischer wird, brennt das ganze Körper-Geist-System aus – und das passiert leider allzu oft. Tägliche Atembewusstheit harmonisiert deine innere Melodie, fördert deine Ausgeglichenheit im Alltag und schützt oder heilt sogar auf diese Weise deinen Körper. Bewusstes Atmen ist das Heilmittel, das dich im erwachsenen Leben jederzeit in deine Urmelodie zurückschwingt. So bist du lebensglücklich – und wer glücklich ist, wird selten krank.

2
DER GEIST ATMET

Auch wenn der immer wiederkehrende Atmungsvorgang des Körpers meist nicht bewusst wahrgenommen wird, ist der Geist mit dem Atemrhythmus verbunden. Der Geist registriert, ob der Lebensalltag in einer gehetzten Atemlosigkeit oder in inspirierender Gelassenheit vonstattengeht, und empfindet mittels Atmung, wie es Körper und Mensch geht.

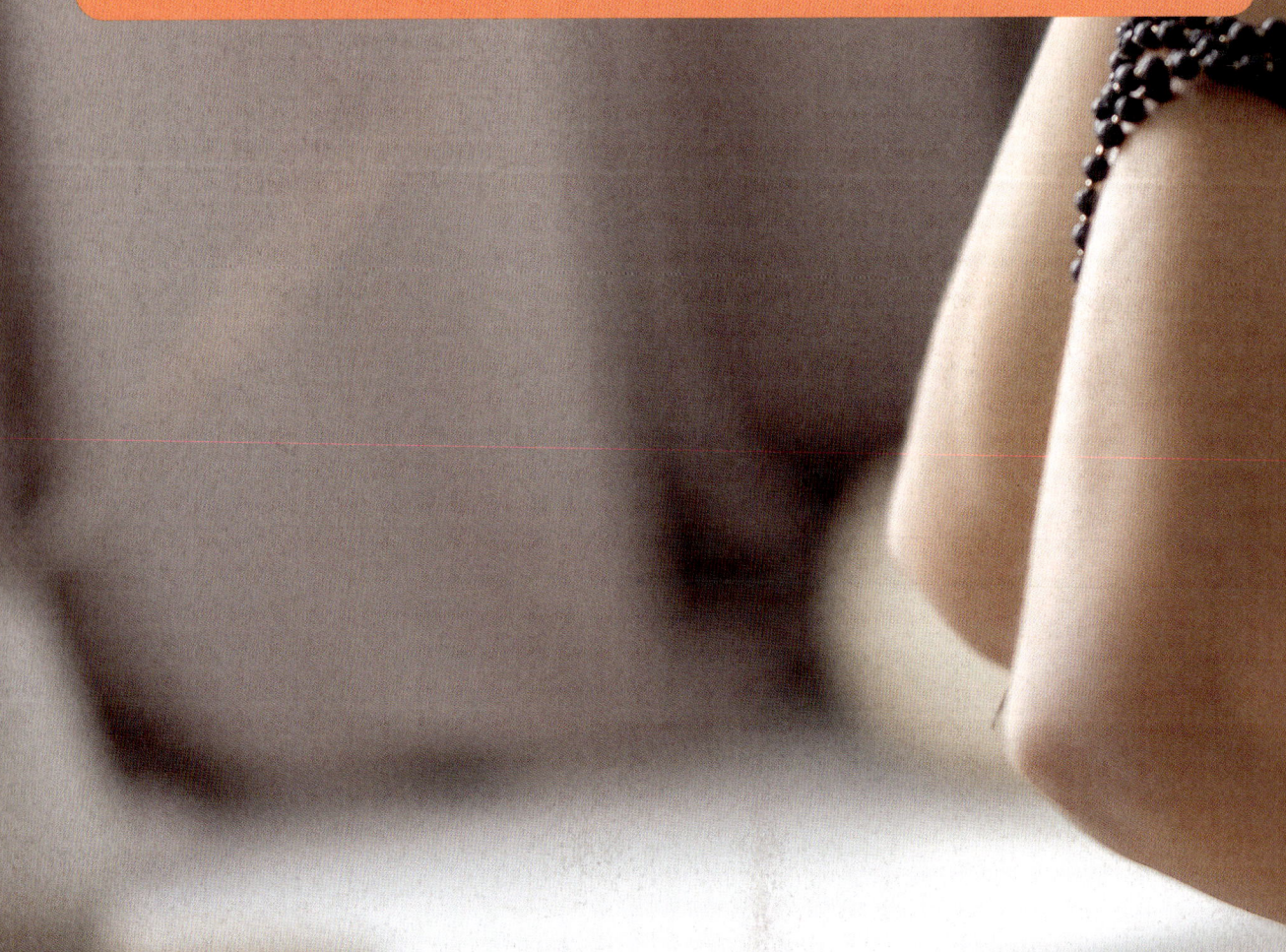

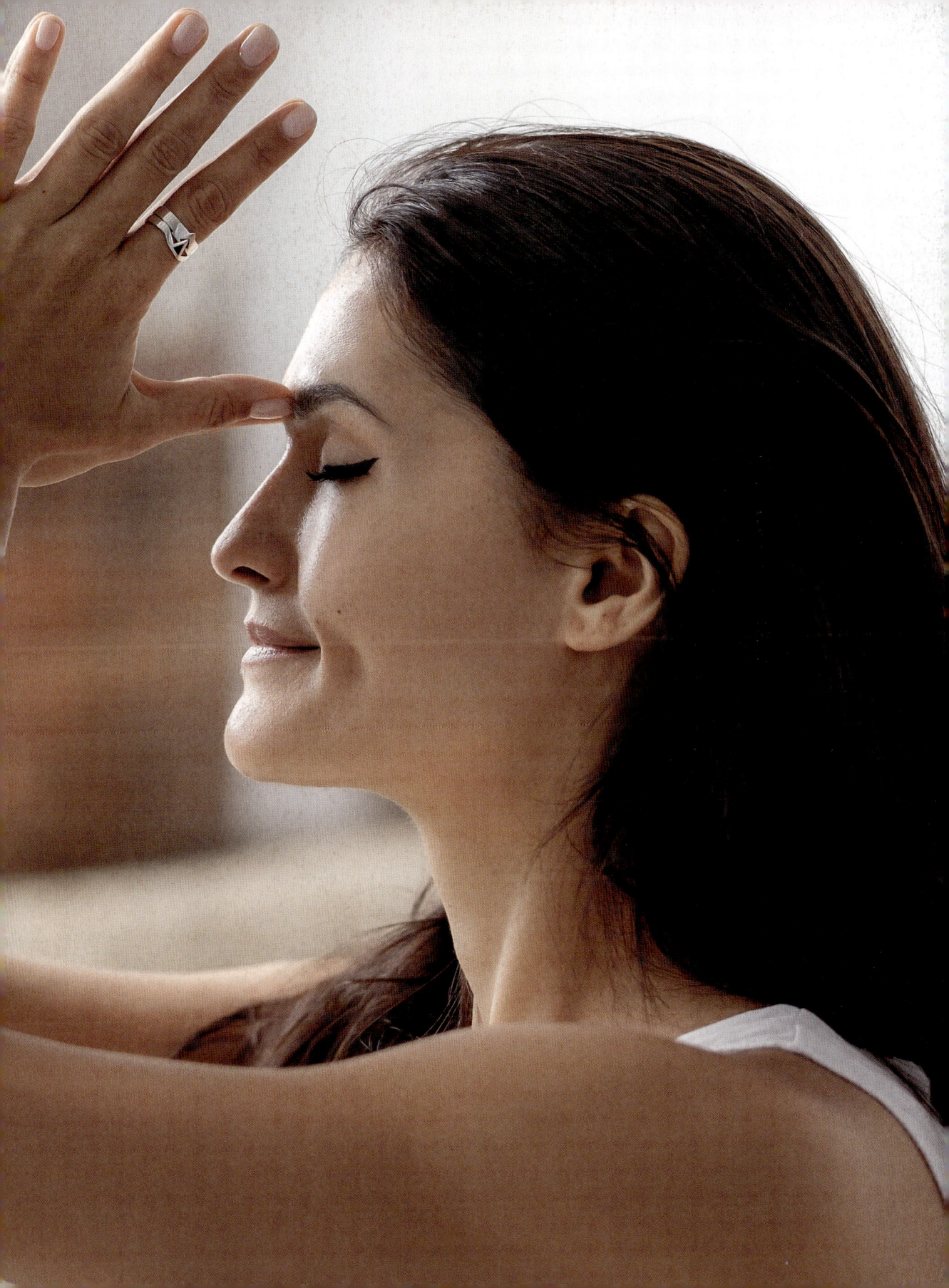

VERWEILEN IM HIER UND JETZT

Nicht nur der Körper eines Menschen atmet, sondern auch der Geist – im übertragenen Sinn. Atmung kann unbewusst, eilig oder bewusst langsam vollzogen werden. Auch der Geist kann unbewusst denken, rasend schnell funktionieren, Aktionen initiieren und ad hoc Entscheidungen treffen oder langsam und bedacht analysieren und gezielt agieren. Du hast die Wahl, welche Geschwindigkeit, welchen Modus du für deine Atmung wählst und welchen Modus du für deine Interaktion mit der Welt wählst. Prägnant formuliert: Bevorzugst du gehetztes oder achtsames Sein?

Einatmen ist der Moment des Jetzt – Einatmen ist bewusste Achtsamkeit. Eine Atempause ist momentaner Stillstand – Stille ist bewusste Achtsamkeit. Ausatmen ist der Moment des Loslassens – Loslassen ist bewusste Achtsamkeit.

Die Gedanken eines Menschen befassen sich meist mit der Vergangenheit oder der Zukunft. Nur selten verweilt der Geist im Jetzt, ist sich kaum des gegenwärtigen Augenblicks bewusst, obwohl nur dieser Moment wahrhaftig ist. Die Vergangenheit ist vergangen und damit eigentlich unabänderlich und die Zukunft ist noch nicht real, da noch nicht eingetreten. Das Einzige und Einfachste, was den Verstand im Hier und Jetzt hält, ist die bewusste Wahrnehmung eines Atemzugs beziehungsweise die Wahrnehmung der drei Anteile eines Atemzugs.

Der physiologische Vorgang der Atmung – so wie zuvor beschrieben bewusst wahrgenommen – verankert dich sofort im Hier und Jetzt, also im einzig wahren Augenblick des Lebens. Wenn du dich auf jeden Atemzug einzeln konzentrierst und dich dann jeweils auf den nächsten ausrichtest, unterbindest du die Möglichkeit deines Geistes, in die Vergangenheit oder Zukunft abzuschweifen, weil der Geist quasi konzentriert mitatmet. Er kann in diesen kurzen, fokussierten Momenten an nichts anderes denken. Dein Geist atmet dann. Er hat keine Zeit, sich mit beispielsweise leidvollen Erfahrungen aus der Vergangenheit oder Angstszenarien in der Zukunft zu beschäftigen. Weder Vergangenheit noch Zukunft sind formal gesehen real, da Zeit als vierte Dimension in unserem Dasein linear verläuft, das heißt: Gestern war gestern, morgen ist morgen, jetzt ist jetzt und damit wahrhaftig.

Bewusstes Atmen bindet dich wahrhaftig an den jetzigen Moment. Dieses Verweilen im Moment, der einzigen Realität, ist für dein Wohlbefinden und deine Gesundheit wichtig, weil Vergangenes nicht selten mit Sehnsüchten oder schmerzhaften Empfindungen verbunden ist, die die mentale und körperlicher Gesundheit auf Dauer schädigen. Emotionales Leid wird irgendwann zu körperlichem Leid. Obendrein errechnet der Verstand aus vergangenen Erfahrungen plus Leid und Prägungen abstruse Visionen und Projektionen für die Zukunft, die letztlich gar nicht eintreten. Zahlreiche Weisheitslehren, mentale Trainingstechniken und Autoren diverser Kulturen weisen immer wieder darauf hin, das Jetzt als den jeweiligen Lebensmoment zu ehren, denn wer an der Vergangenheit anhaftet und wer Angst vor der Zukunft hat, ist selten glücklich. Im Hier und Jetzt ist alles okay und auch gesund.

Kaum fünf Prozent der Gehirnkapazität nutzt ein Mensch bewusst, 95 Prozent des Gehirns sind in jeder Sekunde damit beschäftigt, unbewusste Denkprozesse und Analysen auszuführen und sie auf immer und ewig zu memorieren. Aus diesen linear verlaufenden Gedankenprozessen resultieren schließlich Entscheidungen und gegebenenfalls werden entsprechende Handlungen eingeleitet. Dass dabei mindestens zwei oder sogar mehrere Stimmen im Kopf permanent miteinander diskutieren, ist den wenigsten bewusst.

Hör mal in dich hinein! Die vielschichtigen Programme deines Verstandes befinden sich in ständiger Kommunikation miteinander – vergleichbar mit den unterschiedlichen Programmen deines Computers, die alle gleichzeitig laufen und auch miteinander interagieren. In deinem Kopf sind viele Fenster offen und kleine Personen mit mal mehr, mal weniger lauten Stimmen hängen in diesen Fensterrahmen und reden miteinander wie liebenswerte, italienische Mamas, die sich in einer der vielen Gassen Neapels von Haus zu Haus unterhalten. Dabei wird wenig geatmet, denn der Redefluss ist sehr schnell. So ist das jeden Tag und mitunter auch in der Nacht in deinem Kopf.

Durch wissenschaftliche Untersuchungen der Gehirnaktivitäten von Personen, die sich mittels Atemlenkung in den Zustand der Meditation versenkten, konnte gezeigt werden, dass während der Meditation (definiert als gleichmäßige Atmung mit Fokussierung nach innen bei bestmöglicher Gedankenruhe) weit mehr Gehirnareale genutzt werden als nur die üblichen fünf Prozent. Meditation verbunden mit Atempraxis erlöst den Praktizierenden aus dem dumpfen, vom Ego gesteuerten »Mensch-Automaten« und hilft, das von Natur aus gegebene Potenzial besser zu nutzen und auszubauen. Mit der Minimierung der unbewusst tratschenden Stimme im Kopf wächst die Gelassenheit im Alltag, weil die Verstandesprogramme nicht mehr unablässig altes Leid, Panik, Angst oder Gefahr für die Zukunft suggerieren. Der aus solchen »Kopfgefühlen« resultierende Stress mit allen körperlichen, gesundheitsgefährdenden Folgen wird mit bewusster Atem- und Meditationspraxis nivelliert. Wer gelassen ist, haushaltet besonnen mit der zur Verfügung stehenden Lebensenergie des Prana, ist körperlich kräftiger, mental zufriedener und emotional glücklicher.

DENKPAUSEN IM ALLTAG

Rund 80 000 Gedanken denkst du pro Tag – ohne Denkpause. Es sind kurze, an die Oberfläche deiner Bewusstheit kommende Gedanken wie »Ich muss dies und das noch tun« oder »Ich habe Hunger« oder »Wieso ruft XY nicht zurück?«. Eine beträchtliche Anzahl sind unbewusste Gedankenabläufe. Nur circa fünf Prozent des »Gehirndenkens« sind bewusst und erstaunliche 95 Prozent aller Denkprozesse unbewusst und damit brachliegendes Potenzial. Du denkst außerdem eine Unmenge von Gedanken, die nicht zu Ende gedacht werden – aus Zeitmangel, durch Unterbrechungen oder Müdigkeit. Auf diese Weise entsteht ein großer Berg Gedankenmüll, der samt und sonders dazu führt, nicht im Jetzt, im Moment der Problemfreiheit, im Momentum des reinen Empfindens von Lebendigkeit und Glückseligkeit, zu verweilen.

Warum ist Bewusstheit im Denken und Handeln eine Verbesserung? Nun, weil zum Beispiel Burn-out eine Folge der omnipräsenten Gedankenflut sein kann, denn wenn dieser nicht Einhalt geboten wird, wirkt sich das eines Tages auf das gesamte Körpersystem bis hin zum Kollaps aus. Was also hat Bewusstheit mit Atmung zu tun? Die Antwort ist eine weitere sinnvolle Frage: Wäre es nicht himmlisch, die Gedankenflut, die selbst beim nächtlichen Aufwachen als autonomes Gedankenkarussell einsetzt, mit einem Stoppschalter anzuhalten? Dieser Stoppschalter ist deine Atmung. Wenn du atmest – also nicht körperlich instinktiv, sondern ganz bewusst –, hältst du die Gedankenflut an. Ein, zwei oder drei bewusste Atemzüge, jeweils aus Einatmung, Atempause und Ausatmung zusammengesetzt, helfen bereits, eine und jede Gedankenwelle abzuebben.

Probier's aus! Atemübungen über längere Zeiteinheiten, über Minuten oder eine Viertelstunde regelmäßig täglich, wirken phänomenal befreiend und schenken dir das Glücksgefühl, wirklich und wirklich lebendig statt nur funktionell zu sein.

DIE ZEIT VERLANGSAMEN

Gedanken ranken sich zudem oft um Zeitnot. »Der Monat, das Jahr ist schon wieder vorbei«, »Die Zeit rast«, »Ich werde schon wieder ein Jahr älter« oder »Das schaffe ich nie in einer Stunde«. Wie wäre es, wenn du Zeit ausdehnen würdest, damit dir solche Gedanken im Leben keinen Druck mehr bereiten? Die Dehnung der Zeit ist mittels bewusster Atmung möglich, auch wenn mechanische Uhrwerke Gegenteiliges aufzeigen. Eine Uhr ist eine

Maschine, die nichts weiter macht, als Stunden zu addieren. Du bist jedoch ein Mensch, der viel intelligenter ist als ein lediglich addierendes, wenn auch komplexes Uhrwerk. Zeit hängt vom individuellen Empfinden und von der Perspektive des Betrachters ab. Deine Uhren und dein Terminkalender jagen dich durch die Zeit, jagen dich durch dein Leben, bestehend aus einer Aneinanderreihung kurzer Atemzüge. Kurzatmigkeit ist der Lebensstil unseres Zeitalters. Die Welt dreht sich scheinbar täglich schneller und die Menschheit mit ihr. Doch die Sehnsucht nach Innehalten wächst. Ist es möglich, die rasende Zeit anzuhalten, zu entschleunigen? Ja, denn der Atemrhythmus ist der wahre Lebenstakt, nicht das Ticken einer Uhr. Bewusste Atmung ist der Schlüssel zur Dehnung der Zeit und Verlängerung deiner Lebenszeit.

Welche deiner Atemzüge weilen länger? Flache Minimalatmung oder bewusst tiefe Atemzüge? Zwölf Atemzüge pro Minute sind Durchschnitt, so ist der Körper programmiert. Du kannst aber auch mit einem Atemzyklus (jeweils bestehend aus Einatmung, Atempause und Ausatmung) auskommen, sofern dein Atemvolumen tief genug ist und du lernst, dich meditativ auf deine Atmung zu konzentrieren. Zur Dehnung der Zeit ist die Dauer der Atempause zwischen Ein- und Ausatmung entscheidend, denn in der Atempause steht die Zeit still, und während dieses kurzweiligen Atemstillstands atmet auch dein Geist metaphorisch Stille ein, verweilt in einer Pause des inneren Friedens.

Die Yogis in Vorzeiten praktizierten Pranayama, die Kunst der Atemlenkung und Atembeherrschung. Dies taten sie, um erstens den Körper optimal gesund zu erhalten, zweites, um Prana – feinstoffliche Lebensenergie auf der physischen Ebene des Seins – anzureichern, und drittens, um ihren Lebenszyklus zu verlängern. Wer die Lenkung der Atmung beherrscht, hat den Schlüssel zur Dehnung der Zeit. Viele indische Yogalehrer, die einstmals Yoga zu ihrem Lebensstil erkoren, sind sehr alt geworden. Wenn du dich also künftig fragst: »Wie soll ich das in einer Stunde bloß schaffen?«, und allein durch diesen Gedanken die Zeit beschleunigst, beginne deine Atmung zu beherrschen und so die Zeit zu verlangsamen. Du wirst merken: Wenn du tief atmest, kannst du auch effektiver arbeiten. Just breathe.

ACHTSAMKEIT UND ATMUNG

Bewusste Atmung verschafft dir Denkpausen im Alltag, verlängert die Zeit und eröffnet dir obendrein die Möglichkeit, achtsam zu denken und achtsam zu handeln. Achtsamkeit ist ein neuer Wert, eine neue Ethik, ein Begriff, der in jüngster Zeit zu Recht sehr populär geworden ist. Achtsamkeit wird der Zustand der Geistesgegenwart, also der Zustand absoluter Bewusstheit im Moment, genannt. Achtsamkeit wird als Verhalten gelehrt, um Verweilen im gegenwärtigen Moment ohne Abschweifung der Gedanken oder wertender Gefühle zu trainieren. Achtsamkeit ist ein verlangsamender wie erfrischender Daseinsmodus, der über Atembewusstheit eingeschaltet wird. *Mindfulness* ist der englische Begriff für Achtsamkeit, der die Gedankenfülle minimiert, weil du deine volle Aufmerksamkeit auf den jetzigen Moment, auf die jetzige Handlung und jetzige Wahrnehmung ausrichtest und auf nichts anderes.

Du kennst so etwas: Du bist dabei, Tee für dein Frühstück aufzugießen, bist aber währenddessen bereits mit deiner heutigen Einkaufsliste beschäftigt, die du beim Frühstück aufschreiben willst. Nebenbei hörst du Radio oder guckst unsinniges Frühstücksfernsehen und antwortest obendrein noch auf Fragen aus deinem Familienkreis.

Dein Körper und dein Geist sind im Stressmodus, auch wenn dir das gar nicht so vorkommt, weil du diese Morgensituation gar nicht anders kennst. Mindfulness bedeutet und lehrt, während einer Handlung Achtsamkeit auf diese Handlung in jeder Sekunde auszurichten und dabei nichts anderes zu denken. Das fällt anfänglich zugegebenermaßen schwer, da du es über Jahrzehnte anders gelernt und praktiziert hast und dich dadurch unter Umständen ständig gestresst, ausgelaugt oder gar krank fühlst. Achtsamkeit wäre beispielsweise, künftig die Verpackung mit losem Tee bewusst zu öffnen und bewusst daran zu riechen, das Aroma wahrzunehmen, dann die Teemenge zu portionieren, das heiße Wasser in eine Kanne zu gießen und dann ohne Nebenbeschäftigung auf das Ende der Ziehzeit zu warten und ohne Nebenbeschäftigung den Tee genussvoll zu trinken. Deine Aufmerksamkeit auf diese einzelnen Abschnitte zu richten, ist nur über bewusste Atemzüge möglich, die, wie gesagt, deinen Geist vom autonomen Davonlaufen und von parallelen Interaktionen abhalten.

Möglichst viele, andere Handlungen im Alltag auf diese achtsame Weise zu gestalten, gelingt dir nach und nach leichter mithilfe bewusster Atemlenkung. Bewusste Atemwahrnehmung (zum Beispiel mit dem Duft des Tees) ist eine hilfreiche und vor allem Zeitmangel heilende Atemübung. Dies mag vorerst paradox klingen, weil du erst Tee kochst und anschließend deine Einkaufsliste schreibst und so weiter, jedoch lohnt sich diese Umgewöhnung, weil du auf diese Weise achtsam mit dir selbst umgehst, dich und deine Atmung und damit deine Lebendigkeit ehrst und schließlich mehr Lebensqualität gewinnst. Im gehetzten Zustand empfindet man immer noch mehr Zeitmangel – im Zustand der achtsamen Atem- und Handlungsweise verlängert sich die Zeit. Sobald du bewusst atmest, verändert sich deine Selbstwahrnehmung, die Wahrnehmung deines Umfeldes und auch der Umgang mit deiner Mitwelt. Du lebst ausgeglichener und gesünder, weil dein Geist sich achtsam auf das Jetzt ausrichtet und sich weniger bis gar nicht in Probleme verstrickt.

Einfache Bewusstheitsübung

Stelle dir die folgenden Fragen, um festzustellen, ob du im Moment verankert bist, in der Vergangenheit weilst oder gedanklich in die Zukunft abschweifst.

- *Welches Problem hast du jetzt?*
- *Was sorgt dich jetzt in dieser Sekunde?*
- *Welches Problem hast du jetzt?*
- *Ist es nicht ein Problem aus deiner Vergangenheit?*
- *Oder ist es eine Frage in deiner Zukunft, die dich sorgt?*

Frage dich immer wieder: Welches Problem habe ich jetzt, in diesem Moment? Und jetzt? Und jetzt? Deine Antwort wird in der Regel sein: Ich habe kein Problem in dieser Sekunde …

INSPIRATION IM ALLTAG

Wann hast du das letzte Mal im Alltag Zeit für Inspiration, Zeit zur Entwicklung von kreativer Umsetzung gehabt? Wenn du öfter den Satz denkst oder sagst: »Ich habe noch nicht einmal Zeit zu atmen«, läuft etwas gründlich falsch in deinem Leben und es ist gut, dass du nun dieses Buch in deinen Händen hältst und achtsam liest (gern mit einer Tasse achtsam zubereitetem Tee).

Inspiration und Kreativität sind wichtige Elemente für eine zufriedene Lebensgestaltung, privat wie beruflich. Diese Fähigkeiten unterscheiden dich als Mensch von funktionalen Maschinen. Atmung und Inspiration sind ein harmonisches Paar. Aus dem Lateinischen übersetzt bedeutet *inspiratio* »Beseelung«, »Einhauchen«, »Hineinhauchen« oder »Atmen«. Inspiration ist zudem der physiologisch-medizinische Begriff für den Vorgang der Einatmung (Respiration für Ausatmung). Inspiration im Sinn von bewusster Atmung ist – wie du nun weißt – für dein körperliches Wohlbefinden essenziell. Inspiration ist gleichwohl auch für deine emotionale Harmonie und die Entfaltung deines kreativen Potenzials wichtig.

Kreativität, gleich welcher Art, macht den Homo sapiens spätestens seit der Epoche der Steinzeit aus. Dinge wie Feuer zu entfachen, Speerspitzen zu erfinden und Felle zu nähen, waren kreative Ideen, die die menschliche Evolution vorantrieben, bis hin zur Zeitepoche der Moderne, die Erfindungen wie Licht, Autos und Computer hervorbrachte und Menschen wundervolle Gemälde, Skulpturen, Bücher, Fotos und Filme erschaffen ließ. Das heutzutage übliche Ausfüllen von Excel-Tabellen ist wohl weniger kreativ (muss aber ab und an sein) – kreatives Malen oder Stricken in der Freizeit hingegen sind ein passender Ausgleich für unkreative Pflichtarbeiten. Voraussetzung für Kreativität ist Inspiration und Voraussetzung für Inspiration ist die befreite, bewusste, nicht automatisierte Atmung. Kreative Inspirationen im Alltag sind kleine oder große emotionale Frischekicks, die Lebensfreude stärken, denn kaum ein Mensch kann ohne positive Emotionen leben oder überleben. Wenn du also einen frischen Kick brauchst, eine Idee suchst, wenn du kreativ sein möchtest, dann suche Inspiration im Sinn von: Just breathe.

> *»Die Seele atmet durch den Geist. Der Geist atmet durch die Inspiration, und die ist das Atmen der Gottheit.«*
>
> Bettina von Arnim (1785–1859)

MEDITATION IM ALLTAG

Die Praxis von Meditation wurde in den letzten Jahren zunehmend beliebter. Verschiedene Meditationsmethoden werden angeboten und in manchen Yogaschulen als Teil oder als Ergänzung des Yogaunterrichtes angeboten. Die Nachfrage steigt in dem Maß, in dem Erschöpfungssyndrome und Burn-outs zunehmen. Die meisten Menschen erkennen inzwischen, dass sie ihren Lebensstil zum weiteren Überleben und zum Erhalt ihrer Gesundheit entschleunigen müssen. Einen großen Anteil am gehetzten Lebensgefühl macht die Tatsache aus, dass man kaum mehr Zeit hat, Gedanken zu Ende zu denken. Zu viele Eindrücke und Ablenkungen prasseln unaufhörlich auf uns ein. Alles im Äußeren wird wahrgenommen und vom Gehirn verarbeitet: das Gespräch unter Kollegen am anderen Ende des Büros, die Musik aus dem Radio im Auto, obwohl man ein Gespräch mit dem Beifahrer führt. Jedes Pling oder Klingeln eines Telefons unterbricht den Gedankenfluss. Viele Leute rühmen sich damit, Multitasker zu sein, ohne zu erkennen, dass dies der direkte Weg zum Ausgebranntsein ist. Meditieren lehrt im ersten Schritt, Gedanken bewusst wahrzunehmen, um sie in einem zweiten Schritt zu Ende zu denken und als Drittes die hohe Fähigkeit der Gedankenstille zu erfahren. Dazu bedarf es regelmäßigen Übens und intensiver Praxis, aber es ist durchaus möglich, kurze Meditationen in den Alltag einfließen zu lassen, um die Zeit anzuhalten, durchzuatmen und sich geistig zu erfrischen.

Meditationen werden stets mit bewusster Atemwahrnehmung verbunden und/oder mit spezifischer Atemlenkung eingeleitet. Ich würde sogar sagen: Bewusste Atmung ist bereits eine Form von Meditation. Nachdenken, sinnieren, überlegen – das ist die Bedeutung des Begriffes »Meditation«, das vom lateinischen Wort *meditatio* abstammt, was auch als »Mitte finden« übersetzt wird. Wie oft am Tag fühlst du dich in deiner Mitte? Einmal, dreimal, fünfmal oder gar nicht? Wahrscheinlich atmest du zu wenig bewusst. Atme jetzt einmal für einen Moment einige Male tief ein und aus – das bringt dich sofort vom Außen zurück zu deiner inneren Mitte. So einfach ist das. Auch längere Meditationen sind nicht kompliziert – jeder Mensch kann meditieren lernen.

Die Praxis der Meditation stammt aus asiatischen Traditionen, geprägt wurde sie im indischen Yoga, im Taoismus, im chinesischen Chan-Buddhismus und im japanischen Zen-Buddhismus. Voraussetzung für alle Meditationstraditionen und -formen ist stets Bewusstheit und Beherrschung der Atmung. Unruhige Atmung geht mit einem unruhigen Geist einher, der von Meditationslehrenden gern als *jumping monkey* (hüpfender Affe) bezeichnet wird. Gemeint ist damit der Verstand, der autonom denkt, von hier nach da hüpft, ohne Kontrolle zurück- und voranspringt und dabei auch noch einige Seitensprünge vollzieht. Der Verstand ist mächtig und lenkt dich – wenn du nicht aufpasst – dein ganzes Leben lang. Er lenkt dich vielleicht in Richtungen, in die dein Seelenherz gar nicht möchte. Der Verstand ist rein rational, dein Glücklichsein ist ihm ziemlich egal. Seine Gefühlswelt sind die warnenden, negativen Gefühle wie Sorgen, Angst, oftmals auch eine Sucht nach Leid und Schmerz. Ich nenne diese Gefühle »Kopfgefühle«, die sich geschickt tarnen unter Begriffen wie »Pflicht«, »Abhängigkeit« und »mangelnder Selbstliebe«.

Der weltbekannte Autor Eckhart Tolle weist in seinen Büchern darauf hin, den inneren Denker zu beobachten. Atme jetzt einmal kurz bewusst durch und beobachte dann, was dein innerer Denker denkt. Selbstbeobachtung des unbewussten Denkens ist der erste Schritt, vom ferngesteuerten Menschen zu einem glücklichen, gesunden Wesen zu werden. Selbstbeobachtung ist auch bereits Meditation im Alltag, die du für einige Minuten mit schönen Atemübungen verbinden kannst. Das steigert dein Wohlbefinden und bringt dich zu neuen, erfrischenden Erkenntnissen über dich selbst.

Wie in der Lehre der Achtsamkeit ist bewusste Atmung beziehungsweise sind gezielte Atemübungen das Fundament für Meditationsfähigkeit. Jede Atemübung ist eine Meditation, weil sie deinem Körper zusätzliche Regenerationsphasen verschafft, deinen hüpfenden Geist beruhigt und durch aufkommende, klare Bewusstheit dein gesamtes Körper-Geist-System mit unverfälschter, purer Lebenskraft anreichert. Regelmäßige Atem- und Meditationspraxis führt dich eines schönen Tages in den wahren, anhaltenden Zustand der Meditation, in dem weder Verstand noch Körper wahrgenommen werden und deine Seele mit all ihrer gesammelten Weisheit vieler Lebenszyklen in den Vordergrund tritt, während dein Körper gesund atmet. Just breathe.

Kleine Alltagsmeditation

Schalte dein Handy oder Telefon aus und nimm dir fünf Minuten Zeit. Schließe die Augen. Atme. Lass Schultern, Arme und Hände mit jeder Ausatmung mehr und mehr gen Erde sinken. Stelle dir vor, es dufte nach Wald, und atme ein. Ausatmend lass los, einatmend gewinne frische Energie.

3
DIE HEILKRAFT DER ATMUNG ENTDECKEN

Gerade weil Atmung etwas so Selbstverständliches ist und weil sie so autonom und so unbedacht im Körper abläuft, ist es eine erstaunliche Entdeckungsreise, sich bewusst mit diesem Vorgang auseinanderzusetzen und Atmung bewusst mittels unterschiedlicher Übungen wahrzunehmen. Atmung ist das Kostbarste im Leben, das unsere Wertschätzung verdient.

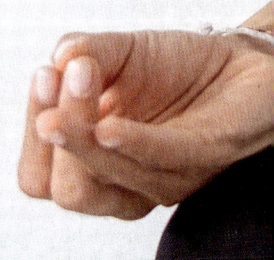

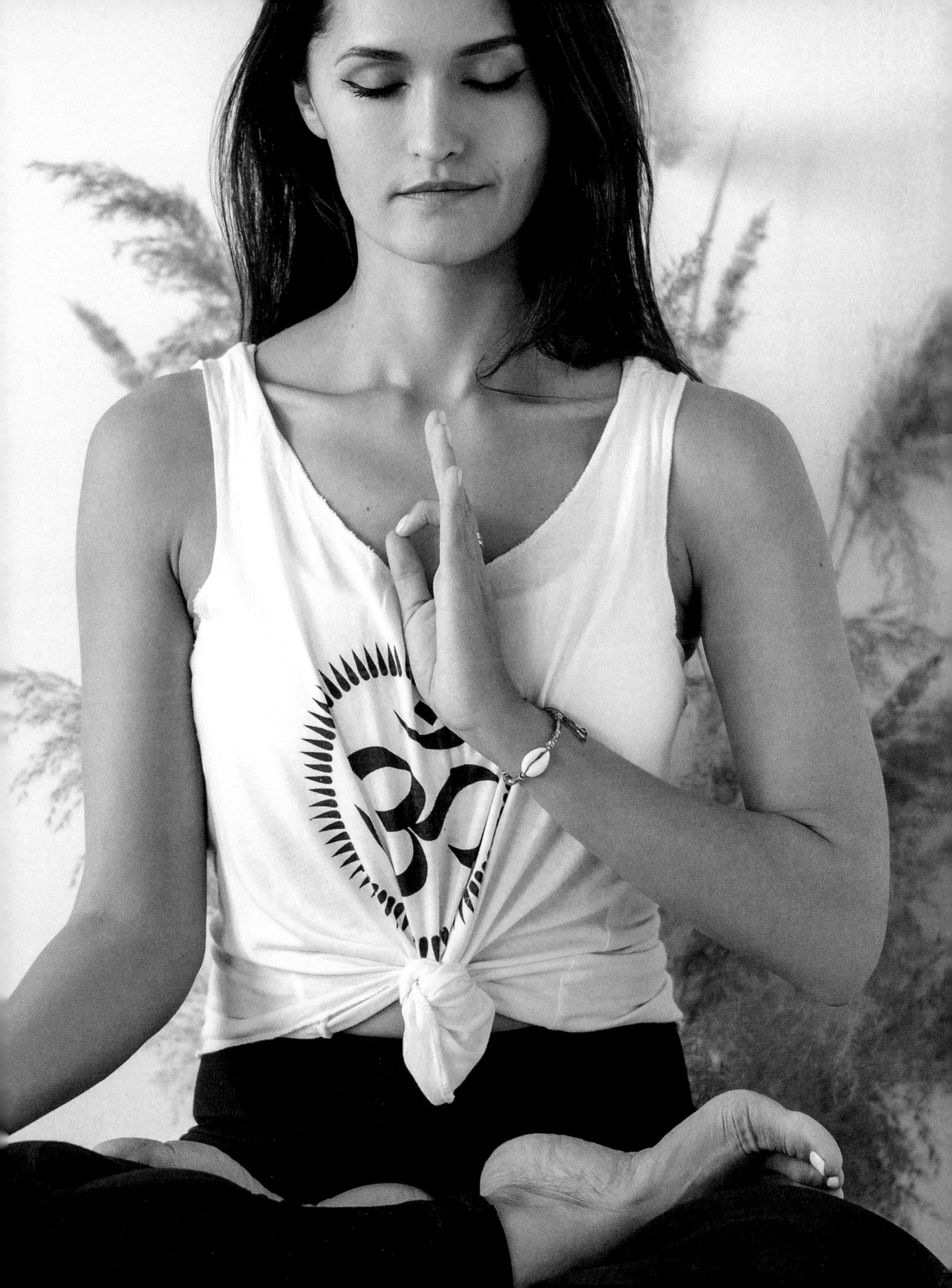

ATMUNG ALS SPIEGELBILD DES SEINS

Die Art und Weise, wie du im Alltag atmest, ist wie ein Spiegel deines Seins. Du kannst mittels deiner Atmung beobachten, wie du jetzt gerade oder dauerhaft auf dein Umfeld reagierst und wie du Erlebnisse verarbeitest. Deine Atmung ist ein Spiegel deines körperlichen sowie deines mentalen und emotionalen Befindens, denn alle drei Ebenen deines Seins sind miteinander verwoben. Bist du nervös oder entspannt? Bist du müde oder agil? Und wie nimmst du während bewusster Atmung deinen Körper oder verschiedene Körperpartien wahr? Fühlst du körperliche oder mentale Blockaden? Und emotional: Fühlst du dich leidend oder bist du zufrieden? Bist du nur zufrieden oder bist du glücklich? Mit bewusster Atmung, gezielten Atemzügen, kannst du dein persönliches, ganzheitliches, fundamentales Wohlgefühl jederzeit verbessern.

Das sind die essenziellen Benefits deiner nun beginnenden Atempraxis:

- Verbesserung deines tagesaktuellen Befindens
- Erkennen von emotionalen und mentalen Reaktionsmustern
- Auflösung von akuten mentalen oder körperlichen Blockaden
- Stärkung deiner Selbstheilungskraft bei spezifischen akuten oder chronischen Symptomen
- Weiterentwicklung deiner Atemqualität
- Vervollkommnung der feinstofflichen Energieanreicherung des Prana
- Erlangung fundamentalen Wohlbefindens

»Fundamental Wellbeing« ist ein Begriff aus der Forschung, die untersucht, was Menschen rundum glücklich und zufrieden macht. Mit »fundamentalem Wohlbefinden« sind alle Ebenen des Seins gemeint – es werden soziale, körperliche und spirituelle Komponenten betrachtet. Erforscht wird, wie Personen über das notwendige Wohlbefinden des irdischen Daseins hinaus auch ein spirituelles Wohlbefinden erlangen und im Zustand des »Fundamental Wellbeing« dauerhaft verweilen können, also sorgenfrei einerseits, aber auch urvertrauensvoll andererseits. In der yogischen Lehre spricht man vom Ziel des Yogaweges, den Seinszustand des *Samadhi*, der auch Erleuchtung genannt wird, oder seit einiger Zeit mit »Erwachtsein« umschrieben wird.

Der Zustand des Erwachtseins ist heute nicht mehr nur wenigen auserlesenen Personen vorbehalten wie zu früheren Zeiten den Yogis, die Erleuchtung suchten. Es braucht kein Leben in der Abgeschiedenheit einer Höhle – im Grunde kann jeder, der danach strebt, in den Zustand des Erwachtseins gelangen, also in einen Zustand vollendeter Harmonie und Zufriedenheit, kurz: fundamentalen Wohlgefühls. Es sind auch keine bewusstseinserweiternden Drogen, komplexen Techniken, methodischen Anweisungen und religiösen Dogmen dafür nötig. Lediglich die regelmäßige Praxis von etwas, das man für sich selbst als passend und förderlich empfindet, ist von essenzieller Bedeutung. Der amerikanische Forscher Dr. Jeffery A. Martin stellte fest, dass täglich 45 Minuten den idealen Zeitrahmen darstellen, um mit dieser regelmäßigen Praxis spürbare Erfolge und Fortschritte zu erzielen und um den Zustand des fundamentalen Wohlgefühls nachhaltig zu festigen.[4]

Aktuelle Forschungen zeigen, dass der Zustand des fundamentalen Wohlgefühls, des Erwachtseins nicht mehr nur wenigen auserlesenen Personen vorbehalten ist, wie es zu früheren Zeiten einmal war. Im Grunde kann jeder, der danach strebt, in den Zustand des Erwachtseins gelangen, also in einen Zustand vollendeter Harmonie und Zufriedenheit. Dazu ist kein Leben in der Abgeschiedenheit einer Höhle nötig, wie die Yogis ursprünglich lebten. Es sind auch keine bewusstseinserweiternden Drogen, komplexen Techniken, methodischen Anweisungen und religiösen Dogmen dafür nötig. Lediglich die regelmäßige Praxis von etwas, das man für sich selbst als passend und förderlich empfindet, ist von essenzieller Bedeutung. Festgestellt wurde im Rahmen der Forschungen auch, dass täglich 45 Minuten den idealen Zeitrahmen darstellen, um mit dieser regelmäßigen Praxis spürbare Erfolge und Fortschritte zu erzielen und um den Zustand des fundamentalen Wohlgefühls nachhaltig zu festigen.

> »Krankheit, geistige Trägheit, übermäßiger Zweifel, fehlende Umsichtigkeit aufgrund von Hast, Erschöpfung, Ablenkung, Selbstüberschätzung, das Unvermögen, einen weiteren Schritt zu tun, und die Unfähigkeit, das Erreichte zu bewahren – all die genannten Situationen werden als Hindernisse bezeichnet, weil sie zu Unklarheit in unserem Geist führen.«
>
> Patanjali
> (um 400 vor Christus)

Den oben rechts stehenden Satz hat Patanjali, ein Yogaweiser aus dem alten Indien, bereits um 400 vor Christus geschrieben. Die Praxis von Yoga, Meditation und/oder Atemübungen kann das ganzheitliche Sein ausweiten und einer Person bereits nach einigen Wochen übergreifendes, anhaltendes Wohlbefinden schenken. Die irdischen Belange (Miete, Job, Finanzen, Beziehungen) sind natürlich immer noch da, aber die Sorgen darum, Ängste und Druck verschwinden; stattdessen festigt sich fundamentale Gelassenheit, was keineswegs gleichbedeutend mit »Mir ist alles egal« ist. Man interagiert nach wie vor, ist aber nicht mehr abhängig von emotionalen Strudeln, die zeitweilig oder permanent nach unten ziehen, weil man eine Verankerung in spirituellen Dimensionen gefunden hat. Diese spirituellen Dimensionen werden nicht mit dem Kopf erarbeitet oder mit dem Verstand geglaubt – sie werden vielmehr auf tiefer Ebene empfunden, gefühlt, wahrhaftig gespürt.

Wie du diese spirituelle Ebene benennst, ist eigentlich nebensächlich und Geschmackssache: Sein, Schöpfung, das große Eine, Göttlichkeit, Spirit, Urseele, Urquelle und so weiter. Tatsache jedoch ist: Wer eine höhere Ebene in sein irdisches Sein miteinbezieht und als real anerkennt, empfindet fundamentales Wohlgefühl. Atemübungen werden dir helfen, deine Körperwahrnehmung, aber auch dein Selbstgefühl auf multiple Ebenen zu erweitern – und Erweiterung bedeutet Bereicherung und schenkt dir ein rundum schönes Lebensgefühl.

WICHTIGE EMPFEHLUNGEN FÜR DEINE ATEMÜBUNGEN

In Kapitel 4 leite ich dich zu einigen Atemübungen an, die umrahmt sind von hilfreichen Visualisierungen, Meditationen und Affirmationen (also Sätzen, die dich im Alltag erinnern, Gelerntes bekräftigen und bejahen). Außerdem bekommst du Tipps von mir, wie du mittels ätherischer Öle aus der Aromatherapie deine Atempraxis und ihre Wirkung auf deinen Körper und Geist unterstützen kannst. Alle genannten Atemübungen haben wunderbare Effekte auf dein Körper-Geist-System wie auch auf dein emotionales Wohlbefinden, so du die Praxis regelmäßig ausführst. Jede Atemübung hat immer allgemeine und aber eben auch spezifische Wirkungen. Du kannst also durchaus alle Atemübungen jeweils über einige Wochen nacheinander praktizieren, auch wenn das beschriebene Symptom in deinem Fall gar nicht vorliegt. Mit Atmung zu experimentieren, macht durchaus Spaß. Sei bitte stets achtsam und aufmerksam mit deinen Empfindungen und achte auf deine Reaktionen, denn Atemübungen wirken intensiv auf Praktizierende. Bitte beachte unbedingt die auf Seite 49 aufgeführten Kontraindikationen, bei deren Vorliegen du keine Atemübungen ausführen solltest. Sanfte Atemwahrnehmung, bewusste, tiefere Atemzüge und Visualisierungen von Atem- und Lebensenergie sind natürlich immer möglich.

Die folgenden Fragen und Antworten helfen dir, dein Atemprogramm optimal umzusetzen und zu nutzen.

WO KANN ICH ATEMÜBUNGEN PRAKTIZIEREN?

Die Übungen kannst du überall praktizieren, denn du brauchst lediglich Frischluftzufuhr dafür, also in gut durchlüfteten Büro- oder Wohnräumen, in deinem Garten, in einem Park, im Wald oder auf einer Wiese.

Ich empfehle dir, für deine Praxis zu Hause einen wohligen Platz für dein tägliches Atemritual zu gestalten, einen Platz, wo du sitzen kannst und ganz ungestört bist. Wähle am besten einen Ort, an dem nichts anderes stattfindet als Meditation, Atempraxis und beispielsweise Yogaübungen. So wird dieser Platz wie eine Oase des Wohlbefindens für dich sein, da dieser Ort sich mit feinstofflichen Schwingungen anreichert, je öfter du ihn nutzt.

WIE BEREITE ICH MICH VOR?

- Schalte dein Telefon und Handy ab.
- Sorge für frische Luft im Innenraum.
- Setze dich stets aufrecht hin, auf einer Bank oder einer Wiese im Freien oder einem Stuhl oder Meditationskissen an deinem Wohlfühlplatz zu Hause.
- Sorge für eine freie Nase – putze sie gründlich.
- Nimm vor deiner Atemsession keine großen Mahlzeiten zu dir.
- Dehne vorab deinen Rücken und Brustkorb etwas oder führe einige leichte, dir bekannte Yogaübungen aus.
- Verwende für dein Atemritual in Innenräumen keine Kerzen und keinesfalls Räucherstäbchen, lediglich die empfohlenen natürlichen Aromaöle, so du dies möchtest. Die ätherischen Öle (Bezugsquellen im Anhang des Buches, siehe Seite 191) kann man nutzen, um daran zu schnuppern, oder du stellst damit selbst ein Raumspray her (Herstellungsanleitung auf Seite 53). Du kannst es auch über einem Duftlämpchen mit einer Teelichtkerze in die Raumluft diffundieren lassen.

WORAUF MUSS ICH ACHTEN?

- Lüfte Räume vor und nach deinem Atemritual.
- Führe die Atemübungen am besten mit geschlossenen Augen aus – das erhöht deine Selbstwahrnehmung und Konzentrationsfähigkeit, es sei denn, in der Übungsanleitung ist explizit angegeben, die Augen offen zu lassen, oder du fühlst dich allgemein besser mit geöffneten Augen.
- Nutze ein Sitzkissen oder Ähnliches zur Erhöhung deines Beckenraums, wenn du Atemübungen am Boden auf einer Yogamatte praktizierst.
- Achte auf einen aus dem Becken heraus aufgerichteten Oberkörper und einen möglichst geraden Rücken, denn du kannst dein maximales Atmungsvolumen nur nutzen, wenn die gesamte Atemmuskulatur sich frei bewegen kann, die Schlüsselbeine und das Brustbein sich heben und senken und die Rippen sich auseinanderdehnen können.
- Gegebenenfalls lehne deinen Rücken leicht an einer Stuhllehne oder Wand an.
- Lass die Schultern und deinen Nacken immer locker und erinnere dich zwischendurch daran, dies zu tun.
- Neige während längerer Atemsessions den Oberkörper zwischendurch nach vorn, mache den Rücken rund, lass den Kopf locker hängen und richte dich dann zur nächsten Atemsequenz wieder gerade auf.
- Führe die Atemübungen nicht mit Kraft aus. Es geht um bewusste Atemlenkung, die weder mit Auspressen noch Ansaugen der Atemluft vollzogen wird.
- Stoßweises Ausatmen bitte nur dann üben, wenn es in der Anleitung angegeben ist.
- Beende die Atemübung, falls dir schwindelig wird oder Kopfdruck auftritt; lege dich gegebenenfalls auf den Rücken.
- Bedenke, dass dein Körper nicht jeden Tag gleichermaßen funktioniert, also Atemübungen vielleicht mal schwerer, mal leichter fallen – passe dein Programm entsprechend deines tagesaktuellen Befindens an. Erzwinge nichts.

- Ich empfehle dir, dich nach deiner Atemmeditation nicht gleich wieder in die äußere Welt und das gängige Tun zu stürzen. Nimm dir Zeit zum Nachspüren.
- Liebe die Atemluft und spüre ihren heilsamen Flow.

WANN SOLLTE ICH ATEMÜBUNGEN PRAKTIZIEREN?

Die Übungen kannst du jederzeit ausführen, denn du brauchst kein Equipment. Einige Atemübungen kannst du (wie in den Anleitungen angegeben) auch im Alltag einsetzen, andere besser in Zeiten der Stille und des täglichen Rückzugs. Ich empfehle dir zweimal täglich wiederkehrende Rituale über den Tag verteilt. Manche Atemübungen sind besser für morgens und/oder abends oder zu späten Zeiten eher kontraindiziert. Nachmittags ist ebenfalls ein guter Zeitraum für Atemübungen, denn sie erfrischen besser als Kaffee, Cola oder Energydrinks.

WELCHE ÜBUNGEN SIND FÜR MICH DIE RICHTIGEN?

Entscheide dich vorerst für eine bestimmte Atemübung anhand eines vorliegenden Symptoms oder weil sie dich anspricht. Wenn du mehrere körperliche Beschwerden hast, wähle zuerst das vorrangigste Symptom und praktiziere die dafür empfohlene Atemübung über einige Wochen täglich. Achte auf die angegebenen Schwierigkeitsgrade (leicht, mittel oder anspruchsvoll) in den Übungsanleitungen. Später ergänze deine Praxis mit weiteren Atemübungen. Wenn du möchtest, kannst du sie zu einem täglichen Übungsprogramm zusammensetzen.

Ich empfehle dir, ein kleines Atemprogramm für unterwegs im Alltag und ein größeres für deine meditativen Rituale zu Hause zusammenzustellen.

WIE LANGE SOLLTE MEIN TÄGLICHES PROGRAMM DAUERN?

Beginne vorerst mit einer Atemübung, die du ein- bis zweimal täglich praktizierst. Mit Vorbereitung und Nachspüren plane dafür 15 Minuten oder nach Belieben mehr Zeit ein. Später, wenn du deine Atemweise besser kennst, praktiziere eine oder mehrere Atemübungen in einem Zeitrahmen über bis zu 45 Minuten inklusive Nachspüren und Meditation. Achte auch während längerer Atemsessions immer wieder auf die Aufrichtung deines Oberkörpers. Richte dich bitte nach den im Anleitungstext angegebenen Wiederholungen, Frequenzen und Rhythmen zwischen Einatmung, Atempause und Ausatmung. Vollziehe deine Atempraxis mindestens drei bis vier Wochen täglich, bevor du dein Übungsprogramm änderst oder erweiterst. Beobachte, wie dein Körper reagiert, wie du dich mental wie emotional nach den Übungen fühlst. Spüre, was es in dir zu spüren gibt.

WIE MEDITIERE ICH RICHTIG?

Bei den Meditationen in diesem Buch handelt es sich um Visualisierungen. Meditation hilft dir, das jeweilige Thema zu reflektieren und die Wirkung der Atemübung zu vertiefen. Gönne dir Zeit für diese Meditationen und führe sie aus, wann immer es dir dienlich ist. Bewährt hat sich, nach Atemübungen zu meditieren, da dann der Körper bereits gefordert, die Konzentration fokussiert und die Wahrnehmung deiner Umgebung minimiert wurde – gute Voraussetzungen für eine meditative Zeitspanne von 10 bis 15 Minuten.

WIE VERWENDE ICH AFFIRMATIONEN?

Affirmationen sind Sätze mit heilender Wirkung, die dich in deinen Veränderungen unterstützen. Wenn du für einige Wochen an einem bestimmten Thema mit Atemübungen und Visualisierungen arbeitest, nutze die Affirmationen als Erinnerungsbotschaften. Wiederhole sie mehrmals täglich als neue Saatgedanken, die sich in deinem Kopf festsetzen, statt an alten Denkmustern festzuhalten. Hilfreich ist, sich die Affirmationen aufzuschreiben und tagsüber immer mal wieder zu lesen. Beginne und beende deinen Tag mit deinem Saatgedanken.

Kontraindikationen

Atemübungen bitte nicht ausführen …

- bei akuten oder schwerwiegenden Atemwegserkrankungen.
- bei Erkältungen, Schnupfen, Husten, Grippe oder profundem Unwohlsein.
- bei Magen-Darm-Infekten, Entzündungen im Magen- oder Bauchraum.
- während der Menstruation.
- bei akuten Kopfschmerzen oder Migräne.
- bei akuten Ohrenschmerzen.
- bei akuten Stirn- oder Nasennebenhöhlenentzündungen.
- bei akuten Schilddrüsenerkrankungen.
- bei Schwindelgefühl.
- bei Angina Pectoris oder schwerwiegenden Herzerkrankungen.
- bei gravierenden psychischen Störungen.
- bei Neigung zur Hyperventilation.
- nach Operationen.
- bei Asthma oder Pollenallergie (hier gilt Vorsicht je nach Tagesform).
- als Kind oder Schwangere.

KOMBINIERE ATEMÜBUNGEN MIT AROMATHERAPIE

> *»Schön ist der Duft von Sandelholz oder Jasmin,*
> *schön ist des Lotos zarte Jugend,*
> *schön sind Blütenwohlgerüche.*
> *Der schönste Duft ist der Duft der Tugend.«*
>
> Buddha (um 500 vor Christus)

Mit natürlichen ätherischen Ölen das Wohlbefinden zu begünstigen und die Gesundheit zu fördern, ist mittlerweile eine anerkannte und ab dem 20. Jahrhundert gut erforschte Therapieform. Bereits in der griechischen und römischen Kultur, im Ägypten der Pharaonen und auch während diverser chinesischer Dynastien befassten sich Menschen bereits mit der Gewinnung und wirkungsvollen Verwendung von Duftessenzen zu allerlei Zwecken. Hippokrates (rund 460–370 vor Christus), auch der »Vater der Medizin« genannt, befürwortete den Einsatz von ätherischen Ölen zu medizinischen Zwecken. Namhafte Heilkundige wie Hildegard von Bingen (1098–1179) wussten auch von den Heilwirkungen aus Pflanzen gewonnener Öle und Paracelsus (1493–1541) untersuchte bereits in seinen Laboren unter anderem die Wirkungen von Aromaölen.

Ätherische Öle – sie sollten stets naturrein und am besten aus ökologischem Anbau stammen – werden in der Aromatherapie zum Teil äußerlich auf der Haut, zum Teil innerlich verwendet oder olfaktorisch eingesetzt. Im Rahmen der Atemübungen bitte ich dich, die aufgeführten Aromaessenzen ausschließlich äußerlich zum Schnuppern, zur Optimierung der Raumluft als Spray oder mittels einer Duftlampe einzusetzen.

ÄTHERISCHE ÖLE WIRKEN UNTERSTÜTZEND

Aromatherapie und bewusste Atempraxis sind eine ideale Kombination, jedoch kein Muss. Ein ätherisches Öl, zum Beispiel Blutorange, ist hilfreich, um dir die Atemluft sowie deinen Atemvorgang überhaupt bewusst zu machen und um zu erspüren, wohin die Einatemluft in deinem Inneren fließt, denn es ist durchaus fühlbar, wie sich der feine Duft des ätherischen Blutorangenöls in deinen Bronchien und Lungen verteilt. Zudem haben ätherische Öle, wie die der Blutorange, erfrischende, konzentrationsfördernde Wirkungen und schenken dir Gelassenheit. Andere Öle haben andere Wirkungen und können entsprechend körperlicher Beschwerden eingesetzt werden.

Bei spezifischen Symptomen, die du an dir feststellst, sind Aromaöle hilfreich, um deine Atempraxis mit ihnen zu verknüpfen und so die Förderung deiner Selbstheilungskräfte zu verstärken. Bei deinem Atemprogramm kannst du die empfohlenen ätherischen Öle zur bewussten Wahrnehmung einsetzen, wenn es dir angenehm erscheint. Respektiere deine Intuition und dein Geruchsempfinden, das ja sehr individuell ist, und handele danach. Möglicherweise magst du manch einen Duft weniger oder mehr.

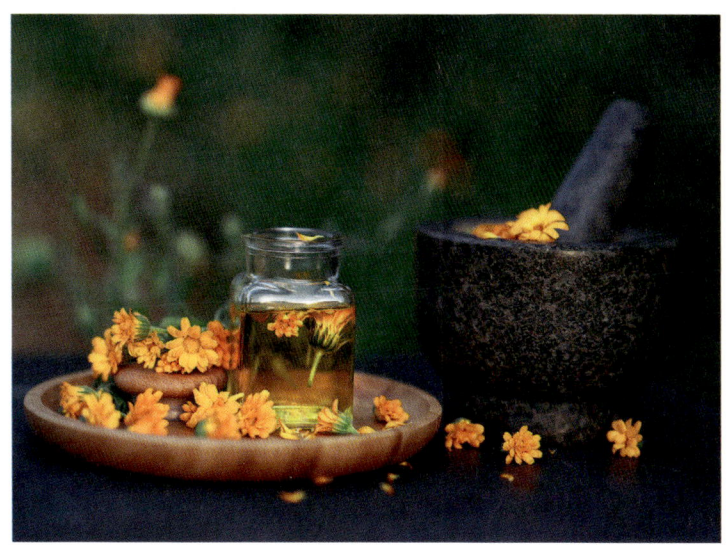

Ätherische Öle unterstützen die Wirkung deiner Atempraxis.

SO VERWENDEST DU DAS PASSENDE AROMAÖL

Ich empfehle zu jeder Atemübung zwei ätherische Öle, damit du entweder eines auswählst oder nach Wunsch die Essenzen als Raumspray oder in der Duftlampe miteinander mischst, sofern sie als kombinierbar angegeben sind. Die Auswahl der ätherischen Öle habe ich nach den entsprechenden körperlichen und psychischen Wirkungen getroffen. Genauere Angaben dazu findest du im jeweiligen Kapitel.

Gleich, welches ätherische Öl du gemäß deinen Symptomen oder körperlichen Beschwerden verwendest, nimm das Aroma stets achtsam und konzentriert wahr. Verfolge mit einigen Standard-Atemzügen, wie sich der Duft zuerst in der Nase, in den Nasennebenhöhlen, eventuell auch in den Stirnhöhlen, dann im Rachen, durchaus auch im Mund ausbreitet und anschließend in die Luftröhre bis zu den Bronchien nach unten fließt. Von dort verteilt sich das Aroma mit der Atemluft in den Lungen und im Brustraum. Wenn du dir diese olfaktorische Ausbreitung noch nicht vorstellen kannst, probiere es erst mal gustatorisch mit einem recht kräftigen Hustenbonbon aus, das du lutschst. Die starken ätherischen Öle aus Menthol, Minze und Eukalyptus breiten sich deutlich fühlbar in deinen oberen und auch unteren Atemorganen aus. Ähnlich werden sich die Düfte der ätherischen Öle bei deinen Atemübungen in deinem Inneren ausbreiten.

ÄTHERISCHE ÖLE VORSICHTIG VERWENDEN

Ätherische Öle sind stets intensiver und wirksamer als ihre Blüten, Blätter, Früchte oder Hölzer, da ihre heilenden Wirkstoffe durch die Art ihrer Gewinnung (meist Wasserdampfdestillation) herausgefiltert und auf diese Weise sozusagen verdichtet werden. Sie sollten also, wenn überhaupt, nur nach Anweisung von Fachleuten innerlich eingenommen werden. Verwende für die in diesem Buch beschriebenen Atemübungen die ätherischen Öle bitte nur wie angegeben äußerlich, also in einer Duftlampe, als Raumspray oder zum direkten Schnuppern. Die Dosierungen in Tropfenzahl können variieren, je nachdem, welche Qualität das ätherische Öl hat, das stets aus biologischem und seriösem Anbau stammen sollte. Empfehlenswerte Bezugsquellen sind im Anhang zu finden (siehe Seite 191).

Bitte beachte: Manche der Öle sind hautreizend, also bitte nicht als Parfüm, als Körperöle oder Badezusatz verwenden und unbedingt die aufgeführten Warnhinweise für Schwangere, Kinder oder spezifische Krankheitssymptome beachten.

DUFTLAMPE – IDEAL FÜR ZU HAUSE

Eine Duftlampe sollte mindestens 100 Milliliter Wasser (keinesfalls weniger!) aufnehmen können, das von der kleinen Flamme eines Teelichts langsam erwärmt wird. Auf etwa 100 Milliliter Leitungswasser träufelst du, je nach Angaben, 5 bis 20 Tropfen des empfohlenen ätherischen Öls, das du ausschließlich für deine Atemsessions und nicht für andere Gelegenheiten verwendest. Der spezifische Duft dient dazu, die Wirkungen deiner Atemübung zu vertiefen. Bereite die Mischung ungefähr zehn Minuten vor Beginn deines Atemrituals vor, damit das Wasser-Öl-Gemisch sich allmählich erwärmen und der Duft sich in dem Raum nahe deines Meditationsplatzes ausbreiten kann. Erfühle, wie das ätherische Öl bei deinen Atemübungen deine aufmerksame Wahrnehmung fokussiert.

Nach dem Atmungsprogramm kannst du die Kerze löschen und das Gemisch bei deinem nächsten Atemritual wieder verwenden. Nach ein bis zwei Tagen solltest du die Wasser-Öl-Mischung erneuern, da die ätherischen Aromen verfliegen und nicht mehr intensiv genug duften.

Kontraindikationen

Folgende Personengruppen sollten ätherische Öle vorsichtig oder gar nicht verwenden:

- Schwangere
- Babys und Kinder
- Allergiker
- Patienten während laufender klassischer homöopathischer Behandlungen

Wenn du am nächsten Tag eine andere Atemübung machen möchtest, reinige die Duftlampe gründlich (am besten mit etwas Waschalkohol) und setze eine neue Duftlampenzubereitung an, um nicht die Öle vom Vortrag mit anderen ätherischen Ölen zu vermischen.

SCHNUPPERN – IMMER UND ÜBERALL

Träufele zu Beginn deines Atemrituals ein bis zwei Tropfen des passenden ätherischen Öls, falls es nicht als hautreizend angegeben ist, auf deinen Handrücken oder auf ein Taschentuch. Führe dann den Handrücken (oder das Taschentuch) auf etwa fünf Zentimeter Abstand unter deine Nase und schnuppere den Duft. Nimm das Aroma schnuppernd über das linke und dann über das rechte Nasenloch auf und lege dann deine Hand wieder ab. Nun nimm wahr, wie der Duft sich langsam in deiner Nase, im Rachen, in der Luftröhre, in den Bronchien und in den Lungen verteilt.

SPRAY – HILFREICH IM BÜRO UND FÜR UNTERWEGS

Raumsprays in guter Qualität gibt es bei renommierten Firmen (Bezugsquellen im Anhang, siehe Seite 191) zu kaufen, welche die ätherischen Essenzen sorgfältig kombiniert und hergestellt haben. Diese kauffertigen Sprays sind allerdings meist Mischungen aus mehreren ätherischen Ölen und somit nicht zielgerichtet auf ein körperliches Symptom für die Praxis von Atemübungen ausgelegt, wie es in diesem Buch dargestellt wird. Du kannst die angebotenen Sprays in deinem Alltag zur Raumbeduftung verwenden, denn sie wirken wirklich entsprechend der Angaben seriöser Hersteller zum Beispiel energetisierend oder entspannend oder herzerwärmend. Wenn du aber an einem körperlichen Thema intensiv arbeiten möchtest, empfehle ich dir, dein Raumspray ganz einfach selbst herzustellen:

1. Fülle eine neue Sprühflasche aus dunklem Glas (100 Milliliter Fassungsvermögen) mit ungefähr einer Fingerbreite 70-prozentigem Alkohol.

2. Träufle 20 bis 40 Tropfen des passenden ätherischen Öls ein.

3. Fülle die Sprühflasche mit destilliertem Wasser auf.

4. Schüttle die Mischung vor Gebrauch. Verwende sie nur zur Raumbeduftung und sprühe sie nicht auf die Haut!

4
ATMEN UND HEILEN – DIE ÜBUNGEN

Bewusste Atmung ist eine Heilkraft. Durch tiefe Atmung fühlt man beispielsweise während eines Spaziergangs im Wald, wie dessen heilsame Aromen mit der Atemluft in den Körper hineinfließen. Gezielte Atemübungen können darüber hinaus jederzeit und überall zum Wohlbefinden und als Gesundungshilfe eingesetzt werden und erstaunliche Wirkungen erzielen.

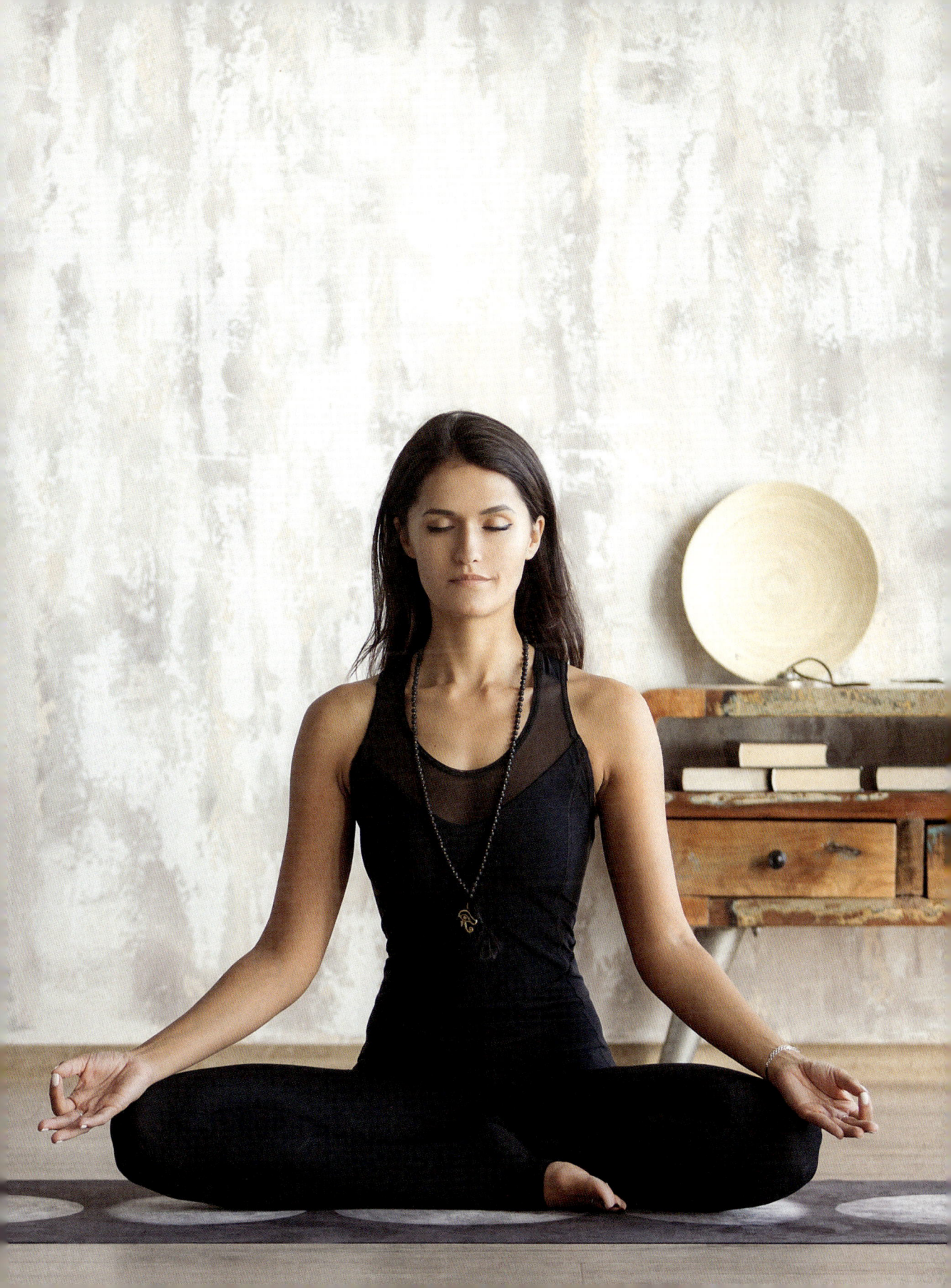

ATEMÜBUNGEN AUSWÄHLEN

Shall we begin? Sinnvoll ist es, wenn du zu Beginn alle folgenden Abschnitte durchliest, um die vielseitigen Wirkungen der Programme kennenzulernen. So kannst du dir einige Atemübungen mit dem einfachen Schwierigkeitsgrad und damit verbundene Meditationen herauspicken und ausprobieren. Weitere Level sind mit »mittel« und »anspruchsvoll« ausgezeichnet.

Falls du schon etwas Yogaerfahrung hast, deine Atmung vielleicht durch sportliche Aktivitäten kennst und jetzt sofort an einem für dich beschwerlichen Symptom arbeiten möchtest, lies den entsprechenden Abschnitt und beginne sanft mit der empfohlenen Atemübung. So kannst du beispielsweise dein Immunsystem stärken, mentale oder körperliche Spannungen lösen oder mit der entsprechenden Atemübung ad hoc Energie gewinnen.

> »Durch Üben können wir den Zustand der Gelassenheit erlangen, der frei ist von Verlangen, das aufgrund täuschender Sinneswahrnehmungen entstanden ist, und der frei ist von Verlangen, das durch bisherige Erfahrungen geweckt worden ist.«
>
> Patanjali (um 400 vor Christus)

Wie auch immer du dein Programm gestaltest, gehe bitte immer achtsam mit dir um, führe die Anleitungen sorgsam aus und sei dir stets bewusst, dass es bei den empfohlenen Übungen nicht nur um Atmungsqualität, sondern auch um Prana-Intensität geht, die dein Körper-Geist-System mit feinstofflicher Lebensenergie versorgt. Sie haben also profunde Auswirkungen. Der gesamte Prozess deiner Atmung, die du rund 20 000-mal pro Tag gar nicht bewusst wahrnimmst, ist eine permanente Wiederbelebung deines Seins. 20 000-mal neugeboren werden. Atmung ist ein heiliger Akt, der nun als atmende Meditation in den Mittelpunkt deiner Aufmerksamkeit rückt. Obendrein wird mit Atemübungen deine Aufmerksamkeit sogar gesteigert, deine gesamte Empfindsamkeit intensiviert, denn du verfeinerst mit intensiver Prana-Zufuhr deine inneren Energiekanäle, entwickelst quasi mehr Antennen. Du wirst alsbald einfühlsamer bezüglich deines körperlichen, mentalen und emotionalen Seins, wirst empfänglicher für innere, aber auch äußere Eindrücke. Ehre mit jedem bewussten Atemzug die Heiligkeit der Lebendigkeit, die du geschenkt bekommst.

Ist es nicht eine schöne Idee, eine Vision, im Alltag wieder bewusst zu atmen? Kurze, atmende Unterbrechungen – Atempausen – zu ritualisieren, ist hilfreich für Arbeitsabläufe, weil sie gesundheitsförderlich sind, was im Interesse aller Personen, auch im Interesse von Arbeitgebern, liegt. Scheue dich also bitte nicht, auch am Arbeitsplatz oder wo auch immer Atemübungen zu praktizieren. Meiner Erfahrung nach macht das andere Leute neugierig und wissbegierig – und so kannst du persönlich auch zur Verbreitung von »Atmen ist das neue Yoga« beitragen.

Für dein persönliches Atemprogramm findest du auf den folgenden Seiten eine große Auswahl an Übungen, die dir generell zu mehr Achtsamkeit, Atembewusstheit und heilsamen Gedankenpausen im Alltag verhelfen. Darüber hinaus wirken sie effektiv bei verschiedensten Beschwerden oder unterstützen beispielsweise Blutdruck und Herzkreislauf, das Hormonsystem, die Immunabwehr, den Stoffwechsel oder die Regeneration des Nervensystems. Nachfolgend findest du zu jedem Themenbereich zunächst eine kurze Einführung, gefolgt von Anleitungen zur jeweiligen Atemübung und meinen ergänzenden Empfehlungen aus der Aromatherapie. Die Ausführung der Übungsanleitung kannst du je nach Zeitrahmen gestalten und weiterführend nach Belieben mit einer Meditation beziehungsweise Visualisierung verweben. Abschließend gibt es eine Affirmation, einen Satz, der als Bejahung des Getanen die Wirkung deiner meditativen Atempraxis unterstützt und dein positives Denken auch im Alltag verstärkt. Du kannst diesen Satz ab und zu denken oder aussprechen oder dich – ganz pragmatisch – von deinem Smartphone daran erinnern lassen.

Praxistipp

Stelle dir die Atemübungen als eine Art Meditationspraxis vor. Wie beim Meditieren wird meist die Ausatmung betont, weil Ausatmung loslösend und entspannend wirkt. Je besser dies gelingt, desto empfindlicher wirst du allen inneren Eindrücken gegenüber. Irgendwann bist du nur noch Atmung, losgelöst vom irdischen Sein im Allerlei. Dann atmest du nicht mehr, denkst nicht mehr »Ich meditiere« oder »Ich atme«, sondern bist einfach nur und es atmet dich.

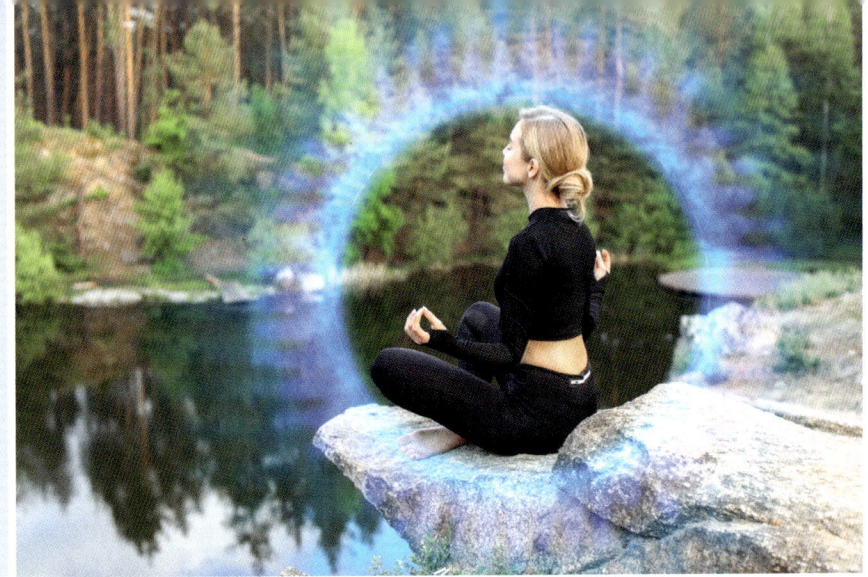

AURA VISUALISIEREN

Die Aura ist dein feinstoffliches Energiefeld, das dich wie ein schützender Mantel umhüllt. Dieses Energiefeld wird von Prana genährt, ist aber Erschütterungen unterworfen, wenn das irdische Umfeld mit Ereignissen oder Anforderungen auf dich einwirkt. Stelle dir dein Aurafeld ungefähr in einer Größe vor, die deine ausgestreckten Arme anzeigen, und dies nicht nur links und rechts neben dir, sondern auch über, unter, vor und hinter dir. Hinter deinem Rücken ist die Schutzhülle am wichtigsten. Du nimmst deine Aura unwissend wahr, wenn dir jemand zu nahe kommt oder dir die Präsenz einer Person generell unangenehm ist und wortwörtlich dein Energiefeld stört. Mit bewusster Atmung lädst du dein feinstoffliches Energiefeld auf und stärkst deinen gesamten Körper.

»Heute will ich mein Herz für mich selbst öffnen. Ich will fühlen, was ich fühle, und mich meiner Ängste, meines Zorns, meiner Schmerzen und meiner Sehnsucht erbarmen. (...) Mit diesem Herzen will ich erst mich selber anschauen und dann die übrigen Wesen, die meine Welt bevölkern.«[4]

Safi Nidiaye (geb. 1951)

Deine Aura zu visualisieren, ist eine einfache sowie sehr effektive Atem- und Körperwahrnehmung, die dich in hektischen Zeiten, in anstrengenden Augenblicken oder in Momenten, in denen du nahezu explodieren möchtest, in deine Mitte zurückbringt. Du kennst das: Du bist genervt, alle wollen etwas von dir, du weißt gar nicht mehr, wo dir der Kopf steht, weißt nicht, was du als Erstes tun sollst, und hast fast schon vergessen, wer du bist, nämlich ein atmendes, liebenswertes Wesen auf Erden. Was dir dann hilft? Erstens auch mal Nein sagen zu Personen, die etwas von dir wollen, und zweitens eine sofortige Rekalibrierung in deine Mitte. Mit Bewusstwerdung deiner selbst bekommst du das Gefühl von Vertrauen in dich selbst und es entsteht Konzentrationsstärke, damit du den Anforderungen in aller Ruhe nachkommen kannst. Oft sind es Anforderungen von außen, nicht selten aber auch an dich selbst, die dich im Übermaß pflichtbewusst handeln lassen und antreiben, bis es eben nicht mehr geht. Innehalten für einem Moment, Zurückschrauben des Leistungspensums sowie smarte Priorisierung der Dringlichkeiten deiner äußeren wie inneren To-do-Liste sind in hitzigen Momenten nötig wie heilsam. Die Atemübung »Ich bin« schenkt dir augenblicklich Kraft, die aus deiner Mitte kommt und dich mit wärmender Selbstliebe schützend umhüllt.

ATEMÜBUNG: ICH BIN

Mit der Atemübung »Ich bin« verfügst du über ein wirklich einfaches wie schnelles Hilfsmittel, mit dem du deinen feinstofflichen Schutzmantel von allen Seiten verstärkst. Es geht bei dieser Übung weder um tiefe, lange Atemzüge noch profunde Atemqualität, sondern »nur« um die Wahrnehmung deiner Atmung und deiner selbst, um dir deiner heiligen Lebendigkeit gewahr zu werden.

1. Atme ein und denke: »Ich.« Stelle dir dabei vor, wie die Atemluft in deinen Körper einfließt.

2. Halte einige Sekunden eine Atempause. Visualisiere währenddessen das Zentrum deines Körpers und deine Aura, die deinen Körper umhüllt wie ein Kokon.

3. Atme aus und denke: »Bin.« Stelle dir dabei vor, wie deine Aura sich weitet.

4. Wiederhole diesen Atemzyklus, verbunden mit dem Satz »Ich bin« einige Male. Fühle, wie du dich in kurzer Zeit mit dir selbst und deinem Zentrum verbindest: Die Einatmung schenkt dir Kraft, die Ausatmung das Gefühl von Leichtigkeit. Und du schenkst dich dir selbst. Spüre, was es für dich zu spüren gibt, und verweile beim atmenden Gedanken »Ich bin«, solange du möchtest.

5. Zur Beendigung der meditativen Atemübung richte deine Sinne allmählich nach außen. Mache einige sanfte, dehnende, weitende Bewegungen und fühle dein feinstoffliches Aurafeld.

Wann: im Alltag, unterwegs oder zu Hause, jederzeit
Wie lange: mindestens fünf Atemzüge oder länger
Level: leicht
Heilsame Wirkung: zentrierend, beruhigend, harmonisierend, stärkt die Selbstbewusstheit

BEGLEITENDE MEDITATION: GLASKUGEL

Die Atemübung »Ich bin« ist eine blitzschnelle Soforthilfe, die du zusätzlich mit einer Visualisierung aus Farben verbinden kannst. Diese ist hilfreich, um deinen Verstand in deine meditative Praxis mit einzubinden und seine Fantasie anzuregen.

Erspüre einatmend, wenn du »Ich« denkst, eine Farbe, nach der du dich, jetzt in diesem Moment, sehnst. Je nach Anlass werden kräftige Farben wie Orange oder Gelb vor deinem inneren Auge auftauchen, die dir Kraft schenken, oder Violett und Lila, wenn du Ruhe brauchst, oder Blau, wenn du Schutz brauchst. Was immer du brauchst, die Farbe, die dir in den Sinn kommt, ist die passende.

Visualisiere nun eine entsprechend farbige Glaskugel, die so groß wie deine Aura ist. Das Glas ist die äußere Schicht deiner Aura, das dich kugelförmig umhüllt, um dich vor deinem Umfeld heilsam abzugrenzen. Die von dir spontan gewählte Farbe der Glaskugel kannst du in dunkleren oder helleren Farbnuancen ausgestalten. Durch die Glaskugel kannst du nach wie vor mit deinem Umfeld interagieren, allerdings entscheidest du nun selbst, wer oder was näher an dich herankommen darf.

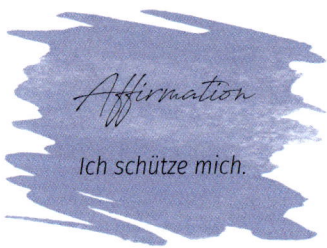

Affirmation

Ich schütze mich.

PASSENDE AROMAÖLE:
ZITRONE UND/ODER ZEDERNHOLZ

Anwendung Zitronenöl

- 10 Tropfen Zitronenöl ins Wasser einer Duftlampe
- 1–2 Tropfen auf den Handrücken
- 25 Tropfen als Raumspray in eine 100-Milliliter-Sprühflasche
- Kann für Atemübungen mit Zedernholzöl kombiniert werden

Das ätherische Öl der Zitrone ist hilfreich für dich in mental oder emotional schwierigen Zeiten, die kurzfristig oder länger andauern, wieder einen klaren Blick zu bekommen. Der Zitronenbaum ist eine der ältesten Kulturpflanzen der Welt, der bereits im 10. Jahrhundert vor Christus in China angebaut wurde und sich von dort aus über Persien bis in den Mittelmeerraum verbreitete. Der fruchtige Zitronenduft schärft den Verstand, fördert deine Konzentrationsfähigkeit und ist daher in einer Duftlampe oder als Raumspray auch ideal für den Einsatz im Büro. Die Aromaessenz wirkt zudem so stimmungsaufhellend wie ein Bad im sonnenbeschienenen Mittelmeer.

Der Duft von Zedern, gewonnen aus dem Holz der Bäume, die heute hauptsächlich im Libanon und in Nordafrika verbreitet sind, wirkt wärmend und harmonisierend. Die Bäume können bis zu 30 Meter hoch wachsen und an die 2000 Jahre alt werden – das verleiht ihrem ätherischen Öl tiefe Erdverbundenheit und erhabene Würde. Es hat eine beruhigende Wirkung und ist hilfreich, um dich aus einem energiezehrenden Aggressionsmodus zu befreien, besonders wenn du es einsetzt, bevor die Aggressionen zutage treten, denn solche Emotionen kosten dich viel energetischen Einsatz. Der Duft von Zedernholzöl schenkt dir selbstbewusste Stärke und hilft dir, die Würde zu bewahren.

Anwendung Zedernholzöl

- 5 Tropfen Zedernholzöl ins Wasser einer Duftlampe
- 1 Tropfen auf den Handrücken
- 20 Tropfen als Raumspray in eine 100-Milliliter-Sprühflasche
- Kann für Atemübungen mit Zitronenöl kombiniert werden

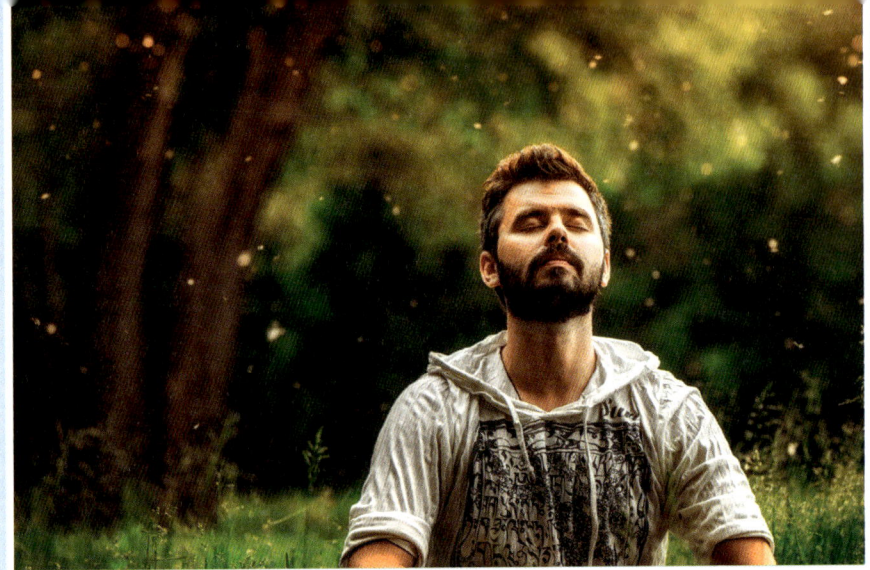

BECKENBODEN KRÄFTIGEN

Der Beckenboden besteht aus einem Netz verschiedener Muskeln, die eine essenzielle Rolle für die Aufrichtung des Oberkörpers und die aufrechte Haltung des ganzen Körpers spielen. Das Skelett an sich, speziell die Wirbelsäule und die Rückenmuskeln, sorgen für die Aufrichtung, aber einen besonders guten und gesunden Halt verleiht die Beckenbodenmuskulatur. Sie ist elementar daran beteiligt, weil sie mit Kreuzbein und Steißbein (also den untersten Teilen der Wirbelsäule, die in den Beckenraum führen) sowie mit Beckenknochen und Schambein verbunden ist.

Wenn du jetzt, während du liest und sitzt oder liegst, kurz die Beckenbodenmuskeln anspannst, so als ob du einen Urinstrahl anhalten wolltest, merkst du, wie sich mit der Kontraktion dein Rücken vom Bereich der Lendenwirbel bis weiter nach oben aufrichtet. Außerdem spürst du, wie die Beckenbodenmuskeln die Beckenknochen und deine knöchernen Sitzhöcker (die unteren Teile deiner linken und rechten Beckenknochen) näher zueinander ziehen.

Die dreiteilige Beckenbodenmuskulatur ist fächerförmig miteinander verwoben und bildet um die bei Frau und Mann vorhandenen Körperöffnungen ein regelrechtes Netz, welches gewährleistet, dass nichts aus dem Becken nach unten herausfällt. Früher, in der Gangart auf vier Füßen – bevor der Mensch sich im Laufe der Evolution aufrichtete und begann, auf zwei Beinen großen Schrittes über die Welt zu schreiten und sie mit freien Armen und Händen umzugestalten –, lagen die Organe im Beckenraum sicher umhüllt. Auch jetzt sind Gebärmutter, Blase und die Endschlingen des Darms noch sicher, bedürfen jedoch mehr Halt, da die Schwerkraft der Erde in der aufrechten Haltung des Menschen unmittelbar auf sie einwirkt. Diesen Halt garantiert eine ein Leben lang bewusst trainierte Beckenbodenmuskulatur.

Dein Körper-Geist-System ist eine Ganzheit, in dem alles mit allem verknüpft ist. Was den Geist be- oder überlastet, drückt sich in deinem Körper aus oder auch umgekehrt. In Sachen Beckenbodenmuskulatur treten unter entsprechenden Bedingungen und je nach Lebensweise drei Problemfelder auf, die diese psychosomatischen Zusammenhänge aufzeigen und deutlich machen, wie emotionale Disbalance und mentaler Stress zu körperlichen Beschwerden führen können.

- **Erstes Problemfeld:** Teile der Beckenboden- und Gesäßmuskeln sind verspannt, weil der Mensch tagein, tagaus darauf sitzt und vor Stress die Pobacken zusammenkneift, um beispielsweise die erwartete Arbeitsleistung zu erbringen. Ist dies der Fall, wirkt sich dies auf die untere und gegebenenfalls auf die gesamte Wirbelsäule aus. Emotionale Unsicherheit spiegelt sich im Beckenraum wie in der Rückenregion durch Verkrampftheit wider. Wenn die Beckenbodenmuskeln fest sind, verspannen sich ebenfalls die Muskeln im Rücken.
Resultat: Der gesamte Oberkörper wird unflexibel oder schmerzt generell oder punktuell, weil sich Myogelosen (Muskelverhärtungen, Muskelknoten) im Rücken bilden.
- **Zweites Problemfeld:** Bruxismus, das nächtliche Zähneknirschen. Verspannte Muskeln im Beckenraum wirken sich über die Kranio-Sakral-Achse des Bewegungsapparats (vom Schädel bis zum Kreuzbein am Ende der Wirbelsäule) aus und können durchaus das verkrampfte, malmende Zähneknirschen während des Schlafs mitbedingen. Wie unten, so oben, und umgekehrt.
Resultat: Unruhiger Schlaf, Zahnstrukturen nutzen sich ab und Kiefer-, Hals- und Nackenmuskeln verhärten. Weitere Informationen zum Thema Bruxismus findest du im Kapitel »Nacken lockern« (siehe ab Seite 131).
- **Drittes Problemfeld:** Die Beckenbodenstrukturen sind zu weich, was häufig nach Geburten, Operationen oder in älteren Lebensjahren der Fall ist, wenn das innere Bindegewebe und somit die Muskeln schwächer werden. Folgen einer weichen Beckenbodenstruktur sind geminderte Lustempfindungen und -erfüllung beim Sex und/oder unangenehme Organabsenkungen. Die Darmschlingen rutschen weiter nach unten und drücken auf die Gebärmutter, was einerseits die Beckenbodenmuskeln zusätzlich ausleiert und zudem die Blase in Bedrängnis bringt.
Resultat: Blasenschwäche und/oder Inkontinenz.

Die Praxis der »Wurzelbindung« hat positive und heilsame Auswirkungen auf noch weitere Ebenen deines Seins. Sinnbildlich geht es in der körperlichen Region des Beckenbodens auch um das tiefe Gefühl des Urvertrauens, mit dem jedes Baby geboren wird, das jedoch im Laufe des Lebens eines Erwachsenen zeitweilig oder eklatant verloren geht. Urvertrauen ist wie ein Anker oder wie die tiefe Verwurzelung im Erdreich, die zu stürmischen Zeiten im Leben festen Halt bietet. Urvertrauen sorgt für deine mentale wie emotionale aufrechte Position im Leben. Die Chakralehre weiß um die Bedeutung des Wurzelchakras, in der deine körperliche wie kreative Schöpferkraft liegt, die für körperliche Vitalität und für gestalterischen Ausdruck im Leben sorgt. Eine physiologisch ausgewogene Beckenbodenstruktur sorgt außerdem für einen freien Fluss der feinstofflichen Energie zwischen der nährenden Mutter Erde und deinem ganzheitlichen Sein.

Alles beginnt oder ist vergesellschaftet mit der Beckenbodenmuskulatur, denn sie ist die zentrale muskuläre Verbindung zwischen Ober- und Unterkörper und bewerkstelligt den entscheidenden Unterschied zwischen gebeugtem oder aufrechtem Gang, zwischen geduckter oder selbstbewusster Haltung im Leben. Bei allen diesen Themen ist es hilfreich, die Beckenbodenmuskeln überhaupt erst einmal kennenzulernen und ein inneres Gefühl für das untere Becken zu entwickeln, um sie gezielt aus ihrer Starre zu erlösen oder aus ihrer Bequemlichkeit zu reaktivieren.

»Senke dich im Atem in die Tiefe deines Leibes, dann kommst du auf deinen schöpferischen Grund.«[5]

Cornelis Veening
(1885–1976)

ATEMÜBUNG: WURZELBINDUNG

Die Atemübung »Wurzelbindung« hilft dir, wenn du Problemen im Beckenbodenbereich zuvorkommen möchtest, wenn du Rückenbeschwerden und verspannte Pomuskeln hast oder wenn du unter sexueller Unlust oder sexuellem Frust leidest. Im Yoga und bei der Praxis des Pranayama wird die Beckenbodenmuskulatur als eines von drei möglichen Siegeln betrachtet, mit denen Körperregionen bewusst während einer Atemlenkung verschlossen werden können, um die Einatmung im Körper länger als üblich zirkulieren zu lassen. Diese Übung wird auch »Mula Bandha« genannt, was aus dem Sanskrit übersetzt »Verschluss der Wurzel« bedeutet. Diese Praxiskombination aus Muskelkontraktion und Atemmodulation stammt aus einem altindischen, in Sanskrit verfassten Text aus dem 12. Jahrhundert und wird noch heute praktiziert, weil sie sich in der Kombination aus Atemübung und Muskeltraining über so lange Zeit bis heute bewährte. Mula Bandha wirkt auf zweierlei Art: Die Beckenbodenmuskeln werden auf gesunde Weise gekräftigt und gleichzeitig gelockert – beides fördert sowohl die Durchblutung im Beckenraum als auch in den umliegenden Muskelpartien des Pos und im unteren Rücken.

1. Richte deine Aufmerksamkeit nach innen.

2. Schließe die Augen.

3. Lass einige tiefe Atemzüge in deinen Körper achtsam ein- und ausfließen.

4. Erspüre deinen Beckenraum und Beckenboden.

5. Bringe zur Einfühlung die Beckenbodenmuskeln einige Male in Kraft (in der Vorstellung einen Urinstrahl anhalten und wieder laufen lassen).

6. Nun stelle dir vor, wie du über deinen Beckenboden tief einatmest.

7. Nach der Einatmung spanne die Beckenbodenmuskeln fest an.

8. Bewahre die Spannung und halte gleichzeitig eine Atempause von mindestens 10 bis 20 Sekunden.

9. Dann löse die Muskelspannung im Beckenraum und lass in deiner Vorstellung die Ausatmung über deinen Beckenboden nach unten ausfließen.

10. Vollziehe nun fünf normale Atemzüge, wie sie kommen und gehen.

11. Danach atme wieder über den Beckenboden ein. Binde mit Muskelkraft die Wurzel zusammen und verweile einige Momente in Atemstille.

(12) Lass nun wieder die Beckenbodenmuskeln locker und atme nach unten aus.

(13) Wiederhole den Übungsablauf rund zehnmal, dann pausiere nochmals und wiederhole die »Wurzel-Bindung« weitere zehnmal.

(14) Während der Wiederholungssequenzen spüre in dich hinein und nimm wahr, was es in deinem Körper zu spüren gibt.

(15) Fühle aufkommende Wärme und frische Kraft im Beckenraum und memoriere dieses Gefühl.

(16) Zur Beendigung der meditativen Atemübung richte deine Sinne allmählich nach außen und dehne dich sanft.

Wann: im Büro kurz, zu Hause länger
Wie lange: mindestens drei Atemzüge als Kurztraining, als Training zu Hause drei Sequenzen mit je zehn Atemzügen/Muskelkontraktionen
Level: mittel
Heilsame Wirkung: Die Beckenbodenmuskeln werden einerseits entkrampft und andererseits gekräftigt.
Wichtig: nicht ausführen während der Menstruation und bei fortgeschrittener Schwangerschaft

BEGLEITENDE MEDITATION: ATMEN MIT DER ERDE

Als meditative Visualisierung für deine Atemübung »Wurzelbindung« lass innere Bilder in dir entstehen, die deinen Beckenboden mit der Mutter Erde verbinden, denn sie ist deine Heimat, deine schützende Mutter, sie trägt dich ein Leben lang, ist deine Wurzel und schenkt dir Urvertrauen, wann immer du dies wünschst. Atme mit der Erde gemeinsam, um nicht nur physiologisches Muskeltraining durch Anspannen und Loslassen während des Mula Bandha zu üben, sondern um dich auch im übertragenen Sinne mental und emotional so zu kräftigen, wie Wurzeln es tun, die tief in das Erdreich wachsen.

Stell dir während der einatmenden Phase vor, wie du die Kraft und den Halt der Mutter Erde in dich aufnimmst. Fühle während der Atempause, wie du dich fest und tief im Erdreich verwurzelst. Stelle dir mit der Ausatmung vor, wie du vertrauensvoll alles Belastende loslassen kannst. Die Mutter Erde vermag alles zum Nutzen der Natur weiterzuverarbeiten und zu verwandeln, was immer du mit ihr in dieser Meditation teilen möchtest.

Affirmation

*Ich bin verwurzelt mit Mutter Erde,
die mich trägt und nährt.*

PASSENDE AROMAÖLE: VERBENE UND/ODER ZYPRESSE

Verbene, die im Volksmund auch Zitronenstrauch oder Eisenkraut genannt wird, gedeiht in unseren Breitengraden im Garten oder auf dem Balkon als Kübelpflanze. In Frankreich ist der Strauch häufig an Wegesrändern zwischen Wiesen zu finden, obwohl die Pflanze ursprünglich aus Südamerika stammt. In der traditionellen Naturheilkunde wird Frauen Verbene als Tee empfohlen, wenn es Beschwerden im Beckenraum gibt, weil die Inhaltsstoffe muskelkrampflösend und durchblutungsfördernd wirken. Das ätherische Öl der Verbene duftet mild nach Zitrone und wirkt aufhellend und erleichternd.

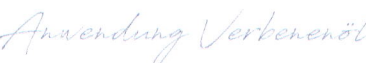

Anwendung Verbenenöl

- 10 Tropfen Verbenenöl ins Wasser einer Duftlampe
- 2 Tropfen auf den Handrücken
- 25 Tropfen als Raumspray in eine 100-Milliliter-Sprühflasche
- Kann für Atemübungen mit Zypressenöl kombiniert werden

Das ätherische Öl der Zypresse duftet holzig, würzig, warm und vermittelt das Gefühl, mit der Erde verwurzelt zu sein. Sehr beliebt war das Gewächs in den Kulturen der alten Griechen und Römer – und in den dortigen ländlichen Regionen sind auch heute noch Zypressen sehr verbreitet. Ein Zypressenbaum wächst aufrecht gen Himmel und seine Silhouette sieht einem stehenden Menschen ähnlich. Das ätherische Öl unterstützt dich bei deiner inneren wie äußeren Aufrichtung, die physiologisch in deinem Beckenraum beginnt und nur vonstattengehen kann, wenn die Wurzeln des Seins tief ins Erdreich greifen. Außerdem spendet dir der Duft einer Zypresse Trost in angespannten Zeiten – ganz so wie der Anblick einer toskanischen Landschaft bereits harmonisierend auf die meisten Menschen wirkt.

Anwendung Zypressenöl

- 8 Tropfen Zypressenöl ins Wasser einer Duftlampe
- 1–2 Tropfen auf den Handrücken
- 20 Tropfen als Raumspray in eine 100-Milliliter-Sprühflasche
- Kann für Atemübungen mit Verbenenöl kombiniert werden

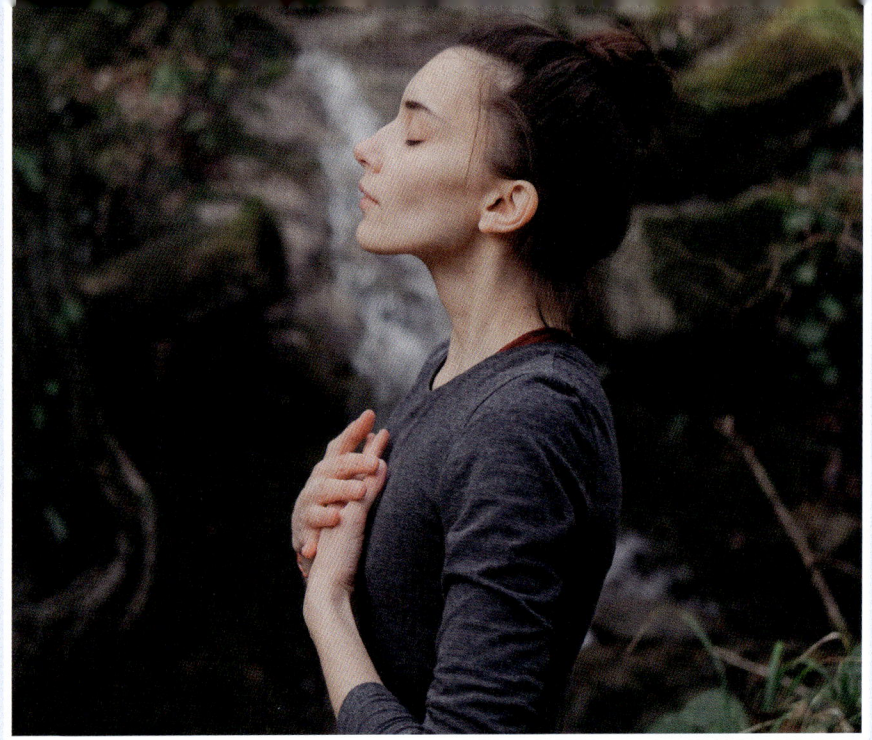

BLUTDRUCK AUSBALANCIEREN

Der Blutdruck steigt, wenn sinnbildlich der äußere und/oder der innere Druck steigen. Blutdruck ist medizinisch als der Druck definiert, den das durchströmende Blut auf die blutführenden Gefäßwände ausübt. Dieser Druck ist messbar und lässt Rückschlüsse auf die Funktionsweise deines Herzens und den Zustand der Blutgefäße zu. Wenn die Blutgefäße mit zunehmendem Lebensalter allgemein unflexibler werden und zudem auch noch Ablagerungen an den Innenseiten der Gefäßwände aufweisen, können die Auswurfwellen des Blutes aus dem Herzen nicht mehr so gut von den Blutgefäßen ausbalanciert werden, was in der Regel die Messwerte des Blutdrucks erhöht. Bei minderer Elastizität der Gefäße reagiert das Herz in der Regel mit intensiverem Pumpen des Bluts in den Gefäßkreislauf. Die Herzfrequenz steigt oder das Auswurfvolumen wird erhöht, beides tut dem Herzmuskel auf Dauer nicht gut. Auch hormonelle Veränderungen in den Wechseljahren oder bei dauerhaftem Stressmodus bewirken eine Erhöhung des Blutdrucks, was wiederum erneut die Gefäße (Arterien wie Venen) schädigen kann. Obendrein sind deine Nieren als filigrane Blutdruck-Messstationen ins Herz-Kreislauf-System involviert und können ihrerseits mit einigen Botenstoffen den Blutdruck erhöhen. Und dann kommt noch die komplexe Psyche des zeitgenössischen Menschen hinzu, die den inneren Druck ansteigen lässt. Alles ist physiologisch miteinander verknüpft und reagiert miteinander.

Schon der Steinzeitmensch war psychischem Stress unterworfen, wenn er die Aufregung der Jagd erlebte, kämpfen musste oder Kraft zu Erstellung von Jagdwerkzeugen benötigte. Die Schöpfung richtete es so ein, dass in Zeiten der Leistungsanforderung mehr Blut durch die Blutbahnen zwecks Energiebereitstellung gepumpt wird und entsprechende Hormone als Botenstoffe die Leistungsfähigkeit erhöhen. Diese Phasen der Leistungsanforderung waren zeitlich auf Ausnahmefälle begrenzt und endeten spätestens nach Erlegen der Beute oder am Ende eines Kampfes. Danach taten Perioden der Regeneration das Ihrige, um verbrauchte Energiereserven wieder aufzufüllen – Körper und Geist konnten entspannen. Man setzte sich gemeinsam ans wärmende Feuer, genoss die Beute und die Geselligkeit.

Die vor Urzeiten angelegten Körperreaktionen der Stressreaktion, der Fight-or-Flight-Modus (Kampf oder Flucht) genannt wird, ist bei den Menschen der Neuzeit und auch in dir nach wie vor verankert. Heute – so scheint es allerdings – ist das ganze Leben ein nimmer enden wollender Notfall aus Kampf oder Flucht. Ständige Präsenz, Erreichbarkeit und immense Leistungsfähigkeit fordern ihren Tribut und lassen dich kaum noch oder nur kurzzeitig in den Modus regenerativer Ruhe gleiten. Das Resultat: Bluthochdruck (und andere Symptome). Wenn der Druck von außen, also vom Umfeld oder aufgrund deines eigenen Anspruchs an dich selbst, dauerhaft hoch ist, drückt sich dieser Druck wortwörtlich in deinen Blutgefäßen aus. Dieser psychosomatische Zusammenhang zeigt sich deutlich und augenscheinlich.

Jedes körperliche Symptom beginnt mit mentalen und/oder emotionalen Dramen. Du regst dich über jemanden oder etwas auf und dein innerer Druck steigt. Das ist Psychosomatik in Reinform. Aber wer entscheidet über deine Lebensgestaltung, über die Art, wie du leben, arbeiten und auf der Welt wirken willst? Das bist doch du, du allein. Niemand anderer hat das Recht, über dich zu entscheiden – und doch denken viele Leute, sie seien ferngesteuert, abhängig und müssten mit möglichst viel Arbeitsfleiß und Entlohnung nach wie vor fette Beute jagen. Es ist der Verstand, der autonom und instinktiv das Steinzeit-Programm der Überlebenssicherung ablaufen lässt und dich antreibt, immer weiterzumachen, als ob das Mammut immer noch nicht erlegt sei.

Dein Blutdruck drückt auch aus, ob du dich in deiner Umgebung emotional wohl- oder unwohl fühlst. Blutdruck und Herzschlag sind eng mit deinem Atemrhythmus verbunden. Die Frequenz deines Atemzyklus (Einatmen/Ausatmen) steht im Verhältnis zu deiner Herzfrequenz 1 : 4, was bedeutet, dass während eines Atemzugs rund vier Schläge deines Herzens erfolgen. Wenn du unter emotionaler Anspannung schneller, kürzer und flacher atmest, werden auch deine Herzschläge schneller. Wenn du künftig atembewusst und aufmerksam bist, erkennst du, wie deine Atmung und dein Herzschlag reagieren, während du aufgeregt bist. Beide Systeme, Atmungssystem und Herz-Kreislauf-System, reagieren miteinander. Schnelle Atmung bedeutet zeitweilig oder langwährend erhöhter Blutdruck. Ich empfehle dir, in aufregenden Zeiten gezielte Atemübungen zu machen und kurze Atempausen einzulegen – das beruhigt deine Nerven und schont dein Herz und deine Blutgefäße.

Um das instinktive Programm des Flight-or-Fight-Modus oder Reaktionen in aufgewühlten Emotionslagen zu unterbrechen, hilft nur eins: die Stimme der Seele, die aus dem Herzen spricht, zu stärken. Damit ist einerseits dein physisches Herz, vor allem jedoch dein emotionales Herz gemeint. Das emotionale Herz, dein heiliges Herz, ist immer im Urvertrauen und ist deine Verbindung zum großen Spirit. Wenn du lernst, zwischen deinen drängenden Verstandesgefühlen, die immer mit »Ich hätte sollen« (... in der Vergangenheit), »Ich muss« (... in der Gegenwart) und »Ich sollte« (... in der Zukunft) formuliert werden, und deinen Herzgefühlen zu unterscheiden, bist du einen immensen Schritt weiter in deiner Bewusstheitsentwicklung. Mit wachsender Bewusstheit findest du mehr Gelassenheit, Genuss und Freude im Leben – und das wirkt sich unmittelbar auf deine Körpersysteme aus, die dann nicht mehr permanent auf Alarm geschaltet sind.

Dein heiliges Herz vermittelt dir, wenn du es fragst, stets Wärme, Liebe und tiefes Vertrauen. Dein Herz inszeniert niemals hypothetische Angstszenen, wie es dein Ego-Verstandes-Programm tut und so deine Blutdruckwerte nach oben treibt. Dein Herz flüstert dir zu: »Alles kann, nichts muss«, denn dein Herz weiß um den natürlichen Fluss des Lebens. Dein Herz vermittelt dir ohne anerzogene Muster und Prägungen: »Alles hat seine Zeit«, und weiß, was jetzt gut für dich ist. Mit Atemwahrnehmung und Atemübungen sorgst du gut für dich. Du lernst, bewusst und achtsam zu atmen – dann müssen dein physiologisches Herz und deine Blutbahnen auch nicht mehr permanent im fiktiven Notfallmodus um dein Überleben kämpfen. Sorge gut für dich und lebe im Urvertrauen deines Herzens.

»Das Selbst ist nicht nur am leichtesten kennenzulernen, sondern außer ihm gibt es überhaupt nichts zu erkennen. Alles, was nötig ist, um das Selbst zu verwirklichen, ist, still zu sein. Was wäre leichter als das? Still zu sein.«

Ramana Maharshi (1879–1950)

ATEMÜBUNG: HAND AUFS HERZ

Mit dieser Übung machst du dir die tatkräftige Lebendigkeit deines physiologischen Herz-Organs bewusst und fühlst auch dein heiliges Herz. Das Herz ist der Ort der Wahrhaftigkeit – dort spürst du, wer du wirklich bist und wie du dich derzeit wirklich fühlst. Wenn es um Ehrlichkeit ging, wenn es darum ging, die Wahrheit zu sagen, forderten früher Großmütter und Mütter liebevoll auf, die Hand auf das Herz zu legen. Mit deiner Hand auf deinem Herzen wirst du deinen Herzschlag bewusst spüren, anstatt ihn als selbstverständlich vorauszusetzen. Du beginnst, dieses zentrale Organ, das unermüdlich in Bewegung ist, zu ehren. Wenn du dein Herz ehrst und ihm täglich sehr achtsam Liebe entgegenbringst, wird es dich zurücklieben. Jede Herzzelle ist mit höchster göttlicher Intelligenz ausgestattet, einer Instanz, in der es keine Angst und auch keinen Druck gibt. Wenn du dein Herz täglich ehrst, wird sich dein Blutdruck harmonisieren, weil so dein ganzes Körper-Geist-System in harmonische Balance kommt und auf diese Weise gegen die Unbilden des Außen geschützt ist. Verleihe deinem Herzen eine hörbare Stimme: Frage es, was es braucht, um seelenruhig arbeiten zu können, und dann lausche auf das, was deine Herzstimme dir erzählt, und handele im Alltag danach.

ATEM UND KREISLAUF

1. Setze dich aufrecht hin und konzentriere dich auf deinen atmenden Körper.

2. Schließe deine Augen.

3. Beobachte, wie sich dein Brustkorb hebt und senkt beim Ein- und beim Ausatmen. Spüre auch, wie sich dein Rücken während des Atemvorgangs dehnt, sich anhebt und senkt.

4. Nimm dein Herz in deinem Brustraum wahr und fühle, wie es sich ohne Unterlass rhythmisch zusammenzieht und lockert, um Blut in deinen Körper zu pumpen.

5. Eine Hälfte deines Herzens ist mit deinem Lungensystem verbunden. Stelle dir einatmend vor deinen inneren Augen vor, wie sich im Herz-Lungen-Kreislauf rote Blutzellen unentwegt strömend bewegen, um die Luftgase auszutauschen.

6. Spüre, wie mit deiner Ausatmung Kohlendioxid aus deinem Körper heraus und wie Sauerstoff über deine Einatmung in deinem Blutkreislauf aufgenommen wird.

7. Deine zweite Herzhälfte transportiert das sauerstoffreiche Blut in all deine Körperregionen und Organe und das sauerstoffarme dann wieder zurück zum Herzen und die Lungen, um es aufzufrischen. Reise in deinem Atemrhythmus mit deinem Blut in deinen faszinierenden Körper – schau dir mit deinen inneren Augen alle Orte in deinem Körper an.

STIMME DES HERZENS

① Lege nun deine Hand auf deine Brustmitte, auf dein Herz, den Ort der Wahrhaftigkeit.

② Fühle die Verbindung deiner Handfläche mit deinem Herzen, deinem Herzchakra. Hier und nirgendwo im Körper ist Hektik oder Alarm – alles geht seinen natürlichen Gang und funktioniert ganz so wie von der heiligen Schöpfung vorgesehen.

③ Fühle die Wärme und Liebe in deinem Brustraum.

④ Lausche auf die Stimme deines Herzens, höre, was es dir sagt.

⑤ Atme die Liebe der Schöpfung ein und atme deine Liebe und Ehrerbietung an die Schöpfung aus. Mit jedem bewussten Atemzug verringert sich der Druck deines Blutes im Körper, weil du dein Herz sprechen lässt. Dein Herz übermittelt dir die Botschaft der göttlichen Urquelle: Alles ist gut.

⑥ Verweile in dieser meditativen Atemübung, solange es dir guttut, und spüre, was es für dich zu spüren gibt.

⑦ Zur Beendigung richte deine Sinne allmählich nach außen und dehne dich sanft.

Wann: im Arbeitsalltag, zu Hause oder in der freien Natur
Wie lange: akut im Alltag: Hand für einige Atemzüge auf das Herz legen; als Ritual in der Freizeit: circa 15 Minuten
Level: leicht
Heilsame Wirkung: druckentlastend, vermittelt ehrliche Selbstwahrnehmung, führt in das Gefühl der Allliebe

BEGLEITENDE MEDITATION: FARBEN DES LICHTS

Licht ist ein wundervoller, göttlicher Informationsträger, der nicht über den Verstand, sondern über dein Herzensgefühl aufgenommen wird. Unterschiedliche Farben beinhalten unterschiedliche Botschaften, die dir in deinem täglichen Erdenleben dienlich sind, wenn du sie visualisierst und in dich aufnimmst. Stell dir während oder nach deiner Atemübung »Hand aufs Herz« vor, wie das Licht dich durchströmt, umhüllt, einkleidet. Für dein Herz sind die samtigen, schmeichelnden, streichelnden Pastellfarben Rosa und Hellgrün bestimmt. Diese Farbtöne sind sanft wie die Tulpen im Frühling.

Lass mit deiner Hand auf dem Herzen die Pastellfarben Rosa und Hellgrün in dich hineinfließen – sie werden dich weich und liebevoll stimmen, werden dich entspannen und jeglichen Druck auflösen.

Visualisiere beim Einatmen rosa Licht, das vom Himmel in dich hineinfließt, und beim Ausatmen helles, lindgrünes Licht, das über deinen Brustraum ausfließt. Fühle, wie sich Sanftmut und Liebe in dir, in deiner Aura und in deinem Umfeld ausbreiten.

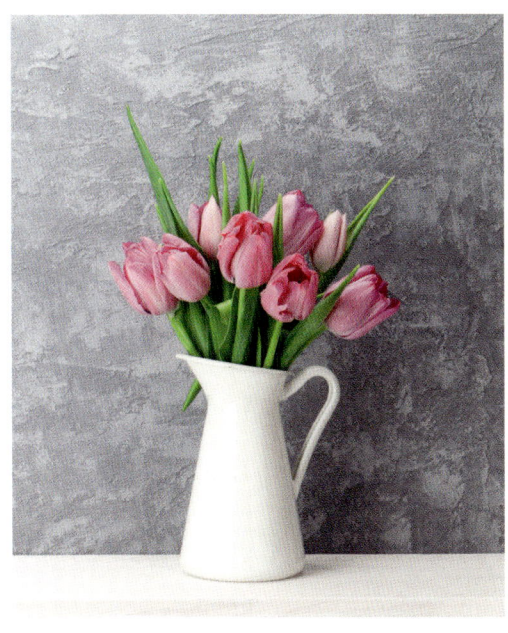

Rosa und Hellgrün wie die Tulpen im Frühling sind die Farben deines Herzens.

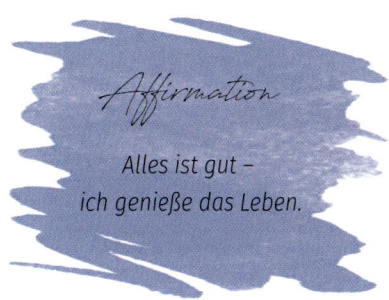

Affirmation

*Alles ist gut –
ich genieße das Leben.*

PASSENDE AROMAÖLE: ROSE ODER BITTERORANGE

Der Duft von Rosenöl wird als der weiblichste in der nuancenreichen Welt der Düfte bezeichnet. Rosenduft ist das Herzaroma par excellence – er vermittelt fürsorgende, umhüllende Energie. Die Rose gibt es in unendlich vielen Formen und Farben, so wie auch Liebe sich auf vielerlei Weise zeigt und wirken kann. Das ätherische Öl von Rosen oder Rosenholz zählt weltweit zu den teuersten Ölen und ist mit seinem warm-süßlichen Duft nicht nur bei Parfümeuren sehr begehrt. Es wird in der Aromatherapie eingesetzt, um die Nerven zu besänftigen, um den Brustraum zu weiten und das Herz bildhaft zu öffnen. Rosenholzöl hilft dir insbesondere, den Blutdruck zu senken, und vermag, psychische Blockaden zu lösen.

Anwendung Rosen- oder Rosenholzöl

- 5 Tropfen Rosen- oder Rosenholzöl ins Wasser einer Duftlampe
- 1 Tropfen auf den Handrücken
- 15 Tropfen als Raumspray in eine 100-Milliliter-Sprühflasche
- Für Atemübungen nicht in Kombination mit anderen Ölen verwenden

Die Bitterorange wächst an Bäumen, die bis zu zehn Meter hoch werden und bereits im Mittelalter in portugiesischer und spanischer Region kultiviert wurden. Neroli, das wertvolle Öl, wird aus den Blüten gewonnen. Ein Liter öliger Duftessenz wird aus einer ganzen Tonne Orangenblüten sorgsam durch Wasserdampfdestillation gewonnen, das dann das umfassende, sonnige Bouquet des Südens in sich trägt und fruchtig-süß sowie leicht herb wahrzunehmen ist. Und so wirkt es auch auf dich erleichternd und Ängste abbauend; es löst Krämpfe und schenkt ein sonniges Gemüt.

Anwendung Neroliöl

- 8 Tropfen Neroliöl ins Wasser einer Duftlampe
- 1 Tropfen auf den Handrücken
- 12 Tropfen als Raumspray in eine 100-Milliliter-Sprühflasche
- Für Atemübungen nicht in Kombination mit anderen Ölen verwenden

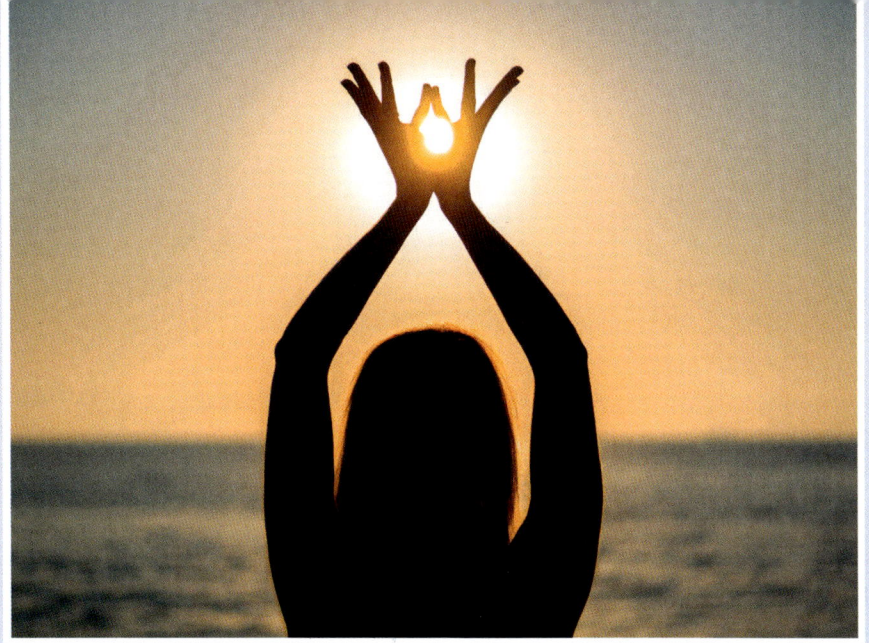

ENTSPANNUNG RITUALISIEREN

Der Begriff »Entspannung« ist ein großes Wortfeld, denn Entspannung bedeutet für jeden Menschen etwas anderes. Ein Glas Wein oder Bier für den einen, ein gemütlicher Fernsehabend für die anderen oder ein warmes, duftendes Vollbad, eine Ganzkörpermassage, Opernarien, einige Tage oder Wochen Urlaub. Viele meinen auch, dass Gartenarbeit oder Joggen oder Bergsteigen sie entspannt – das tut es wohl, ist aber per se keine Entspannung im physiologischen Sinn, denn auf körperlicher Ebene ist Entspannung als »zur Ruhe kommen der Körperfunktionen« definiert, also als zeitweilige Erschlaffung des Muskeltonus, Gewichtsentlastung der Gelenke und Wirbelsäule, Verringerung der Atem- und Herzfrequenz und Verlangsamung der Gehirnwellen. Kurz gesagt: Entspannung ist Nichtstun – also gar nichts tun.

Wann hast du das letzte Mal nichts getan? Einfach still gesessen, »dumm geguckt« und absolut nichts getan, also weder Musik gehört noch bewegte Bilder verfolgt noch geredet oder – ein Phänomen der Moderne – nervös mit einem oder beiden Beinen auf und ab gewippt. Weißt du, was wirklich totale Entspannung ist? Atmen! Atmen und dabei nichts tun. Just breathe.

Entspannung ist nicht nur mental, sondern auch körperlich überlebenswichtig, weil der Mensch keine Maschine ist, die dauerhaft funktionieren und permanent laufen kann. Selbst Motoren, von Menschenhand erfunden, brauchen Auszeiten und Wartungspausen, damit sie nicht überhitzen und durchbrennen. Tägliche Entspannung, Phasen bewusster Pausen in absoluter Ruhe, sind zur Gesunderhaltung deines gesamten Körper-Geist-Systems essenziell. Viele Leute unterschätzen diese Notwendigkeit.

Der Schlaf ist nicht »nur« die nächtliche Ruhephase deines Körpers, in der er über mindestens sechs, besser über acht bis neun Stunden regeneriert. Schlaf ist ein biologisches Muss. Ein weiteres, aber durch den heutigen

Lebensstil häufig unterdrücktes Muss, sind kürzere Regenerationsphasen im Alltag. So etwas wie auf einer Bank sitzen und in den Himmel schauen, essen, ohne zu reden, gehen ohne elektronische Kommunikation oder Entertainment. Kurze Auszeiten im Alltag unterstützen das vegetative Nervensystem dabei, sich auszubalancieren, denn unser evolutionäres Erbe sieht vor, dass nach Leistungsphasen Entspannungsphasen folgen. Dein Körper kann eine Weile ohne diese entspannenden Zwischenphasen auskommen – dauerhaft ohne Entspannungsphasen im Tagesablauf, also über Monate oder Jahre, brennt das physische wie psychische System jedoch aus. Bereits nach einigen Wochen des Dauerbetriebs macht sich das hohe – und betont unnatürliche – Leistungsniveau gegebenenfalls durch Schlafstörungen oder unruhigen Schlaf, durch Gereiztheit oder Nervosität bemerkbar, was wiederum die lange nächtliche Entspannungsphase qualitativ mindert. Ein Teufelskreislauf beginnt.

Wissenschaftlich ist erwiesen: Atmung spielt für Entspannung, mental, emotional wie körperlich, eine wichtige Rolle. Kontrolliertes, langsameres Atmen hat messbare Auswirkungen auf alle Abläufe im Körper, denn die Herzfrequenz verlangsamt sich, der Blutdruck sinkt, die Muskeln werden schlaffer, der gesamte Körper und auch das Denken werden weicher. Nur, wie kommt man vom Aktionsmodus in einen Regenerationsmodus? Einfach umschalten? Aber wo ist der Schalter?

»*Ein Körper, der ruhig und entspannt ist, zieht den geistigen Frieden an.*«[6]
Paramahansa Yogananda
(1893–1952)

Dein Körper und dein Geist reagieren im Alltag stets miteinander. In nötigen Zeitperioden der Entspannung gerät der eine oder andere Teil oft ins Stolpern: Körperlich bist du beispielsweise ermattet oder müde, aber der Kopf rattert weiter. Oder der Kopf ist wattig bis leer, aber die Beine zappeln noch oder die Hände sind verkrampft, der Bauch rumort oder Ähnliches. Psychosomatisch gibt es also zeitverzögerte Reaktionen. Das ist dann so, als ob ein Anteil deines Körper-Geist-Systems noch auf der Autobahn wäre und der andere Anteil bereits gemütlich auf einer Landstraße führe. Wenn du dich also öfter mal zerrissen oder ausgepowert fühlst, ist es hilfreich, ein Ritual auszuführen, das beide Teile zum gleichen Ort führt und in einer Ruheoase wieder miteinander harmonisiert. Dazu fällt dir vielleicht ein Wochenende an der See oder in den Bergen ein. Guter Plan. Aber nochmals: Es geht darum, sich im Tagesablauf Entspannungsphasen zu genehmigen, denn daran hapert es meistens. Wir erteilen uns zu selten die Erlaubnis zum Nichtstun.

ATEMÜBUNG: LOTUSBLUME

Die Atemübung »Lotusblume« ist ein Ritual, das deinen Körper in seinen Bewegungen allmählich entschleunigt, denn wir wissen alle, dass hartes Abbremsen gefährlich ist und zu Aufregung führen kann. Du atmest während dieser Übung im Einklang mit sanften Armbewegungen, was deinen Körper in seiner Agilität verlangsamt und deinen Geist in seiner Denkfrequenz nahezu stoppt, weil er sich auf die Koordination zwischen Atmung und Armbewegung konzentrieren muss. Zusätzlich reinigst du mit den Armbewegungen deine Aura. Wie das Hin und Her eines Staubwedels reinigen deine Armbewegungen dein feinstoffliches Energiefeld von angesammelten, energetischen Verwirbelungen des Tages. So wird die Lust des Körpers auf »Handlungen« befriedigt und dein Geist kann langsam über die Brücke gehen, die dich vom Ufer der Aktion ans Ufer der Regeneration bringt. Der Name dieser verbindenden Brücke ist Atmung. Bewusste Atmung bedeutet Harmonie und Entspannung.

Für diese Atemübung empfehle ich ausnahmsweise ein bestimmtes Musikstück, das dir geistig wie körperlich hilft, Ruhe, Geborgenheit und ungeahnte Herzenswärme sowie tiefe Berührung mit deinem Sein zu empfinden. Es heißt »Chenrezi Pure Land Prayer« von Lama Gyurme und Jean-Philippe Rykiel aus dem Album *Rain of Blessings*. Betrachte diese Empfehlung nicht als Muss – es geht auch ohne –, jedoch macht dir die Musik die durchaus mögliche Verlangsamung der Zeit, die dich Entspannung fühlen lässt, deutlich. Ich habe über die Jahrzehnte in meiner Yoga- und Meditationspraxis und Heillehre kaum ein Musikstück gefunden, das so wundervoll mit einer Atemübung und mit der speziellen Übung »Lotusblume« harmonisiert. Es hilft dir auch, den passenden Zeitrahmen von rund sechs Minuten für diese Atemübungen einzuhalten. Wenn du die Atemübung »Lotusblume« regelmäßig, am besten täglich, über ein bis zwei Wochen wiederholst, kommst du währenddessen bald in einen wohligen Trancezustand und möchtest dann nie wieder auf dieses Ritual verzichten.

1. Setze dich in eine dir angenehme Meditationshaltung auf einen Stuhl, auf eine Yogamatte, einen Teppich, ein Meditationskissen oder -bänkchen. Gleich, ob du deine Beine sitzend aufgestellt oder sitzend überkreuzt oder gegrätscht lässt – wichtig ist, dass dein Beckenraum erhöht ist, damit du deinen Rücken gerade aufrichten kannst. Darum lege ein Kissen unter. Dein gesamter Oberkörper muss frei aufgerichtet sein, also setze bitte keine Stuhllehne oder Wand als Stütze ein. Auch deine Arme brauchen Freiraum, um sich nach oben und seitlich nach links und rechts ausbreiten zu können.

2. Atme in deinem individuellen Meditationssitz einige Atemzüge und spüre dein körperliches Sein.

3. Schließe deine Augen.

4. Konzentriere dich auf dein Herzchakra und spüre, wie sich dein Brustkorb beim Einatmen weitet und beim Ausatmen entspannt.

5. Wenn du das oben genannte Lied einsetzen willst, starte es jetzt und beginne mit den folgenden Armbewegungen, wenn Lama Gyurme zu singen beginnt.

6. Lege deine Handinnenseiten flach aneinander und halte die Hände in Brusthöhe.

7. Einatmend führst du Hände und Arme langsam nach oben.

8. Wenn die Hände über deinem Kopf schweben, hältst du deine Atmung an. Löse während der Atemstille deine Hände bis auf die Handballen voneinander und spreize die Finger (Lotusmudra).

9. Halte die Atempause und Bewegungsstille und das Lotusmudra noch für einen Moment.

10. Mit beginnender Ausatmung löse die Handballen voneinander und führe ausatmend deine Arme weit über deine linke und rechte Seite nach unten, sodass deine Lotusblume noch weiter und schöner wird und deine Aura erfüllt.

11. Führe nun deine flachen Handflächen wieder vor deinem Brustraum aneinander und halte einen Moment die Atemstille mit deinen Händen vor deinem Herzchakra.

12. Beginne einatmend die Anhebung der Hände und Arme von Neuem, gefolgt von der Atempause im Lotusmudra. Ausatmend führe die Arme seitlich nach unten und so weiter.

13. Synchronisiere deine Armbewegungen mit deinem Atemrhythmus. Deine Atmung wird allmählich ruhiger und tiefer, deine Armbewegungen werden langsamer, bis die Bewegung allmählich ausklingt.

14. Nach Beendigung der Atemübung »Lotusblume« verweile noch etwas sitzend, spüre bewegungslos nach – es ist möglich, dass du immer noch fühlst, wie deine Arme sich bewegen.

15. Entspanne anschließend mit rundem Rücken nach vorn gebeugt den Oberkörper und ruhe am besten noch etwas nach oder – falls du zu Hause bist – schlafe gleich.

Wann: während der Mittagspause und als Abendritual zu Hause
Wie lange: mindestens zehn Minuten
Level: leicht
Heilsame Wirkung: nervenberuhigend, entspannend, regenerationsfördernd, hilfreich gegen eine verspannte Schultergürtel- und Rückenmuskulatur und harmonisierend im irdischen wie überirdischen Sein

BEGLEITENDE MEDITATION: LOTUSBLUME IM SEE

Das Gewahrsein deiner inneren wie äußeren Harmonie wird mit der Harmonie zwischen Armbewegungen und Atmung leichter. Visualisiere, wie du mit deinem Körper-Geist-System zu einer erblühenden Lotusblume wirst, die sich dem Licht der Leben spendenden Sonne entgegenstreckt und sich weit öffnet.

Stelle dir vor, dass deine Beine die Wurzeln der Lotuspflanze am Grund des Sees sind und dein Stamm von den Tiefen des Sees zum Licht bis zur Wasseroberfläche wächst. Auf den sanften Wellen des Seewassers breitet sich dein Beckenraum wie ein großes, stabiles Lotusblatt aus, das dich sicher trägt und dich doch angenehm leicht treiben lässt. Dein Oberkörper ist der Blütenstängel, der vom Lotusblatt gen Himmel wächst und an

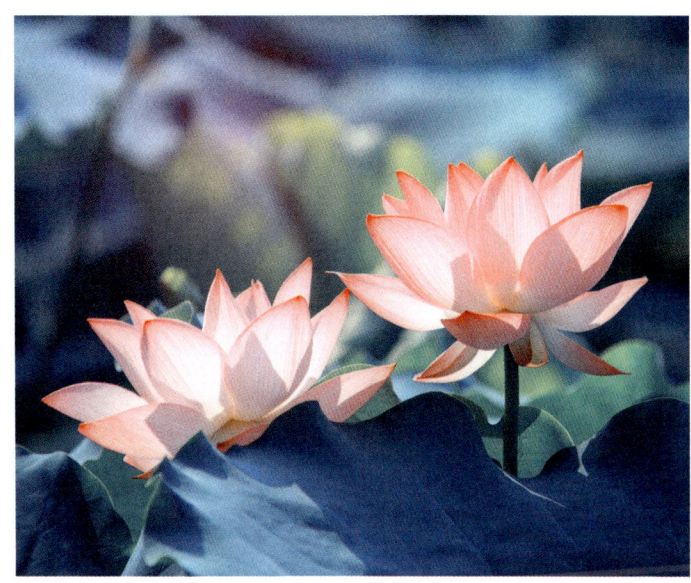

Öffne Körper und Geist wie eine Lotusblume ihre Blüten.

seiner Spitze eine Knospe formt. Spüre, wie deine Arme und deine Hände zu Blütenblättern werden, die sich in sanften Farbtönen und dezenter Weichheit zur einer wunderschönen Blüte auseinanderfalten. Dein ganzes Körper-Geist-System ist nun eine erblühende Lotusblume, die sich dem Licht der Leben spendenden Sonne entgegenstreckt und sich mit jeder deiner Armbewegungen weiter und weiter und ganz weit öffnet. Und dann bist du einfach. Du empfindest reines Sein wie eine Lotusblume. Eine Lotusblume tut nichts außer zu sein.

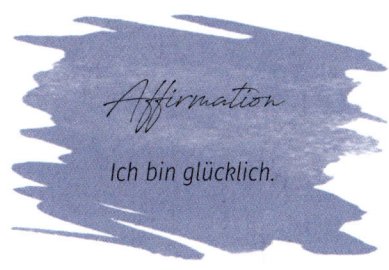

Affirmation

Ich bin glücklich.

PASSENDE AROMAÖLE: VETIVER ODER WEISSTANNE

Vetiver ist ein tropisches Süßgras und kommt aus Regionen, in denen Lotuspflanzen ursprünglich beheimatet waren. Es ist verwandt mit dem Lemongras, allerdings nicht so frisch wie dieses, sondern duftet mehr nach Wald und Erde, weil das ätherische Öl aus den Wurzeln des Grases gewonnen wird. Das Aroma hat eine entsprechend erdende Wirkung und hilft dir, dich tief zu entspannen und die Wurzeln deines wahren Seins zu erspüren. Die Graspflanze ist sehr widerstandsfähig und kann mit Trockenheit wie Überschwemmungen gut umgehen – sie ist also stressresistent und hilft dir, deine Resilienz zu stärken. Vetiver kann Muskelspannungen und Lymphstauungen lösen, hilft gegen Nervosität und Schlafstörungen, wirkt regenerierend und schenkt dir neue Kraft bei Erschöpfung.

Anwendung Vetiveröl

- 3–5 Tropfen Vetiveröl ins Wasser einer Duftlampe
- 1 Tropfen auf den Handrücken
- 15 Tropfen als Raumspray in eine 100-Milliliter-Sprühflasche
- Für Atemübungen nicht in Kombination mit anderen Ölen verwenden

Das ätherische Öl der Weißtanne versetzt dich dorthin, wo sie wächst: Du stehst (beziehungsweise sitzt) sozusagen im Wald, wenn du Tropfen dieses Öles in deine Duftlampe einträufelst und erwärmen lässt. Der Duft von Lebendigkeit breitet sich im Raum aus und hilft dir, dein Atem-Abendritual quasi im Wald zu vollziehen. Auch als Edeltanne bezeichnet, wurde die Weißtanne bereits vom altgriechischen Arzt Pedanios Dioskurides im ersten Jahrhundert in seinem Werk *Materia Medica* erwähnt. Eine Weißtanne kann bis zu 500 Jahre alt und an die 70 Meter groß werden. Hildegard von Bingen und Sebastian Kneipp verwiesen ebenfalls auf die heilsamen Wirkungen des Baumharzes, das insbesondere den Atemwegen zu freien Luftzügen verhilft. Das ätherische Öl der Weißtanne bewirkt Klarheit, tröstet und öffnet dein Herz; es bringt Harmonie und Wärme zurück in dein Sein.

Anwendung Weißtannenöl

- 8 Tropfen Weißtannenöl ins Wasser einer Duftlampe
- 1 Tropfen zum Schnuppern auf ein Taschentuch
- 25 Tropfen als Raumspray in eine 100-Milliliter-Sprühflasche
- Für Atemübungen nicht in Kombination mit anderen Ölen verwenden

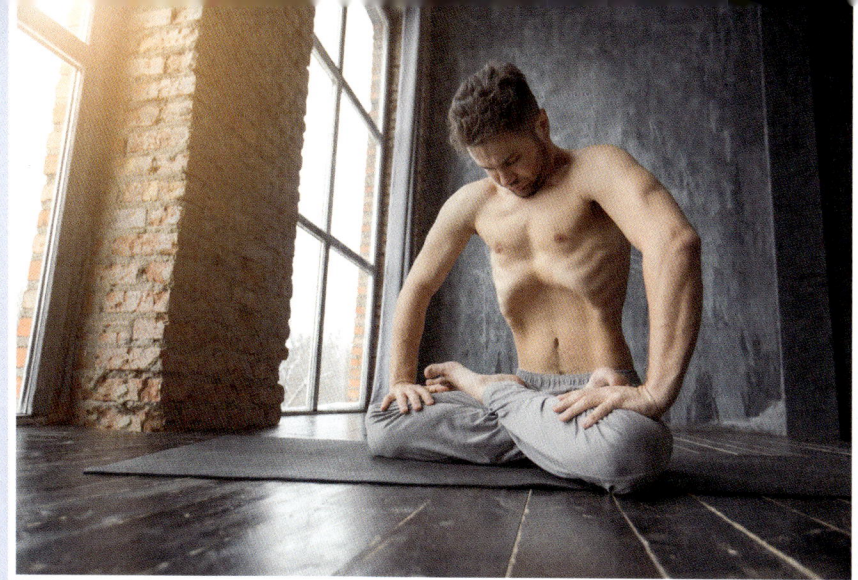

ERKÄLTUNGEN VORBEUGEN

Schnupfen und Erkältungen erwischen jeden einmal von Zeit zu Zeit. Die Viren, die diese Symptome auslösen, sind bei niedrigeren Temperaturen und trockener Luft stabiler und verbreiten sich in der kälteren Jahreszeit. Mit Atemübungen kannst du Erkältungen vorbeugen, deine Atemwege fit für die Verteidigung gegen Virenangriffe machen und dein Immunsystem und so die Selbstheilungskraft deines Körpers stärken.

Viren nutzen die Wintermonate, wenn Atemwege aufgrund niedrigerer Außentemperaturen ohnehin empfindlicher sind und deswegen ihren akuten Abwehraufgaben gemindert nachkommen. Während der Erkältungssaison dringen stündlich rund 10 000 Bakterien und 100 000 Viren in das Atemsystem des Körpers ein. Die oberen Atemwege reagieren auf Eindringlinge sofort: Deine Nase schlägt Alarm und tut mit austropfender Flüssigkeit ihr Bestes, um die viralen Angreifer abzuwehren. Wer jetzt gleich seinen Körper schont, kann den Angriff voraussichtlich glimpflich abwehren. Die nächste Verteidigungsmauer besteht aus Rachen und Rachenmandeln, die mit entzündender Hitze versuchen, eine weitere Ausbreitung der Viren in den unteren Atemwegen zu verhindern. Gelingt dies nicht, kann die Virenattacke bis zu den Bronchien und schlimmstenfalls bis in die Lungenflügel vordringen. Die körpereigenen Abwehrzellen am Ende der Luftröhre im Bereich der Bronchien werfen sich regelrecht auf die Viren, ummanteln sie und bilden, während sie Viren auffressen, Schleim, der abgehustet werden muss. Das dient dazu, tieferes Eindringen in die Lungenwege zu verhindern. Es findet ein Abwehrkampf im Inneren statt, der nötigenfalls mit Fieber einhergeht. Für diesen inneren Kampf benötigt der Körper Zeit und Kraft, was die meisten Menschen unterschätzen.

> »Der Arzt verbindet deine Wunden. Dein innerer Arzt aber wird dich gesunden. Bitte ihn darum sooft du kannst.«
>
> Paracelsus (1493–1541)

Was hilft im Erkältungsfall? Drei Strategien haben sich bewährt:

1. Wenn man erkältet ist, sollte man zu Hause bleiben, um den Ausfluss der Nase oder Husten-Aerosole nicht unter weiteren Personen im Büro, in öffentlichen Verkehrsmitteln oder in der Schule zu verbreiten. Die Verpflichtung, während der Coronapandemie Mund-Nasen-Schutz zu tragen, hat eindeutig bewiesen, dass dadurch die Ausbreitung von Erkältungsviren sowie hartnäckiger Angreifer reduziert wird.
2. Bei einem Schnupfen, einer Erkältung und/oder Husten hilft es, dem Körper Ruhe und viel Schlaf zu gönnen, um der natürlichen Selbstheilungskraft ausreichend Zeit zu geben, den Kampf gegen die Viren zeitnah zu beenden.
3. Einige selbstkritische Fragen und analytische Gedanken zur Psychosomatik unterstützen den Heilungsprozess von Schnupfen, Heiserkeit und Husten. Von was oder von wem hast du die Nase voll, sodass du jetzt, zu diesem Zeitpunkt, einen Schnupfen bekommst? Der Schnupfen kann ein Signal dafür sein, dass dein System mit mentalen oder emotionalen Abwehrprozessen beschäftigt ist, sodass die eigentliche Immunabwehr auf ein Minimum beschränkt ist. Was oder wer verschlägt dir die Sprache, lässt dich verstummen, sodass sich dein Kehlkopf und/oder deine Stimmbänder entzünden? Was oder wer liegt dir schwer auf der Brust, sodass dein Körper einen glibberig-schweren Schleim bildet, um auf diese Last aufmerksam zu machen?

Krankheitssymptome schenken dir die Möglichkeit zur Besinnung, im wahrsten Sinne des Wortes. Gib deinen Erkältungssymptomen eine Stimme und nimm dir die Zeit, ihnen zuzuhören. Mit Einkehr und Reflexion kannst du eine Bestandsaufnahme zeitnaher Ereignisse machen und mitunter zu interessanten Erkenntnissen gelangen. Manchmal hat man beispielsweise gerade die Nase voll von dem Geplänkel im Büro – dann möchte der Körper einfach Ruhe, um sein System zu sortieren und um wieder zu Kräften zu kommen. Wenn es öfter vorkommt, dass, wie der Volksmund sagt, dir »etwas die Luft zum Atmen nimmt«, hängt dies meist mit partnerschaftlichen oder familiären Beziehungen zusammen.

Deinen Erkenntnissen sollten dann adäquate Reaktionen folgen. Unter Umständen bedeutet dies eine konsequente Veränderung des persönlichen Umfelds. Falls Erkältungssymptome häufiger oder gar chronisch auftreten, leidest du offensichtlich dauerhaft unter etwas oder jemandem. Sei dir darüber bewusst: Was dir emotional oder psychisch schadet, beeinträchtigt dich auch physisch und sollte behoben werden, bevor sich ernsthaftere Krankheiten als Schnupfen, Mandelentzündungen oder Husten manifestieren. Selbsterkenntnis ist der erste Schritt zur Heilung.

Ein starkes Immunsystem ist die beste Prävention und hilft natürlich auch im Krankheitsfall zur schnellen Ausheilung, wenn die Erkältungsviren doch in den Körper eindringen. Immunabwehr beginnt in den Atemwegen, die aktiv und rein, also feucht und gut durchblutet, sein müssen, besonders in den kalten Monaten des Jahres. Jede Atemübung in diesem Buch hilft dir, den Luftaustausch zu optimieren und mit Atemtraining die Atemwege in Topform zu bringen. Einige Atemübungen des Pranayama sind zudem besonders gut geeignet, die Atemwege zu erwärmen, intensiv zu durchbluten und alles herauszuschleudern, was eigentlich nicht ins Innere gehört, wie die nachfolgende Stoßatmung.

ATEMÜBUNG: STOSSATMUNG

Diese Übung heißt in der Yogasprache des Sanskrit *Kapalabhati*, was »den Kopf zum Leuchten bringen« bedeutet und sich aus den Wortteilen *kapala* (für Schädel) und *bhati* (für Leuchten, Glanz oder Helligkeit) zusammensetzt. Kapalabhati wird als Pranayama empfohlen, um lebenslang gesund zu bleiben, und als Vorbereitung für Meditation, denn mit dieser Atemübung wird der Kopf mit möglichst allen darin vorhandenen Gedanken quasi entleert. Ist dein Kopf von vielen Alltagsgedanken und gesammelten Erfahrungswerten sowie Erwartungshaltungen erst einmal befreit, ist es dir möglich, klarer wahrzunehmen und neue, durchaus ungeahnte Erkenntnisse zu gewinnen. So hilft Kapalabhati auch bei der auf der vorigen Seite genannten Methode der Selbstanalyse zur Heilungsunterstützung. Nebenbei bewirkt die Praxis der Stoßatmung die Reinigung und Aktivierung der Atemwege und unterstützt deinen Körper dabei, in aufmerksamer Abwehrbereitschaft zu sein.

Führe diese Atemübung nicht aus bei akuten Stadien von Schnupfen, Erkältungskopfschmerzen, Stirn- oder Nasennebenhöhlenentzündungen, bei Kehlkopfentzündungen, Husten, Bronchitis oder Lungenentzündung, denn sie ist eine vorbeugende Maßnahme, damit keine Erkältungsviren in die Atemwege eindringen oder damit sie in der ersten Abwehrinstanz der Nase abgewehrt werden. Zusätzlich werden während der Praxis von Kapalabhati Bauchmuskeln und das im Bauchraum liegende Zwerchfell, der Hauptatemmuskel, trainiert. Die Stoßatmung sollte in extremer Form nicht von Schwangeren, während der Menstruation oder bei akuten oder entzündlichen Beschwerden im Bauchraum ausgeführt werden.

Achte auf dich und praktiziere diese durchaus anspruchsvolle Atemübung nur so lange, wie es dir guttut, aber dafür regelmäßig, besonders in der kalten Jahreszeit. Lüfte vor und nach der Praxis von Kapalabhati den Raum ausgiebig. Bei milderen Temperaturen ist es sehr schön, diese Übung im Freien auszuführen – vielleicht im Wald, mit dem wohligen Gefühl der Urgeborgenheit.

1. Setze dich auf ein festes Sitzkissen, um deinen Beckenraum zu erhöhen, denn das erleichtert die nun folgende intensive Atemarbeit.

2. Lass deinen Körper für einige Momente atmen, ohne den Atemfluss willentlich zu beeinflussen.

3. Entspanne deine Schultern, lass die Arme locker, aber halte deinen Rücken gerade und richte deinen Scheitel zum Himmel aus (Kopf keinesfalls zum Nacken neigen!).

4. Schließe, wenn du möchtest, die Augen.

5. Nun praktiziere einige Male die »Atemwelle« (siehe ab Seite 97). Spüre so die Atemkapazität deiner Atemorgane durch tiefe, wellenförmige Atemzüge. Mache dir bewusst, was und wie in deinem Inneren bewegt wird, während du atmest. Fühle die Beteiligung und die Kraft deines Bauchraumes beim Atmen.

6. Wenn es dir hilft, kannst du nun deine Hände aufstützen, wie es auf dem Foto gezeigt wird. Versuche dennoch, die Schultern und somit deine Atemhilfsmuskulatur locker zu lassen.

7. Beginne nun mit der Stoßatmung.

8. Atme möglichst tief ein und konzentriere dich dann auf deinen Bauchnabel.

9. Nach dieser einmaligen Einatmung atme circa 20-mal stoßartig aus, ohne wieder einzuatmen. Stoße die Ausatmung aus, indem du deinen Bauchnabel Zentimeter um Zentimeter mithilfe deiner Bauchmuskeln und des Zwerchfells tiefer ins Körperinnere ziehst.

10. Dabei rundet sich dein Rücken wahrscheinlich ein wenig, um den kräftigen Ruck beim Ausatmen mit den Bauchmuskeln zu bewerkstelligen. Richte den Rücken wieder auf, atme erneut tief ein und wieder 20-mal ruckartig aus.

11. Wiederhole die Stoßatmung dreimal mit jeweils rund 20 Ausatmungen hintereinander.

12. Danach beuge deinen Oberkörper nach vorn und entspanne deine Bauch- und Rückenmuskeln, während du deine Atmung fließen lässt, wie sie fließen möchte.

13. Dann richte Oberkörper und Kopf wieder auf, Schultern und Arme bleiben locker, und praktiziere erneut dreimal die Stoßatmung mit jeweils 20 Atemzügen hintereinander.

14. Entspanne und wiederhole dann ein drittes Mal den gesamten Ablauf, bis der Kopf »zu leuchten beginnt«.

15. Danach spüre in dich hinein und nimm wahr, was es zu spüren gibt.

16. Nach Beendigung der Atemübung empfehle ich dir die begleitende Meditation. Alternativ richte deine Sinne allmählich nach außen und dehne dich sanft.

Wann: morgens und abends zu Hause
Wie lange: mindestens jeweils fünf Minuten
Level: anspruchsvoll
Heilsame Wirkung: schützt vor viralen Infekten, reinigt die Atemwege, wirkt erfrischend und fördert die Konzentrationsfähigkeit
Wichtig: nicht während der Schwangerschaft, Menstruation oder bei Bluthochdruck sowie akuten Vorgängen im Bauchraum ausführen

BEGLEITENDE MEDITATION: INNERES ZUHAUSE PUTZEN

Während der Atemübung bist du mit der intensiven Atemtechnik, Atemmodulation und ganz und gar mit deinem Körper beschäftigt. Auch in den Zyklen dazwischen ist es besser, wenn du dich ganz und gar auf dein Körpergefühl und die Reaktionen im Inneren konzentrierst. Zum Nachklang nach Beendigung der Übung nimm dir noch etwas Zeit, dein Immunsystem zu visualisieren und als liebenswerten Freund im Inneren zu begrüßen.

Stelle dir vor, wie du dich innerlich reinigst wie bei einem Wohnungsputz. Visualisiere deine Atemorgane, aber auch andere Organe, und stelle sie dir wie Räume einer Wohnung vor. Deine Blutbahnen sind Gänge und Verbindungen zwischen den Räumen und überall steht etwas herum, das längst weggeräumt sein sollte.

Stelle dir einen weichen und wohlig warmen Schwamm vor, der von oben bis unten, also von Kopf bis zu den Füßen, durch dein inneres Zuhause gleitet und alles in sich aufnimmt, was sich metaphorisch als Staub und Ablagerungen dort angesammelt hat. Der Schwamm reinigt deinen Körper, deinen Organismus, und entlastet so dein Immunsystem von alten oder aktuellen Ablagerungen.

Wenn alles in deinem Inneren wieder glänzt, visualisiere, wie du den Schwamm unter warmem Wasser ausspülst und so lange reinigst, bis er und das durch ihn durchfließende Wasser wieder ganz rein und klar sind.

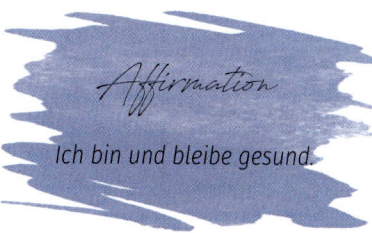

Affirmation

Ich bin und bleibe gesund.

PASSENDE AROMAÖLE: EUKALYPTUS UND/ODER RAVINTSARA

Das ätherische Öl Eukalyptus globulus wird aus den Blättern des Eukalyptusbaumes gewonnen, von denen es rund 600 verschiedene Arten gibt. Die Essenz der Blätter riecht intensiv und ist dem Duft des Holzes vom Kampferbaum ähnlich, hat aber meist auch eine frische, zitronige Note. Traditionell wird Eukalyptusöl weltweit als therapeutische Hilfe bei Erkrankungen der Atemwege, direkt wie indirekt, wegen seiner antiseptischen Wirkung eingesetzt. Eukalyptusöl-Essenz ist zudem hilfreich bei Asthma oder Fieber, da sie einen kühlenden, erfrischenden Effekt hat, der durchaus auch Müdigkeit vertreiben kann und in jedem Fall für Luftreinigung in Räumen sowie auch in den Atemwegen sorgt. Eukalyptusöl kann präventiv wie akut eingesetzt werden. Vorsicht aber bei empfindlicher Haut. Es sollte nie direkt im Gesicht oder in Augennähe und keinesfalls bei Kindern und Babys angewendet werden.

Anwendung Eukalyptusöl

- *5 Tropfen Eukalyptusöl ins Wasser einer Duftlampe*
- *15 Tropfen in eine Schüssel heißes Wasser zur Dampfinhalation*
- *10 Tropfen als Raumspray in eine 100-Milliliter-Sprühflasche*
- *Kann mit Ravintsaraöl kombiniert werden*

Ravintsaraöl wird aus Kampferbäumen *(Cinnamomum camphora)* gewonnen, die zu den Lorbeergewächsen zählen. Ravintsaraöl kann mit der ätherischen Essenz Ravensara verwechselt werden, welche jedoch vom Nelkennussbaum stammt und differente spezifische Wirkungen, beispielsweise bei Hautentzündungen, hat. Das natürliche Aromaöl der Ravintsarablätter riecht krautig-würzig und durchdringend. Es kann als Aromatherapie außer für die Gesunderhaltung oder Gesundung der Atemwege auch für die Reinigung von Raumluft eingesetzt werden, denn es wirkt antiviral und stärkt das Immunsystem.

Anwendung Ravintsaraöl

- *5 Tropfen Ravintsaraöl ins Wasser einer Duftlampe*
- *2 Tropfen zum Schnuppern auf den Handrücken*
- *10 Tropfen als Raumspray in eine 100-Milliliter-Sprühflasche*
- *Kann mit Eukalyptusöl für Atemübungen kombiniert werden*

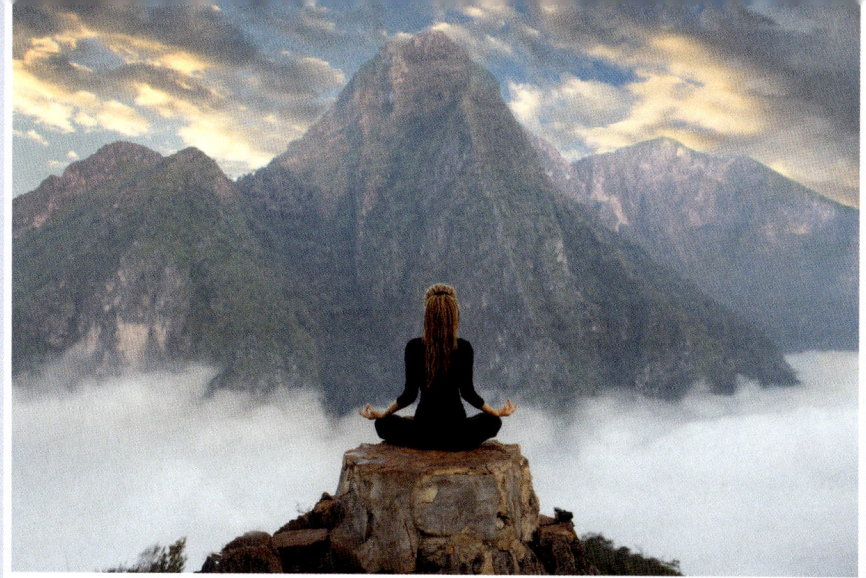

GELASSENHEIT FINDEN

Gelassenheit ist das Gegenteil von Unruhe, Nervosität und Empfinden von Stress. Was empfindest du häufiger pro Tag? Unruhe oder Gelassenheit?

Gelassenheit ist als die Fähigkeit definiert, innere Ruhe und eine unvoreingenommene Haltung in schwierigen Situationen zu bewahren. Kleines Beispiel: Du bist mit deinem Auto unterwegs, zeitlich etwas zu knapp für einen vereinbarten Termin, du bist nervös deswegen. Du siehst einen freien Parkplatz, setzt den Blinker und dennoch schnappt dir ein anderer Autofahrer diesen dringend benötigend Parkplatz weg. Spätestens jetzt ist deine ohnehin schon geschrumpfte Gelassenheit gänzlich weg, du bist mehr als unruhig und dieser Modus schlägt eventuell sogar in Aggressivität um. Als körperliche Reaktion wird mit deiner steigenden Nervosität dein Atemrhythmus schneller und das Atemaustauschvolumen geringer. Auf diese Weise verlierst du körperliche wie mentale Energie, weil du dich über den ignoranten wie arroganten Autofahrer aufregst, und findest schwerlich zu deinem ruhenden Kern zurück, was dich beim anschließenden Termin auch nicht besonders gut rüberkommen lässt.

Solche Erlebnisse triggern in deinem Gehirn das Unterprogramm der Überlebenssicherung, und so wird etwas eigentlich so Banales wie ein freier Parkplatz zu einem Kampf, der allerdings in den meisten Fällen nicht mehr als solcher ausgetragen, sondern maximal durch verbale Attacken ausgefochten wird. Verbale Attacken sind die moderne Form des Kampfes ohne Blut, die doch mit Verletzungen einhergehen und den Attackierten und dich selbst noch für einige Zeit danach im übertragenen Sinn »bluten lassen«, mindestens jedoch aufwühlen. Wenn du am Abend von diesem unverschämten Autofahrer erzählst, regst du dich noch einmal auf und deine Zuhörer aus solidarischem Mitgefühl mit dir, obwohl sie gar nicht dabei waren. Auf diese Weise breitet sich statt Gelassenheit Unruhe im kollektiven Energiefeld aus. Echte Gelassenheit wäre eine energieschonende Alternative.

Über die Kontrolle deiner Atmung, über bewusste Lenkung deines Atemflusses, kannst du dich im Akutfall situativ relativ schnell wieder beruhigen, weil die Form deiner Atmung Ausdruck deiner Emotionalität, deiner inneren Verfassung ist. Der Körper selbst unterscheidet nicht zwischen guten oder schlechten Situationen, zwischen günstig oder ungünstig. In aufmerksamer Bewusstheit kannst du die Lage aber unterscheiden und über gezielte ruhige Atmung deinem Körper verdeutlichen, dass du dich jetzt nicht aufregen möchtest. Dein Körper weiß nämlich nur, ob er jetzt aufgrund äußerer Umstände schneller zwecks Energiebereitstellung atmen muss oder ob er den Atemrhythmus wieder zur Entspannung und Regeneration verlangsamen kann. Dein Kopf allerdings meint, alles werten und beurteilen zu müssen, was schnell mal in eine energiezehrende Aufregung umschlägt. Er hält sich für den alleinigen Anführer und Kontrolleur deines Seins und bringt dich gegebenenfalls durch deine mentale, körperliche wie emotionale Aufregung ob des Parkplatzereignisses dazu, noch später und desolater zum Termin zu kommen. Entscheide du, indem du deine wertenden Gedanken kontrollierst, ob du dich künftig weiter von deinem Ego-Programm im Kopf beherrschen lassen möchtest oder ob du deine wachsende Bewusstheit dafür einsetzt, im Modus der Gelassenheit zu sein. Mit ruhiger Atmung bringst du deinen Kopf und Körper zur Ruhe. Klar ist ohnehin: Parkplatzsuche und Pünktlichkeit entscheiden nicht über Tod oder Leben. Atmung ist Leben und bewusste Atemlenkung ist Selbstheilung und schenkt dir profunde Gemütsruhe.

Nicht nur in einer akuten Situation, sondern generell und dauerhaft ist es möglich, mit Atemübungen Gelassenheit und innere Stärke in dir zu manifestieren. Die folgende Reinigungsatmung befreit dich erstmalig und dann immer wieder gründlich von bereits angesammelten mentalen wie emotionalen Giften in deinem Körper-Geist-System. Diese Grundreinigung ist nötig, um nicht bei jedem Event zu explodieren, wenn mal wieder ein Tropfen Öl dein inneres Fass zum Überlaufen oder gar zur Entzündung bringt. Die Reinigungsatmung empfiehlt sich als eine Art Intensivreinigungskur über einige Wochen, um sie dann später in wiederkehrenden Abständen zu machen, da immer wieder neue Erlebnisse angesammelt werden, die sich festsetzen. Alle Prägungen und emotionalen Erfahrungen werden in deinem Geist sowie in deinem Körper abgelagert – so wirst du im Laufe deines Lebens zu einem Depot aus explosiven Giftstoffen, die nur darauf warten, abgerufen und endlich wieder gebraucht zu werden. Initialzündung sind in der Regel deine Erwartungshaltungen an andere – exemplarisch die Erwartungshaltung an Autofahrer, im Kontext der allgemeingültigen Verkehrsregeln rücksichtsvoll zu agieren. Was aber, wenn die Lage des Autofahrers im oben genannten Beispiel noch prekärer war, ein echter Notfall im Vergleich zu deinem Zuspätkommen? Dann lägst du mit deiner Bewertung völlig falsch. Vielleicht hatte der andere Autofahrer sogar den kosmischen Auftrag, dich auszubremsen, um dich zur Besinnung, zur Ruhe zu bringen. Wer weiß das schon?

Setze im Akutfall die kurze Form der »Ich bin«-Atmung (siehe Seite 59) ein und als künftige Grundeinstellung empfehle ich, langfristig nach der Maxime »nichts von anderen erwarten« zu leben. Dazu verhilft dir die nachfolgende Atemübung. Mache dir bewusst: Es ist nicht wirklich möglich, Verhaltensweisen bei anderen Personen als selbstverständlich vorauszusetzen, denn Menschen agieren, wie es ihnen im Rahmen ihres Bewusstheitsgrades möglich ist. Es gibt diverse ethische Vorstellungen, Gewohnheiten und Umgangsformen. Alles ist letztlich eine Frage der Perspektive, aus der man Dinge betrachtet. Ein außerirdisches Wesen, das auf die Erde kommt, würde sich vielleicht angesichts eines Kampfes um einen Parkplatz lachend amüsieren. Natürlich gibt es Situationen, in denen Standpunkte und Meinungen vertreten werden sollten, aber auch dies gelingt überzeugender aus einer Haltung der Gemütsruhe statt Aggressivität. Und weil du weder in den Köpfen noch in den Lebensumständen anderer Personen steckst, also nie weißt und auch nicht wissen musst, was sie zu ihren Handlungen und Aussagen antreibt, mache dir dein Leben nicht durch Erwartungshaltungen schwer. Entscheide dich für Leichtigkeit und Gelassenheit in jeder Lebenslage, möge sie günstig oder ungünstig sein. Just breathe.

ATEMÜBUNG: REINIGUNGSATMUNG

Nimm dir mindestens eine halbe Stunde Zeit, um in Abgeschiedenheit deinen Körper und Geist mittels dieser Atemübung zu reinigen. Setze dich an deinem heiligen Platz zu Hause auf ein Meditationskissen oder suche dir in freier Natur einen angenehmen Ort. Diese Atemübung braucht Zeit und ist erst abgeschlossen, wenn alle drei Reinigungsstufen vollzogen sind.

Du wirst dich mit dieser Atemmeditation symbolisch von drei Giften reinigen: Das erste Gift ist das Gift der Begierde, das in dir schlummert und alles haben will, und zwar so, wie dein Kopfprogramm es erwartet. Das zweite Gift ist das Gift der Aggression, das auch du – so friedliebend du auch sein magst – wie jeder Mensch in dir trägst. Das dritte Gift ist das Gift der Illusion. Dieses Toxin macht dir vor, dass alles so zu sein hat, wie du es mit deinen Sinnesorganen wahrnimmst und wie du es für dich interpretierst und wünschst. Illusionen sind giftig, weil sie durch Wünsche und Erwartungen in deinem bewertenden Kopf entstehen und weil sie dem Ego entspringen (das sehr oft beleidigt ist). Im reinen Herzen entstehen Wünsche, die Visionen sind und von Liebe statt vom Ego belebt werden.

Bitte sei dir während der Atemübung bewusst, dass du mit deiner inneren Reinigung nicht deine Umwelt verschmutzt, sondern Mutter Erde sehr wohl weiß, wie und wohin sie deine bildhaften Gifte entsorgen und zu Nützlichem verwandeln kann.

»Gleichgewicht, Balance und Harmonie in jeder Lebenslage – möge sie günstig oder ungünstig sein – wird der vollendete Zustand des Yoga genannt.«

Patanjali (um 400 vor Christus)

REINIGUNG VOM GIFT DER BEGIERDE

1. Reinige deine oberen Atemwege durch gründliches Schnäuzen der Nase.

2. Danach lass deine Atmung eine Zeit lang als Atemwelle (siehe ab Seite 97) ein- und ausfließen.

3. Nun verschließe mit deinem rechten Daumen das rechte Nasenloch und atme nur über dein linkes Nasenloch ein und aus. Achte darauf, dass dein Rücken aufgerichtet ist und deine Schultern locker bleiben.

4. Stelle dir vor, wie aus deinem Unterleib eine trübe, schwarze Flüssigkeit zur Nase aufsteigt und über das linke Nasenloch ausfließt. Visualisiere, wie die schwarze Flüssigkeit von deiner Nase vor dir zur Erde strömt und im Erdreich versickert. Mit jedem Atemzug reinigst du dich vom Gift der Begierde.

5. Nach einiger Zeit, wenn der Fluss des schwarzen, flüssigen Gifts allmählich abebbt, stelle dir vor, weißes Licht (weiter über das linke Nasenloch) einzuatmen. Lass dieses klare, reine Licht in deinen Beckenraum und Bauchraum fließen, der nun gereinigt, der nun frei von Altem ist und glänzendes Licht in sich aufnehmen kann und nach außen strahlt.

REINIGUNG VOM GIFT DER AGGRESSION

1. Anschließend verschließe mit deinem linken Daumen das linke Nasenloch und atme nur über dein rechtes Nasenloch ein und aus. Achte darauf, dass dein Rücken aufgerichtet ist und deine Schultern locker bleiben.

2. Visualisiere, wie aus deiner Körpermitte eine dicke, rote Flüssigkeit zur Nase aufsteigt und über das rechte Nasenloch aus dir heraus hinunter zur Erde fließt. Mit jedem Atemzug reinigst du dich von dem Gift der Aggression, das vor dir im Erdreich versickert.

3. Wenn der Fluss des roten Gifts nach einiger Zeit allmählich abebbt, stelle dir vor, rosa Licht (weiter über das rechte Nasenloch) einzuatmen.

4. Lass rosa Licht in deinen nun gereinigten Brustkorb und Herzraum fließen, bis auch diese Körperregion von innen heraus rosa erstrahlt.

REINIGUNG VOM GIFT DER ILLUSION

1. Lege anschließend deine Hand nach unten und achte darauf, dass auch im dritten Teil der Atemübung dein Rücken aufgerichtet ist und deine Schultern locker bleiben.

2. Lass beide Nasenlöcher zum Ein- und Ausatmen offen und konzentriere dich auf einen Punkt in der Mitte der Stirn (»Stirnchakra« oder »drittes Auge« genannt).

3. Visualisiere, wie aus deinem Kopf über das Stirnchakra eine graue Flüssigkeit zur Erde fließt und dort versickert. Mit jedem Atemzug reinigst du dich vom Gift der Illusion, das nach einiger Zeit allmählich geringer ausfließt.

4. Wenn dein Kopf leerer ist, atme in deiner Vorstellung hellblaues Licht ein, so lange, bis dein Kopf ganz klar und leicht ist und in hellblauem Licht glänzt.

5. Beende deine Reinigungsatmung mit Dank an Mutter Erde, die deine Gifte in sich aufnimmt und auflöst.

NACHKLANG

1. Verweile noch etwas in deiner Meditationshaltung und lass deine Atmung fließen, wie es dein Körper möchte.

2. Spüre, was es für dich zu spüren gibt.

3. Zur Beendigung der meditativen Atemübung richte deine Sinne sanft nach außen und dehne dich sanft und wohlig.

Wann: einmal täglich zu Hause oder in der Natur
Wie lange: mindestens 15 meditative Minuten
Level: leicht
Heilsame Wirkung: Reinigung von Altem und Vergangenem für Gelassenheit im Jetzt

BEGLEITENDE MEDITATION: WEITE DER BERGE

> »Durch Üben können wir den Zustand der Gelassenheit erlangen, der frei ist von Verlangen, das aufgrund täuschender Sinneswahrnehmungen entstanden ist, und der frei ist von Verlangen, das durch bisherige Erfahrungen geweckt worden ist.«
>
> Patanjali (um 400 vor Christus)

Versetze dich auf einen hohen Berg und nimm aus höchster Perspektive das menschliche Treiben auf der Erde wahr. Beobachte, wie Menschen von hier nach dort eilen, an Dingen hängen und an Meinungen anhaften und eingeengt innerhalb ihres selbst gesteckten Lebensrahmens agieren. Du siehst das Erdenleben aus einer höheren, weiten Perspektive, siehst, dass vieles klein und nichtig ist in Anbetracht des großen Ganzen. Du siehst die hohen Berge der Natur, Schönheiten, von der Schöpfung erschaffen. Du siehst die Weite des Himmels, weißt vom unendlichen Universum über dem blauen Himmel und von der Winzigkeit deiner selbst. Und doch bist du ein elementarer Teil des Ganzen, ein Teil des gesamten Bildes, das die Schöpfung malt und immer wieder neu gestaltet. Du kannst dein Leben jeden Tag neu gestalten, musst nicht an alten Dingen und alten Regeln hängen. Löse dich von Vergangenem und fühle die Freiheit in deinem Herzen.

Affirmation

Ich betrachte die Dinge aus höherer Perspektive.

PASSENDE AROMAÖLE:
MYRTE UND/ODER MUSKATELLERSALBEI

Myrte ist das passende ätherische Öl, das dich bei deinem Atemritual unterstützt, um dich von Vergangenem in jeder Form (materiell, emotional oder mental) zu lösen. Das Aroma von Myrten neutralisiert deine eingebaute Bewertungsskala, öffnet deine Sichtweise und bringt dich in profunde Gemütsruhe. Myrtenaroma wird aus den Blättern des Myrtenstrauches gewonnen, der in Mittelmeerländern verbreitet ist. Das Öl ist der Göttin Aphrodite geweiht, der Göttin der Liebe zu allem, was ist. Myrtenöl unterstützt mit seinem Aroma jeden Neuanfang und schenkt Weisheit aus göttlicher Perspektive. In einer Duftlampe hilft Myrtenöl, Räume von negativen Schwingungen und Disharmonie zu befreien.

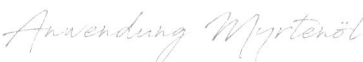

Anwendung Myrtenöl

- *8 Tropfen Myrtenöl ins Wasser einer Duftlampe*
- *2 Tropfen zum Schnuppern auf den Handrücken*
- *20 Tropfen als Raumspray in eine 100-Milliliter-Sprühflasche*
- *Kann mit Muskatellersalbeiöl kombiniert werden*

Muskatellersalbei ist eine immergrüne Pflanze, die in rosa bis violetten Farbnuancen blüht. Der süß-herbe Duft ist dem des Gewürzsalbei ähnlich, jedoch nicht als solcher verwendbar, da Muskatellersalbei eine euphorisierende, berauschende Wirkung hat, besonders in Verbindung mit Alkohol. Muskatellersalbei wird in der Aromatherapie zur Förderung der Inspiration eingesetzt, weil er gegen geistige Blockaden wirkt, den Geist öffnet und zu neuen Denkweisen und Wegen ermuntert und gleichzeitig beruhigend wirkt.

Anwendung Muskatellersalbeiöl

- *7 Tropfen Muskatellersalbeiöl ins Wasser einer Duftlampe*
- *1 Tropfen zum Schnuppern auf den Handrücken*
- *10 Tropfen als Raumspray in eine 100-Milliliter-Sprühflasche*
- *Kann mit Myrtenöl kombiniert werden*

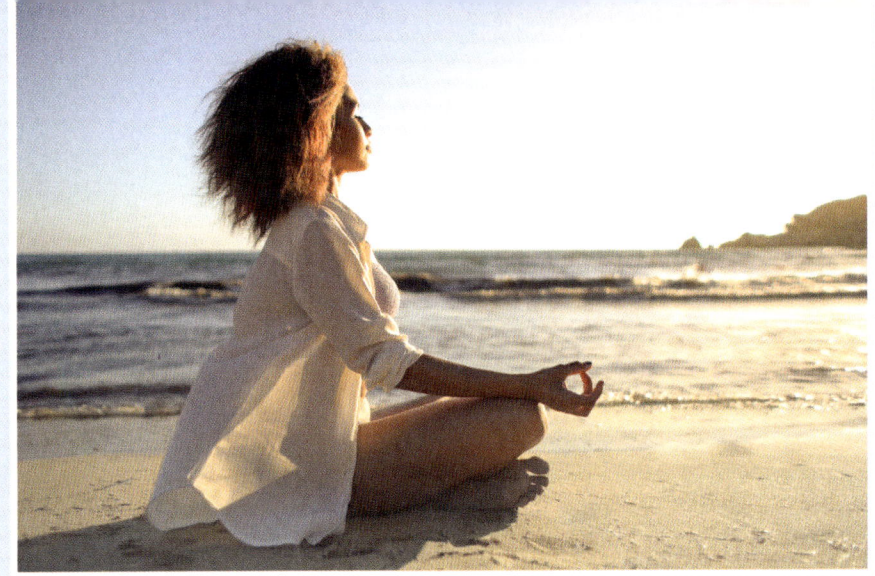

HORMONSYSTEM FÖRDERN

Das hormonelle Gefüge des Körpers steuert uns Menschen viel mehr, als uns bewusst ist – und auch viel mehr, als uns manchmal lieb ist. Atmen, bewusst zu atmen, hilft dir auch bei diesem Thema, denn die Atmung geht immer allen anderen Körperfunktionen voran. Durch die Hormone werden nicht nur körperliche Funktionen ausgelöst, sondern auch deine Gemütsverfassung, deren Bandbreite von himmelhoch jauchzend bis zu Tode betrübt mit zahlreichen Nuancierungen dazwischen reichen kann. Bewusste Atmung beruhigt jedes Gemüt.

Hormone sind biochemische Botenstoffe, die von den endokrinen Drüsen bei Bedarf und unter Anordnung der Kontrollorgane Hypothalamus und Hypophyse in die Blutbahnen ausgesendet werden, um im Körper spezifische Reaktionen wie beispielsweise die Bereitstellung von Kraft oder Emotionen wie Freude und Frust auszulösen oder die Botschaft »Hunger« zu senden. Das Hormonsystem des Menschen ist sehr raffiniert organisiert und fein abgestimmt und reguliert sich unter normalen Lebensumständen ein Leben lang selbst. Leider sind unsere Lebensumstände nicht immer normal und kaum noch natürlichen Zyklen, sondern einer künstlichen Lebensweise untergeordnet – mit entsprechenden Folgen für den menschlichen Organismus. Hormone werden pharmazeutisch hergestellt und eingesetzt, zudem sind heute künstliche Hormone in Fleisch und im Grundwasser nachweisbar. So gelangen Hormone über die Nahrungskette ohne dein Wissen in deinen Körper und können in ungünstigen Fällen für Gewichtszunahme oder Sterilität verantwortlich sein. Der Idealzustand des Hormonsystems ist der natürliche Ablauf, so wie von der Schöpfung vorgesehen.

Hormonelle Prozesse laufen unbewusst und unwillkürlich ab und können – außer durch pharmazeutische Einnahmeprodukte – kaum verändert werden. Gleichwohl können Atembewusstheit und Atemlenkung, die aller Lebendigkeit stets als erste Priorität vorausgeht, eingesetzt werden, um sich das gerade zutage tretende, hormongesteuerte Verhalten bewusst zu machen, um Schwankungen des Hormonsystems zu nivellieren und die Hormonproduktion zeitlebens zu fördern. Wozu? Weil Hormone Psyche und Körper miteinander verbinden, also auch für Harmonie und Wohlbefinden sorgen, und andererseits jung und vital halten. Unter Umständen können

Hormone Raubbau an deinen Körpersubstanzen betreiben, wenn die Balance gestört ist. Denn einige spezifische Hormone verweilen, einmal ausgesendet, lange als Botenstoffe im Blutsystem und werden erst nach rund drei Monaten wieder abgebaut.

Hormone haben Einfluss auf den Stoffwechsel und initiieren Körperreaktionen, die – vereinfacht ausgedrückt – aufbauend (anabol) oder abbauend (katabol) wirken. Anabolismus wird unter Leistungsanforderung hervorgerufen und Katabolismus (das altgriechische *katabolismos* bedeutet »Kräfteverfall«) ist die angemessene Reaktion des Körpers bei oder nach Belastung. Während die hormonellen Botenstoffe Anabolismus anordnen, werden die für den Aufbau nötigen Substanzen der vorhandenen Körpersubstanz entnommen, weil jeder Körper sein eigener Energieträger und Energielieferant ist.

Hormone wie Cortisol, Aldosteron, Testosteron oder Progesteron bauen einerseits Substanz auf (das altgriechische Wort *stereos* bedeutet »fest«), wirken jedoch, wenn sie langfristig im Übermaß vom endokrinen System ausgeschüttet werden, abbauend. Das sogenannte Stresshormon Adrenalin, das in der Nebenniere synthetisiert wird, macht rasche, kurzfristige Energiebereitstellung im Organismus möglich, ist jedoch in hohem Maße und über längere Zeit katabol. Adrenalin bewirkt als dauerhafter Botenstoff im Blut einen kaum umkehrbaren Kräfteverfall, der mit systemischen Erkrankungen wie Immunschwäche, Erschöpfungs- und Burn-out-Syndrom oder mit Herzinfarkt einhergeht. Adrenalin kann auch körperliche Depressionen auslösen, die sich beispielsweise durch chronische Kopf- oder Rückenschmerzen zeigen. Für viele Leute ist der moderne Arbeits- und Lebensalltag ein Notfalldauerzustand mit permanenter Leistungsanforderung, also Adrenalinausschüttung; auch weitere Stresshormone spielen eine Rolle. Dieser Modus geht immer mit rascher wie flacher Atmung einher. Wenn du auch zu dieser Gruppe von Leuten gehörst, die zu oft oder sogar anhaltend im Stressmodus sind, hilft es dir, deine Atemzyklen zu modulieren und zu kontrollieren, um hormonbedingte Körperreaktionen abzufedern. Über gelenkte, ruhige Atmung sendest du deinem Körper die Botschaft: Es liegt kein Notfall vor.

Und was ist mit den Glückshormonen? Kann es davon auch zu viel im Blut geben? Ja und nein. Dopamin, Serotonin, Endorphine und Oxytocin bewirken eine sanfte Stimulation im Menschen, fördern körperliche wie geistige Entspannung, versetzen in einen ausgeglichenen Gemütszustand, können aber auch schmerzlindernd und betäubend wirken. Genau wie bei der Gruppe der Stresshormone – und wie eigentlich immer im Leben – kommt es auf das richtige Maß, die passende Dosis, an. Wenn du beispielsweise verliebt bist, bist du überglücklich, aber vielleicht auch ein wenig blind. Dein ganzer Körper wird hormonell auf die Fähigkeit der Fortpflanzung zwecks Arterhaltung der Gattung Mensch eingestellt – da muss man gar nicht so genau hingucken. Wenn die biochemische Reaktion des Verliebtseins im Organismus nach einigen Monaten abflaut, kommt es erst zum klaren Erkennen und Kennenlernen des Partners ohne Brillenfilter mit rosa Gläsern, und dann wird es spannend zu sehen, ob die Partnerschaft wirklich passt. Bewusste Atemlenkung hilft dir jederzeit, deine Sinne konzentriert einzusetzen, zu erkennen und zu genießen, was es zu erkennen und zu genießen gibt.

Augenscheinlich und oft erlebt wird ein hormonelles Ungleichgewicht in Lebensabschnitten oder Zeitzyklen wie …

- Pubertät,
- Wechseljahre,
- prämenstrueller oder menstrueller Phase und
- Schwangerschaft.

In diesen Phasen wird überdeutlich, wie sehr hormonelle Botenstoffe das körperliche, vor allem aber auch das mentale wie emotionale Wohlbefinden beeinflussen oder gar dominieren können. Wie Fluten überschwemmen spezifische Hormone wellenförmig den Organismus und ziehen sich wie bei Ebbe aus dem Blutsystem zurück. Pubertierende Teenager nehmen sich und ihr Umfeld im hormonellen Überschwang plötzlich ganz anders wahr. Manch eine Frau wird in der prämenstruellen Phase zur Furie oder verfällt in zeitweilige Melancholie. Und während der Schwangerschaft verändert sich offenkundig die ganze Welt. Die Wechseljahre bei Frauen und Männern (!) um die 50 steigern die innere Hitze und anfänglich die sexuelle Lust, später unter Umständen sexuelle Unlust oder führen in mentalen Lebensfrust, weil im zunehmenden Lebensalter weniger Botenstoffe von den Hormondrüsen produziert werden und das hormonelle Gefüge für einige Jahre aus der bisher gewohnten Balance kommt, bis es sich wieder nivelliert hat. Bewusste Atmung hilft, dein körperliches Sein zu fördern und so auch deine Hormondrüsen mit dem Wichtigsten zu versorgen: Sauerstoff.

»Der Atem ist das heiligste und kostbarste Geschenk. Er verbindet mich in jedem Augenblick mit der geistigen Welt. Der Atem ist ein Vehikel der Kraft und unser effektivstes, stets verfügbares Werkzeug für unsere spirituelle Arbeit.«[7]

Loren Cruden (geb. 1952)

ATEMÜBUNG: ATEMWELLE

Mit der nachfolgenden Übung beginnst du, deinen unbewussten Status von »Es atmet mich« in »Ich atme mich« zu verändern. Die Atemwelle schenkt fundamentales Wohlgefühl, weil du alle inneren Funktionen deines Körpers mit dieser Atempraxis förderst. Sie hat gleich mehrere positive Effekte auf dein Sein: Sie macht dir deine komplette Atemkapazität bei der Einatmung und Ausatmung bewusst. Sie lässt dich alle Körperregionen spüren, die sich während des Atemvorgangs bewegen. Die Atemwelle lehrt dich, deine Atemzyklen zu verlängern. Sie schenkt deinem Körper Zeit, innerliche Vorgänge, wie beispielsweise Hormonausschüttungen, auszubalancieren. Die Atemwelle beruhigt und entschleunigt dein gesamtes Körper-Geist-System und befähigt dich, die Hormonwellen, die dich körperlich, mental wie emotional überfluten, selbst zu formen und zu kontrollieren.

Der Atemritus Atemwelle umfasst vier Abschnitte, die du nacheinander sitzend, mit freier Nase, freiem Rücken sowie aufgerichtetem Oberkörper und Kopf praktizierst. Beginne mit einigen tiefen Atemzügen, bis dein Geist und dein Körper sich auf die meditative Übung eingestellt haben. Bauchatmung, Flankenatmung und Lungenspitzenatmung sind drei Abschnitte der Atemwelle, die als Atembeobachtung dienen, das heißt, sie werden vollzogen, ohne die Atemtiefe zu beeinflussen. Der vierte Teil, die komplette Atemwelle, verbindet die drei vorangegangenen Bewegungen des Körpers zu einer harmonischen wie voluminösen Atmung, die auch Yogavollatmung genannt wird.

FÜHLE DEINE BAUCHATMUNG

1. Konzentriere dich auf deinen Nabel und lege deine Hände sanft auf deinen Bauchraum.

2. Fühle die Bewegung der Bauchdecke beim Einatmen, die von der Bewegung des Zwerchfells im Bauchinneren verursacht wird, wenn sich der Atemmuskel in Richtung Bauchorgane verformt und so die Lungenflügel mit nach unten zieht, damit sie Atemluft einsaugen. Auch wenn keine Luft in den Bauchraum fließt, wölbt sich die Bauchdecke nach außen, weil die Lungenflügel sich mit der Verlagerung des Zwerchfells mit Luft füllen.

3. Fühle, wie sich deine Bauchdecke beim Einatmen wölbt und beim Ausatmen sanft ins Körperinnere senkt, wenn die Lungenflügel sich leeren und das Zwerchfell sich wieder in seine ursprüngliche Position zurückformt.

4. Versuche, während der Bauchatmung den Brustkorb unbewegt zu lassen.

5. Beobachte die Bewegung im Bauchraum, ohne deine Atemzüge zu steuern oder zu vertiefen.

6. Vollziehe die Bauchatmung etwa 20-mal.

FÜHLE DEINE FLANKENATMUNG

1. Konzentriere dich auf deine Rippen und lege deine Hände sanft an deine linke und rechte Brustkorbhälfte.

2. Fühle die seitliche Ausdehnung deines Brustkorbs während der Einatmung, wenn sich die Rippen seitlich wie auch im Rücken auseinanderdehnen, weil die Lungenflügel sich mit Atemluft füllen.

3. Beobachte, wie sich die Rippen langsam zusammenziehen, wenn dein Körper ausatmet.

4. Versuche, während der Flankenatmung deinen Bauchraum unbewegt zu lassen.

5. Beobachte die Bewegung an deinen Flanken, ohne deine Atemzüge zu steuern oder zu vertiefen.

6. Vollziehe die Flankenatmung etwa 20-mal.

FÜHLE DEINE LUNGENSPITZENATMUNG

1. Konzentriere dich auf deine Schultern und ertaste mit deinen Fingern deine Schlüsselbeine.

2. Lege zwei Finger sanft in die Kuhlen unterhalb (nicht oberhalb!) deiner Schlüsselbeine, denn in diesem Bereich sind die Lungenspitzen mit Muskeln und knöchernem Brustkorb verbunden.

3. Beobachte, wie sich deine Schlüsselbeine beim Einatmen ein wenig heben und beim Ausatmen absenken.

4. Versuche, während der Lungenspitzenatmung deinen Bauchraum und deine Flanken unbewegt zu lassen.

5. Beobachte die Atembewegung, ohne deine Atemzüge zu steuern oder zu vertiefen, auch wenn die annähernd alleinige Lungenspitzenatmung nur sehr flache und kurz getaktete Atemzüge vollzieht.

6. Vollziehe die Lungenspitzenatmung etwa 20-mal.

7. Dann pausiere für einen Moment, entspanne deinen Rücken und deine Arme.

ATME DIE ATEMWELLE

1. Richte deinen Oberkörper wieder auf. Lass Nacken, Schultern und Arme locker während der vierten Stufe, die Yogavollatmung genannt wird. Es geht nun um lange, voluminöse Atemzüge, so wie es natürlicherweise für den Körper vorgesehen ist.

② Mach dir nochmals die drei Atemregionen Bauch, Flanken und Schlüsselbeine bewusst.

③ Atme aus.

④ Wenn du nun einatmest, vollziehe zuerst die Bauchatmung.

⑤ Atme weiter ein und lass die Atmung zu deinen Flanken hinfließen.

⑥ Atme noch weiter ein, ziehe die Atemluft bis in deine Lungenspitzen und spüre, wie sich deine Schlüsselbeine und Schultern heben.

⑦ Jetzt ist deine Einatmung komplett. Halte für einige Momente deine Atmung an. Genieße diese Atempause, diese Bewegungslosigkeit deines Körpers und Stille in deinem Sein.

⑧ Beginne danach mit der Ausatmung, indem du deine Bauchdecke sanft in dein Körperinneres ziehst.

⑨ Atme weiter aus, ziehe die Bauchdecke weiter ein, bis sich deine Rippen an Flanken und Rücken absenken.

⑩ Atme noch weiter aus, bis sich deine Schlüsselbeine und Schultern senken.

⑪ Wenn dein Atemvolumen weitestgehend ausgeflossen ist, halte wieder für einige Momente eine meditative Atemstille.

⑫ Danach lass die Atemwelle über Bauch, dann Flanken und dann Lungenspitzen langsam in dich hineinfließen.

⑬ Halte wieder Atemstille.

⑭ Lass die Atemwelle immer wieder in der Reihenfolge Bauch-, Flanken- und zum Schluss Lungenspitzenatmung in deinen Körper hinein- und hinausfließen. Wiederhole den Ablauf Atemstille, Atemwelle einatmen, Atemstille, Atemwelle ausatmen etwa 20-mal oder häufiger.

⑮ Wenn du deine Praxis der Atemwelle beenden möchtest, runde deinen Rücken für einen Moment, sitze bequem und spüre der beruhigenden wie belebenden Wirkung dieser Atemübung nach.

Wann: ein- bis dreimal täglich zu Hause oder in der Natur
Wie lange: mindestens 15 meditative Minuten
Level: mittel
Heilsame Wirkung: gleicht hormonelle Schwankungen aus und beruhigt das Gemüt

BEGLEITENDE MEDITATION: WELLEN AM MEER

Während oder nach deiner Praxis der Atemwelle stelle dir vor, du säßest an einem wunderschönen Strand im warmen Sand in einem exotischen Land. Du riechst Meeresluft, gepaart mit dem Duft tropischer Bäume und süßer Früchte. Du fühlst, wie du an diesem Ort ganz mit dir, mit deiner Mitte und mit deinem Ursprung verbunden bist. Dein Blick ist auf das Wasser des türkisblauen Meeres gerichtet und die Weite der Welt wird nur vom Horizont scheinbar begrenzt. Von dort, von weit draußen auf dem Meer, unter dem entfernten Horizont, kommen die Wellen, die zärtlich den Sandstrand vor dir streicheln, verbunden mit sanft plätschernden Klängen, die nur das Meer in sich trägt und entstehen lassen kann. Die Wellen gleichen sich stets miteinander aus, formen und fördern sich gegenseitig, steigen auf und glätten sich. Die Meereswellen kommen zu dir und ziehen sich wieder in die Weite des Ozeans zurück, ganz so, wie deine Atemwellen zu dir kommen und aus deinem Körper wieder sanft hinausgleiten, hinaus in den Himmel. Die Wellen des Meeres und die Wellen der Atmung tragen die Liebe der Schöpfung und die heilende Kraft der Lebendigkeit in sich ... für dich.

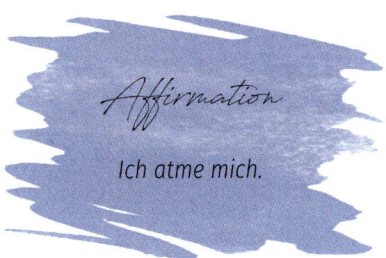

Affirmation

Ich atme mich.

PASSENDE AROMAÖLE
SANDELHOLZ UND/ODER ZIMT

Sandelholz verströmt ein samtig-warmes wie trocken-würziges, eher männliches Aroma, das wie kaum ein anderes eine exotisch-orientalische Atmosphäre herbeizaubert. Das ätherische Öl wird in unterschiedlichen Qualitäten aus dem frischen Holz des Sandelholzbaumes gewonnen, der in asiatischen Ländern und in Indien als immergrüner Baum weitverbreitet ist. Ähnlich wie Hormone kann Sandelholzessenz einerseits euphorisierend oder auch beruhigend wirken, in jedem Fall ist Sandelholzöl geeignet, um die innere Zufriedenheit zu fördern. In der Aromatherapie wird ätherisches Sandelholzöl bei sexueller Unlust, bei Beschwerden in den Wechseljahren oder während des Menstruationszyklus und während der Schwangerschaft eingesetzt.

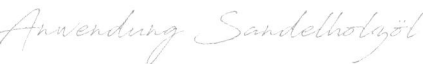
Anwendung Sandelholzöl

- 6 Tropfen Sandelholzöl ins Wasser einer Duftlampe
- 1 Tropfen zum Schnuppern auf den Handrücken
- 15 Tropfen als Raumspray in eine 100-Milliliter-Sprühflasche
- Kann mit Zimtöl kombiniert werden

Zimt wird als Gewürz aus der zermahlenen, schuppigen Baumrinde und als ätherisches Öl aus Rinde, Blättern und Blüten über Wasserdampfdestillation gewonnen. Die ölige Essenz verstärkt die Wirkung aller anderen Duftöle, wie auch Zimtgewürz, sparsam dosiert, den Eigengeschmack von Nahrungsmittel verstärken kann (zum Beispiel von Karotten). Als Öl für eine Duftlampe ist es ideal; für äußere Anwendung auf der Haut bitte nicht verwenden, da es auch als Lokalanästhetikum eingesetzt wird und zudem Hautreizungen hervorrufen kann. Zimtöl wirkt antidepressiv, es löst psychische Anspannung, wirkt erdend und vermag den Menstruationsfluss zu erleichtern.

Anwendung Zimtöl

- 6 Tropfen Zimtöl ins Wasser einer Duftlampe
- 1 Tropfen zum Schnuppern auf ein Taschentuch
- 10 Tropfen als Raumspray in eine 100-Milliliter-Sprühflasche
- Kann mit Sandelholzöl kombiniert werden

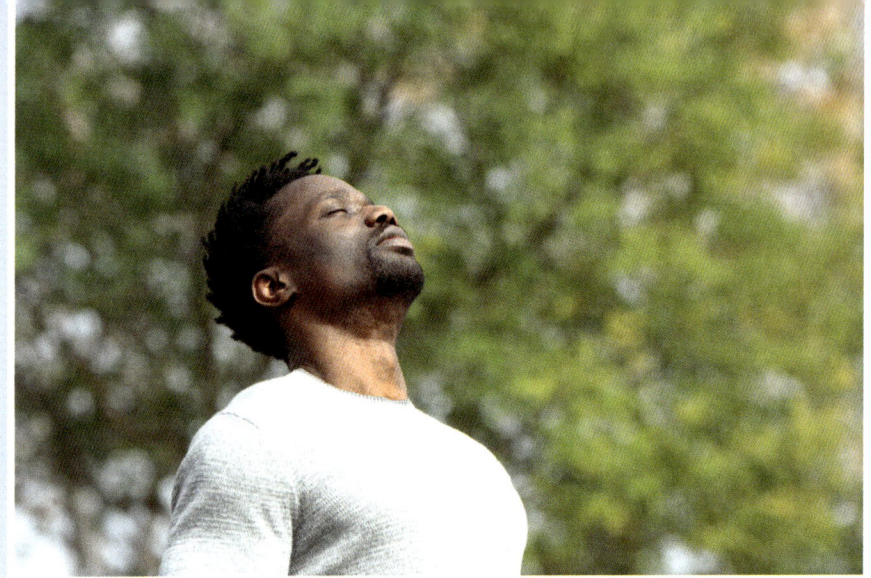

JUNG BLEIBEN

Gibt es einen Jungbrunnen? Ein Elixier, das ewige Jugend verspricht und dieses Versprechen auch hält – oder zumindest ein lang anhaltendes Gefühl von Jungsein vermittelt? Einen Zaubertrank kenne ich nicht, weiß aber um die Zauberkraft intensiver Atemübungen. Wenn du atmest, erfrischst du dich mit jedem Atemzug aufs Neue, beginnst mit jedem Atemzug ein neues Leben. Bewusste Atmung intensiviert diesen Erneuerungseffekt, weil so dein Organismus in erhöhtem Maß mit Sauerstoff aufgepeppt wird. Atemluft und ein vitales, junges Körpergefühl sind ein Paar fürs ganze Leben. Die indische Mythologie kennt dazu eine schöne Geschichte. Sie sagt: »Gott Shiva schenkt jedem Wesen eine festgelegte Anzahl von Atemzügen für einen Lebenszyklus. Wer diese Atemzüge schnell verbraucht, dessen Leben geht jung zu Ende. Wer langsamer atmet, lebt lange und gesund.«

Tatsächlich gibt es Korrelationen zwischen Atemfrequenzen und Lebensdauer. Mäuse atmen schnell, circa 160-mal pro Minute, und haben eine natürliche Lebenserwartung von zwei bis drei Jahren. Ein Elefant atmet rund sechsmal pro Minute und wird über 70 Jahre alt. Ein Finnwal nimmt maximal einen Atemzug pro Minute und erlangt bis zu 130 Lebensjahre. Wer langsamer atmet, atmet intensiver, lebt länger und altert offensichtlich langsamer. Durch Versuchsreihen mit Personen, denen in Druckkammern über Atemmasken Sauerstofftherapie verabreicht wurde, konnte nachgewiesen werden, dass nicht nur Sauerstoff im Körper mittels der roten Blutzellen angereichert, sondern auch der Alterungsprozess dieser Blutzellen entschleunigt wurde. Die Atemübungen in diesem Buch sind eine »Slower-Aging-Methode«, die ebenso einfach wie genial ist. Kostet nix, kann überall und jederzeit und von jeder Person eingesetzt werden, wirkt ad hoc erfrischend und obendrein dauerhaft vitalisierend.

Grundsätzlich stellt sich die Frage, warum Jungsein oder Jungaussehen so wichtig sind, dass manche Leute sich dafür unters Messer legen, sich Schönheitsoperationen unterziehen, Silikon in den Körper einpflanzen, Botox-Gift oder chemisch hergestellte Hyaluronsäure oder tierisches Kollagen spritzen lassen. Heutzutage scheint die kulturell-gesellschaftliche Prägung zum Thema Jungsein im Mittelpunkt allen Seins zu stehen, denn wer jung ist, kann leisten, wer alt ist, stört. Deine individuelle Selbstreflexion und Bewusstheit sind gefragt, um eine persönliche Entscheidung im Umgang mit dem Schönheits- und Jungseinwahn zu treffen und vorzuleben. Abwechslungsreiche Ernährung, angemessene körperliche Aktivität und soziale Integration halten auf natürliche Weise jung. Wer sich im Kopf und im Herzen aus mangelnder Lebensfreude alt fühlt, wird mit oder ohne künstliche Eingriffe frühzeitig altern. Freudiges Lachen ist für dich die beste Atemübung überhaupt.

Ersetzen wir das Wort »jung« durch »lange gesund«, verlieren Altersangaben ihre Dramaturgie, denn hinter der Angst vor ansteigenden Jahreszahlen versteckt sich genauer betrachtet immer die Angst vor Krankheit und schließlich vor dem körperlichen Tod. Lange gesund und jung zu bleiben, hängt mit Lebensgenuss, mit Enthusiasmus, mit Bewegungsfähigkeit, vitalisierender Ernährung und bewusster Atmung zusammen. Bewusste Atmung – und die damit verbundene gezielte Prana-Aufnahme – ist deine Trumpfkarte im Lebensspiel um Jung und Alt. Die Qualität und Quantität der im Körper bereitstehenden Lebensenergie des Prana ist das höchste Gut im Leben.

Auch fundamentales Wohlbefinden fördert dein Jungbleiben, da alle Ebenen deines Seins, also soziale, körperliche plus spirituelle Komponenten ausgewogen miteinander koexistieren. Diese harmonische Mischung ist, im Gegensatz zur ausschließlichen Fokussierung auf Job und materiellem Gut, ein heilsamer Lebensstil, der dich in deinem Erdenleben mit deinem Körperdasein, deinem weisen Seelenwissen und mit deiner spirituellen Herkunft verankert – und das verbindende Element ist deine Atmung. Deine Atempraxis ehrt und verehrt Prana und Prana ist das Elixier aus dem unerschöpflichen Jungbrunnen der Urquelle.

Stelle dir vor, dein Körper wäre ein Gefäß mit zahllosen Kammern unterschiedlicher Größe. Größere und kleinere Kammern werden über deine Atmung mit Sauerstoff versorgt, auch mit Prana, aber vielleicht gibt es auch Bereiche in deinem Körper, die nicht so gut mit Prana versorgt werden, weil immer alles schnell gehen muss im heute üblichen Lebensstil. Auch werden Prana-Vorräte schneller aufgebraucht. In manchen Bereichen beginnt also die Körperalterung schneller. Mache dir bewusst: Du hast sehr wohl die Macht und die Möglichkeit, alle Kammern deines Körpergefäßes in höchstem Maß mit Luft und Prana auszufüllen und auf diese Weise den natürlichen Alterungsprozess zu entschleunigen: Verlängere deine Atemzüge und ergänze sie so oft wie möglich durch Atempausen. Yogis messen ihre Lebenszeit nicht in kalendarischen Jahren, sondern in Atemzügen und sie bemühen sich, die ihnen aus göttlicher Hand zugeteilte Anzahl der Atemzüge möglichst sparsam zu verwenden.

ATEMÜBUNG: ATEMPAUSE

Die Atemübung »Atempause« zeigt dir, wie du dir deine Atemfrequenz sowie die Dauer deiner Atemzüge bewusst machen und mit dem Ziel verbinden kannst, die Atemzyklen zu verlängern. Zwischen der Einatmung und der Ausatmung sowie zwischen Ausatmung und Einatmung hältst du jeweils eine Atempause. Ein Moment der Atemstille zwischen der Aufnahme und der Abgabe von Atemluft ist eigentlich physiologisch vorgegeben, wird jedoch heute vom Körper nur noch minimal vollzogen – scheinbar eine evolutionäre Anpassung an das moderne Leben. Atempausen wieder bewusst zu etablieren, entschleunigt erstens dein Sein im Arbeitsalltag wie in der Freizeit, gewöhnt zweitens – wie jedes Training – den Körper wieder daran, wie physiologisch vorgesehen zu atmen, und verlängert drittens die Zeit, in der du deine dir zugeteilte Anzahl von Atemzügen aufbrauchst. Wer so oft wie möglich achtsam, langsam und vollständig atmet, bleibt vital und jung.

Diese Atemübung wird auch »Kumbhaka« genannt – es ist weniger eine Übung als eine Atemmodulation, die mit vorgegebenen Taktungen und mit Atempausen verbunden wird und Grundlage aller Pranayama-Übungen ist. *Kumbha* oder *kumbh* bedeutet aus dem Sanskrit übersetzt »Gefäß«, »Krug« oder »Topf« – also ein Behältnis, in das etwas hineingegossen wird. Die Praxis von Kumbhaka dient dazu, in dein Körpergefäß möglichst viel Prana hineinzugießen, Prana in dich aufzunehmen und im Inneren zu verteilen. Dies geschieht, wenn dein Leben sozusagen immer wieder für einige Momente in einer Atempause stillsteht. Während gezielter Atempausen hat dein Organismus Zeit, zwischen den Atemzügen die feinstoffliche Lebensenergie tief in alle Bereiche deines Körpergefäßes hineinzuleiten und zu speichern. Zusätzlich wird bei Kumbhaka der Zeitraum der Ausatmung verlängert, um möglichst gründlich gasige Toxine abzuatmen und auf diese Weise möglichst viel freien Raum für frische Luft und Prana zu schaffen.

Suche dir zum Kennenlernen von Kumbhaka einen Platz, an dem du dich niederlassen möchtest, um bewusst zu atmen, um deinen Körper bewusst zu spüren und um dich mit jung erhaltender, feinstofflicher Lebensenergie aufzufüllen. Später kannst du die Atempause einfach in deinen Tagesablauf integrieren: beim Autofahren, in öffentlichen Verkehrsmitteln, am Arbeitsplatz, in der Warteschlange vor dem Postschalter. Achte darauf, den gelenkten Atemfluss nicht zu erzwingen. Kern der Atemübung ist das Einhalten einer Atempause.

ATEMPAUSE

1. Richte deinen Oberkörper auf, lass deinen Nacken, deine Schulter und Arme locker, schließe deine Augen, so du möchtest.

2. Spüre, wie dein Körper atmet, wie der Atem ein- und ausfließt – beobachte für einige Zeit nur deine Atmung, ohne sie zu lenken.

3. Danach beginne, deine Atmung in folgenden Taktungen zu lenken:

④ Atme ein und zähle dabei lautlos und langsam bis 2.

⑤ Halte eine Atempause und zähle dabei lautlos und langsam bis 8.

⑥ Atme aus und zähle dabei lautlos und langsam bis 4.

⑦ Wiederhole die Atmung in der Taktung 2, 8, 4 mindestens 20-mal.

⑧ Entspanne deinen Oberkörper und lass deine Atmung für einige Zeit fließen, wie sie fließen möchte.

VERLÄNGERTE ATEMPAUSE

① Wiederhole Kumbhaka und ergänze die Übung mit einer weiteren Atempause zwischen Ausatmung und nächster Einatmung.

② Einatmend zähle bis 2.

③ Atempause bis 8.

④ Ausatmend zähle bis 4.

⑤ Atempause bis 8.

⑥ Bleibe bei der Taktung 2, 8, 4, 8 mindestens 20-mal.

⑦ Entspanne und wiederhole oder wiederhole dein Ritual »Atempause« öfter zu verschiedenen Tageszeiten und Situationen. Achte darauf, den gelenkten Atemfluss nicht zu erzwingen. Kern der Atemübung ist das Einhalten einer Atempause. Mit etwas mehr Praxis kannst du die Taktung auf 4, 16, 8, 16 oder sogar 8, 32, 16, 4 erhöhen.

Wann: ein- oder mehrmals täglich
Wie lange: mindestens fünf meditative Minuten
Level: leicht
Heilsame Wirkung: optimiert den Atemaustausch, hält den Körper vital und gesund, lässt Stille erfahren und dehnt die Zeit

BEGLEITENDE MEDITATION: UNSTERBLICHER GLANZ

Mit Praxis der Atempause erlebst du, wie du durchaus Kontrolle über die instinktiven Atmungsfunktionen deines Körpers erlangen und diese verlangsamen kannst. Es ist, als ob die Zeit und die Welt um dich herum immer wieder für einige Momente stillstünden. In dieser Stille vitalisiert sich dein Körper und füllt sich mit neuer Lebendigkeit und Glanz. Während oder nach der Übung Kumbhaka fühle auch dein feinstoffliches Sein, spüre deine Seele und stelle dir deine Aura, das feinstoffliche Energiefeld, um dich herum vor, das glänzt und glitzert. Dieser Glanz in deinem und um deinen Körper ist der unsterbliche Anteil deines Seins. Dein jetziger Körper ist ein wertvolles, feststoffliches Konstrukt, das deiner Seele als Gefährte, als Gefäß für diese Inkarnation auf Erden auf bestmögliche Weise dient, aber vergänglich ist.

Stelle dir während oder nach der Praxis vor, wie der indische Gott Dhanvantari dir den Göttertrunk Amrita reicht, den Nektar der Unsterblichkeit, und wie du mit deiner neuen Atembewusstheit die heilende wie vitalisierende Kraft vom Amrita in deinen Körper aufnimmst.

Dhanvantari gilt in der indischen Mythologie als erster Arzt, als Arzt der Götter und als Ursprung aller ayurvedischen Heilkunst. Er war es, der aus dem Urmeer der Welt geboren wurde und den Göttern den Nektar der Unsterblichkeit mitbrachte. Und die Götter teilen Amrita mit liebenswerten Menschen.

Affirmation

Meine Seele ist unsterblich.

PASSENDE AROMAÖLE: GERANIUM ODER IMMORTELLE

Aus den Blättern der Rosengeranie wird das ätherische Öl Geranium gewonnen, das blumig-rosig und auch zitrusfrisch duftet. Geraniumessenz hat eine aufheiternde Wirkung, hilft bei Angstzuständen oder Frustration und vermag den Fokus auf die schönen Dingen des Lebens auszurichten, um diese zu genießen. In kosmetischen Cremes kommt es zur Anwendung, um alternde Haut wieder zu erfrischen, weil es eine adstringierende Wirkung hat. Das ätherische Öl wird wegen seines intensiven Dufts sparsam verwendet.

Anwendung Geraniumöl

- 4 Tropfen Geraniumöl ins Wasser einer Duftlampe
- 1 Tropfen zum Schnuppern auf den Handrücken
- 10 Tropfen als Raumspray in eine 100-Milliliter-Sprühflasche
- Für Atemübungen nicht in Kombination mit anderen Ölen verwenden

Immortelle – dieser Name verheißt bereits die Wirkung dieses wertvollen, nur aufwendig zu gewinnenden ätherischen Öls. Immortelle ist ein französisches Wort und bedeutet »unsterblich«. Immortelleblumen wachsen im Mittelmeerraum, in karger Umgebung am Straßenrand oder auf sandigem Boden. Hierzulande sind sie als Strohblumen bekannt, die zwar bald trocknen, aber im getrockneten Zustand ewig weiterleben. Der Duft der Immortelle ist warm, erdig, etwas holzig und krautig, aber durchaus auch süß, an Honig erinnernd. Immortelle tut gut, um sich zu erden, nicht den Halt zu verlieren oder in Angstszenarien abzudriften. Der Duft befreit von unnötigem Ballast, der meist im Kopf entsteht und sich im ganzen Körper festsetzt. Ohne Ballast fühlt man sich gleich viel jünger.

Anwendung Immortellenöl

- 8 Tropfen Immortellenöl ins Wasser einer Duftlampe
- 3 Tropfen zum Schnuppern auf den Handrücken
- 20 Tropfen als Raumspray in eine 100-Milliliter-Sprühflasche
- Für Atemübungen nicht in Kombination mit anderen Ölen verwenden

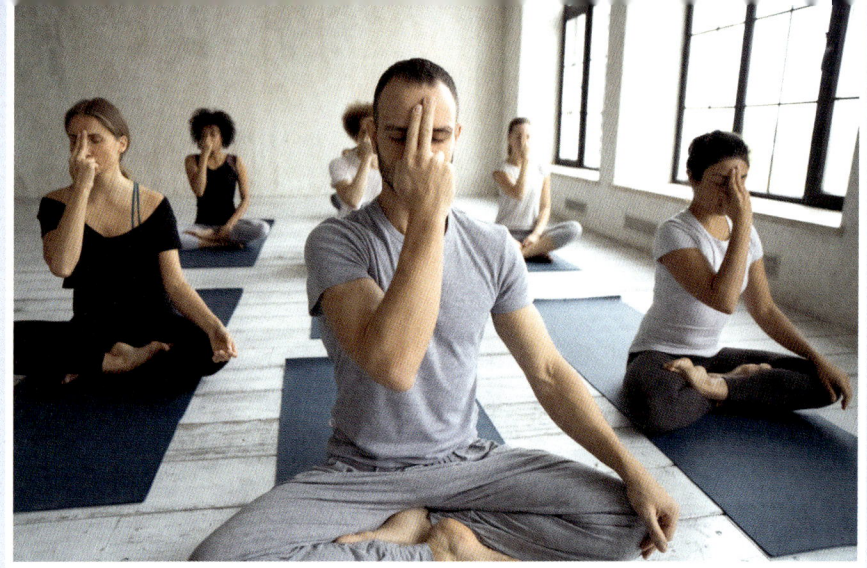

KONZENTRATION OPTIMIEREN

Jede Atemübung an sich ist bereits eine Konzentrationsübung, während der dein Geist vollkommen auf den Atemfluss fokussiert wird, weil dein Verstand an nichts anderes als die Atemmodulation denken kann und weil dein Körper ausführen muss, was dein Wille möchte. Bewusste Atmung ist ein wertvolles Werkzeug für dich, mit der du nach den täglichen Anforderungen oder Überforderungen zurück zu dir selbst findest, dich wieder zentrierst und so dein gesamtes Körper-Geist-System regenerierst. Bewusste Atmung kannst du allerdings auch einsetzen, um deine Konzentrationsfähigkeit zu erhöhen und um dich bei Bedarf für nötige, anstehende Aufgaben zu erfrischen. Bewusste Atmung dient dir als Energielieferant. Gezielte Aufnahme von Sauerstoff und Prana ist nicht nur eine effektive, sondern auch natürlichere und nachhaltigere Substitution als die von Energydrinks.

Wenn du zu viel Arbeit hast oder wenn du zu lange mit der gleichen Aufgabe beschäftigt bist, wenn du durch äußere oder innere Störfaktoren abgelenkt bist oder wenn deine Augen müde werden und damit einhergehend dein ganzer Körper Müdigkeit verspürt, lässt die Konzentration nach. Der Mensch ist ein komplexes Wesen, das sich nicht nur mit Jagen und Essen zufrieden fühlt. Der Mensch möchte etwas tun, möchte kreieren, möchte etwas leisten und auch Teil einer leistenden Gruppe sein und aus Arbeit und sozialer Zugehörigkeit Zufriedenheit und Glücksempfinden beziehen. Etwas bewerkstelligen, etwas erschaffen ist das, was das Wesen Mensch ausmacht und die Menschheit während einer erstaunlichen Evolution bis heute geprägt hat. Vielleicht übertreiben wir es heute mit dem Leistungsanspruch, mit dem Erschaffen, das genauer betrachtet nur noch selten ein echtes Erschaffen von Werken und Produkten ist, die man anfassen kann. Die Tätigkeiten sind oftmals auf administrative Aufgaben reduziert, wie beispielsweise das Ausfüllen von Excel-Tabellen für Budgetpläne, das Verpacken und Versenden von Produkten, telefonieren, elektronisch kommunizieren und in Meetings debattieren – da lässt die Konzentration zwangsläufig schneller nach als bei gestalterischer Arbeit mit Kopf und Händen.

Für alle beruflichen Arbeiten ist Konzentration nötig, die sich, je nach Attraktivität der Aufgaben, irgendwann erschöpft, weil das menschliche Bedürfnis nach Inspiration und Kreation nicht angesprochen wird. Die To-do-Listen enden nie, weil jeden Tag neue Aufgaben hinzukommen, die aber niemals lauten: »Male ein schönes Bild«

oder »Nähe dir eine Hose«. Diese Dinge kannst du dir allerdings von deinem Arbeitslohn kaufen, also lohnt es sich, im Fall des Nachlassens deiner Konzentration, vielleicht doch, dich mit frischer Atemenergie wieder auf die Spur zu bringen.

Aus psychosomatischer Betrachtungsweise ist interessant, dass Aufgaben, die weniger gemocht werden, also weniger Spaß machen, auch rascher ermüden und die Konzentration bei ihnen schneller nachlässt. Ideal und eine moderne Form, die Arbeitswelt zu gestalten, ist eine Kombination, die alle rationalen wie kreativen und physischen Fähigkeiten eines Menschen anspricht. Manch kreative wie kluge Unternehmensführung gestaltet die Arbeitsumgebung entsprechend bunt und spielerisch und integriert Yoga- und Breathwork-Angebote für ihre Angestellten in die Arbeitsabläufe. Das steigert einerseits die Leistungsfähigkeit und macht andererseits die Mitarbeiter zufriedener und ausgeglichener, ergo gesünder. So passt alles zusammen – für Inspiration und Kreativität sollte immer Zeit sein. Arbeiten zu seiner Zeit und im angemessenen Maß. Entspannen zu seiner Zeit und Kreativsein zu seiner Zeit. Und Zeit zu atmen hast du immer.

»Die meisten Menschen tun alles nur halbherzig. Sie gebrauchen nur ein Zehntel ihrer Konzentrationskraft. Deshalb haben sie keinen Erfolg. Tut alles mit ganzer Aufmerksamkeit. Diese konzentrierte Kraft erlangt man durch Meditation. Wenn ihr von dieser Brennkraft Gebrauch macht und sie auf irgendein Ziel richtet, werdet ihr Erfolg haben.«[8]

Paramahansa Yogananda
(1893–1952)

ATEMÜBUNG: WECHSELATMUNG

Die Bezeichnung »Wechselatmung« hilft dir, dich kurzfristig aus den äußeren Aufgaben auszuklinken, vom Modus aktiv auf den Modus inaktiv zu wechseln, um nach der Atemübung wieder erfrischt und konzentriert auf den Aktivmodus zu wechseln. Die Wechselatmung hat scheinbar gegensätzliche Wirkungen: körperliche Entspannung und geistige Erfrischung. Sie sind aber nicht gegensätzlich, da eine entspannte Ruhephase Körper und Geist regeneriert und erfrischt. Danach ist effektive Konzentration wieder möglich, wenn du weiterarbeiten willst oder musst. Du kannst diese Übung auch für dich nutzen, um ganz runterzukommen, also beispielsweise deine Freizeitphase nach getaner Arbeit rituell einzuleiten.

Die Übung »Wechselatmung« wird auch »Anuloma Viloma« genannt, was so viel bedeutet wie »gegen die Maserung« oder »gegen den Strich«. Sie bewirkt inneres Gleichgewicht und Konzentrationserhöhung, weil die gegenläufige Atemlenkung über je ein Nasenloch das Nervensystem ausbalanciert. Die linke und rechte Gehirnhälfte, die im Alltag unterschiedlich intensiv aktiv sind, werden mit der Praxis von Anuloma Viloma harmonisiert. Die linke Gehirnhälfte ist überwiegend für analytisches Denken und Zahlenverständnis zuständig, die rechte Gehirnhälfte erfasst Informationen eher ganzheitlich und intuitiv. Links ist also die rationale Fähigkeit beheimatet und rechts die Fähigkeit zur Inspiration und Kreation. Beide Gehirnregionen sind bei mental wie emotional ausgeglichenen Menschen gleichsam aktiv – falls nicht, kann die Praxis der Wechselatmung dies kurzfristig oder dauerhaft ändern.

Während der Atemübung kommen auch deine Finger zum Einsatz, die dich in einer spezifischen Handhaltung (Mudra) unterstützen, feinstoffliche Energiebahnen freizuschalten und deine Aufmerksamkeit ganz und gar auf die Region von Nase und Stirn als Sammelpunkt der Atemlenkung zu konzentrieren. Die Anteile der Atemzüge Einatmung, Atempause und Ausatmung werden zeitlich mit langsamer Zählweise (Kumbhaka) getaktet: Auf zwei Takte einatmen, auf acht Takte anhalten, auf vier Takte ausatmen. Das Verhältnis 2 : 8 : 4 dient dazu, deine Konzentration bereits während der Atemübung zu optimieren und deine Atemzüge mit Betonung auf die entlastende, erlösend wirkende Ausatmung auszurichten.

Versuche, während der Atemsequenzen nicht die Atmung einzusaugen oder auszuschnauben, sondern lass die Atemluft natürlich innerhalb der Taktung ein- und ausfließen. Wenn du mit der Wechselatmung vertrauter bist, kannst du die Taktung auf 4 : 16 : 8 oder sogar 8 : 32 : 16 verlängern.

1. Reinige deine Nase gründlich und schnäuze beide Nasenlöcher leer.

2. Richte deinen Oberkörper auf und schließe die Augen.

3. Atme in einigen sanften Atemwellen (siehe ab Seite 97) ein und aus.

4. Hebe deine rechte Hand und lege Zeigefinger und Mittelfinger an deine Stirn (auf das Stirnchakra, auch »drittes Auge« genannt).

5. Verschließe mit deinem rechten Daumen dein rechtes Nasenloch.

6. Atme bestmöglich auf zwei Takte über das linke Nasenloch ein.

7. Dann verschließe mit deinem Zeigefinger auch das linke Nasenloch.

8. Halte eine Atempause auf acht Takte.

9. Öffne nach der Atempause das rechte Nasenloch und atme bestmöglich auf vier Takte aus.

10. Nun lass den Atem über das noch offene rechte Nasenloch auf zwei Takte einfließen.

11. Verschließe erneut beide Nasenlöcher und halte Atemstille auf acht Takte.

12. Dann öffne das linke Nasenloch, atme links aus und auch links wieder ein.

13. Vollziehe diese sanfte Wechselatmung rund 20-mal, dann lass deinen Arm sinken und lockere Nacken, Schultern, Arme und Rücken.

14. Richte dich wieder auf und führe nun deine linke Hand zur Nase und Stirn, um Anuloma Viloma im Wechsel der Nasenlöcher erneut etwa 20-mal zu praktizieren.

15. Am Ende lege beide Hände auf deine Oberschenkel und atme noch einige Atemzüge weiter mit beiden offenen Nasenlöchern im Rhythmus 2 : 8 : 4.

16. Abschließend dehne und strecke dich und gehe erfrischt ans Werk oder gleite in die nachstehende Meditation als Abendritual.

Wann: ein- oder mehrmals täglich, idealerweise während der Mittagspause
Wie lange: mindestens fünf meditative Minuten
Level: mittel
Heilsame Wirkung: Gedankensortierung, Förderung der Konzentration, Energieanreicherung und Erfahrung von Ganzheit

BEGLEITENDE MEDITATION: INSPIRIERENDE GANZHEIT

Lass nun für einige Zeit los vom Denken, vom Zählen und Takten. Lass deine Atmung kommen und gehen, wie sie, wie es dein Körper und nicht dein Wille möchte. Spüre die entstehende Ausgewogenheit in deinem Kopf und lass diese gefühlte Harmonie von deinem Kopf hinunter in deinen Körper fließen.

Spüre, wie alle Elemente deines Seins, deine Seele, dein Körper, dein Geist, dein Verstand, wieder zueinanderfinden und alle gleichsam präsent und eine ausgewogene Ganzheit sind, obwohl noch kurz zuvor nur der Kopf als alleiniger Herrscher präsent war. Empfinde dich als Ganzheit, als ein Wesen, dessen unterschiedliche feinstofflichen und feststofflichen Formen als ein Ganzes miteinander harmonieren und agieren. In deiner Ganzheit liegen deine enorme Kraft, deine Inspiration und Motivation, mit der du alles schaffen und erschaffen kannst, was und wie du dir es wünschst. Just breathe.

Affirmation

Ich bin mehr als mein Verstand,
ich bin mehr als mein Körper,
ich bin mehr als meine Seele.
Ich bin eine heilige Ganzheit.

PASSENDE AROMAÖLE:
GRAPEFRUIT UND/ODER ROSMARIN

Der Duft einer Grapefruit ist nicht nur lecker, ihr ätherisches Öl unterstützt auch jegliche konzentrative Arbeit. Grapefruitessenz erfrischt, weil sie eine kühlende Wirkung hat – genau das, was ein erhitzter Kopf metaphorisch braucht, um abzukühlen und um wieder konzentriert weitermachen zu können, mit dem, was zu tun ist. Ätherisches Grapefruitöl klärt den Geist und auch Räumlichkeiten, in denen gearbeitet wird. Zudem wirkt es durchblutungsfördernd und regt den Lymphfluss an, der alles reinigt und klar hält.

Anwendung Grapefruitöl

- 10 Tropfen Grapefruitöl ins Wasser einer Duftlampe
- 3 Tropfen zum Schnuppern auf den Handrücken
- 25 Tropfen als Raumspray in eine 100-Milliliter-Sprühflasche
- Kann mit Rosmarinöl kombiniert werden

Rosmarin, als Gewürz der mediterranen Küche bekannt, wächst im Mittelmeerraum und auch in unseren Gärten als würzig und holzig-warm duftender Strauch. Rosmarinöl wird in der Aromatherapie zur allgemeinen Belebung und gegen Antriebsschwäche eingesetzt. Es wirkt kreislaufanregend und blutdrucksteigernd, hilft gegen Gedächtnisschwäche und geistige Erschöpfungszustände. Auf die Atemwege wirkt es öffnend, löst durchaus auch Blockaden bei Erkältungen und unterstützt den freien, konzentrierten Gedankenfluss.

Anwendung Rosmarinöl

- 10 Tropfen Rosmarinöl ins Wasser einer Duftlampe
- 2 Tropfen zum Schnuppern auf den Handrücken
- 15 Tropfen als Raumspray in eine 100-Milliliter-Sprühflasche
- Kann mit Grapefruitöl kombiniert werden

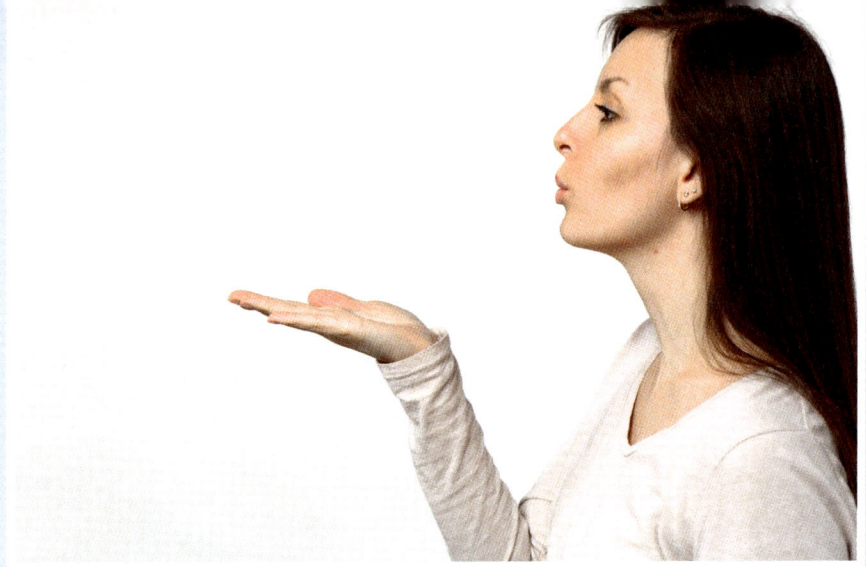

KOPF FREI MACHEN

Aufräumen tut immer gut. Auch wenn man es nicht immer gern macht, fühlt man sich hinterher besser. Ob es nun der Büroschreibtisch, die Wohnung, der Keller oder der Garten ist, die meisten Menschen fühlen sich wohler, wenn um sie herum Ordnung statt Chaos herrscht. Warum also nicht ab und zu deinen Kopf aufräumen und einiges in den Papierkorb verfrachten, so wie du es auch mit der Festplatte deines Computers machst? Dateien löschen, um Zeit für gepflegte Gedankenlosigkeit zu haben. Ein voller Kopf macht deinen ganzen Körper nervös, macht schlimmstenfalls sogar Kopfschmerzen, verursacht vielleicht Schlafstörungen, Konzentrationsschwäche und anderes. Den Kopf frei machen durch Aufräumen ist ein Beitrag zu deiner mentalen und körperlichen Gesundheit und hilft dir außerdem, aus dem gewohnten Trott des gedanklich Wiederkehrenden herauszukommen. Beim Anblick des unaufgeräumten Kleiderschranks kehrt das schlechte Gewissen und der Gedanke »Ich muss endlich mal den Schrank aufräumen« wieder – und das immer wieder zu denken baut Druck auf und nervt. Du nervst dich dann selbst. Mein Tipp, um zwanghaftes Denken zu minimieren: Sätze, die mit »Ich muss« beginnen, durch »Ich werde« zu ersetzen und »endlich mal« durch »demnächst« oder »wenn ich Zeit habe« – und schon bekommt alles eine leichtere Note.

Im Kopf Platz zu schaffen bedeutet Leichtigkeit und auch Platz für neue Ideen. Erleichterung in jedweder Form bringt stets neue Energie und neuen Schwung, beispielsweise um neue Projekte zu beginnen, um neue Prioritäten zu setzen oder um deine Lebensumstände endlich so zu gestalten, wie du es wirklich möchtest.

Was passiert den ganzen Tag im Kopf? Rund 80 000 Gedanken entstehen pro Tag, die meisten sind unbewusst und von den bewussten Gedanken sind zudem die meisten negativ. Hinzu kommen rund elf Millionen Sinneseindrücke pro Sekunde, von denen lediglich 40 binnen einer Sekunde bewusst verarbeitet werden. Es ist also nicht verwunderlich, wenn all das Wahrgenommene und nicht zu Ende Gedachte im zentralen Nervensystem festklebt wie alter Teer, der darauf wartet, endlich abgeholt und entsorgt zu werden – am besten bevor das Fass im Kopf übervoll ist und platzt. Zum fundamentalen Wohlgefühl benötigt jeder Mensch im Kopf auch Platz für Weisheit, für Lebensfreude und Glückseligkeit. Weisheit, Lebensfreude und Glückseligkeit sind der wahre Sinn des Lebens. Haben wir alle das vergessen, weil der Kopf zu voll ist?

Wir lernen von Kindesbeinen an alles über Konsumgüter, lernen, wie man Zahlen zusammenrechnet und was man tun muss, um sein physisches Leben und materielles Sein abzusichern. Wie wir mit unseren inneren und höheren Dimensionen in Kontakt kommen und unsere Bewusstheit erweitern, steht auf keinem Lehrplan der üblichen Ausbildungsstätten, obwohl gerade dies für Kinder wichtig wäre, um im Erwachsenenalter davon zu profitieren. Inzwischen sind Yoga, Pranayama und Meditation weltweit verbreitet. Diese Methoden lehren Interessierte, für gewisse Zeitfenster aus dem Außen zu kommen und nach innen zu schauen, eine Reihe von klaren, gedankenlosen Momenten aneinanderzureihen und zeitweilig im Jetzt zu verweilen. Verweilen im Jetzt ist ein Fundament, auf dem Andersdenken und Andershandeln wachsen können. Dies gelingt aber erst, nachdem der Kopf gründlich aufgeräumt und entteert wurde.

Teer (früher auch »Pech« genannt) verklebt und bringt Menschen dazu, an dem, was an Informationen und Erfahrungen angesammelt wurde, festzukleben. Die Anhaftung an Altem steht allgemein einer Neuausrichtung auf Freude, auf »des Lebens froh sein« entgegen. Wenn du gedanklich und emotional in der Vergangenheit festklebst (wie gesagt: die meisten gedachten Gedanken sind negativ), hast du keine Basis, auf der du Zufriedenheit und Glücklichsein wachsen lassen könntest. Aus schmerzlichen Erfahrungen erwächst Angst vor der Zukunft und wenn du an glücklichen Erinnerungen der Vergangenheit festhältst, behindert dich dies, neues Glücklichsein in der Zukunft zu erleben, da die alten Erinnerungen als Gradmesser dienen.

Die Qualität deiner Erinnerungen spielt also keine Rolle – wichtig, um frei im Hier und Jetzt zu leben und Neues zu erleben, ist ein freier Kopf.

Darüber hinaus ist dein Körper mit deiner Psyche so eng verbunden, dass deine psychische Verfassung mit all den angehäuften, abgelagerten Erfahrungen (auch hiervon bewertet dein Kopf die meisten negativ) das Befinden deines Körpers ungünstig beeinflusst. Wenn der Kopf »verklebt« ist, »verklebt« auch der Körper. Atme dich frei und vitalisiere deinen Körper.

ATEMÜBUNG: WINDATMUNG

Du kennst das Gefühl, im Wind zu stehen und dich durchpusten zu lassen? Das ist es, was diese Atemübung dir bringt: Dein Kopf wird vom Wind durchgepustet und leer gefegt. Die Übung »Windatmung« schafft Platz in deinem Kopf für Frische, verwandelt Teer in Reinheit und Pech in Glücksgefühl, vertreibt Wolken und lässt die Sonne in deinem Gemüt scheinen, indem du alte Prägungen quasi aus deinem Kopf hinausatmest. Diese Übung hilft dir, deinen Körper zu vitalisieren, weil du dich auf dein wahres Sein zentrierst und deinen Bewusstseinshorizont erweiterst. Die Windatmung unterstützt dich darüber hinaus, dein ewig ratterndes Gedankenkarussell anzuhalten und künftig möglichst nicht so viel anzusammeln, sondern stets luftige Frische in deinem Kopf zu haben.

1. Setze dich aufrecht hin, damit dein Kopf erhaben und dein Oberkörper flexibel für tiefe Atemzüge ist.

2. Fühle deinen atmenden Körper. Fühle das Gewicht deines Kopfes, der auf der Spitze deiner Wirbelsäule thront.

3. Hebe nun eine Hand, drehe die Handinnenseite Richtung Körper und richte sie in Höhe deines Mundes in circa 20 Zentimeter Abstand aus. Schließe deine Augen.

4. Atme über deine Nase ein und atme langsam und sanft über deinen leicht geöffneten Mund aus. Lass die Ausatmung wie einen samtigen Wind über deine Handfläche gleiten.

5. Atme wieder über deine Nase ein und verlängere den über deine Handfläche wehenden Windfluss mit jeder Ausatmung bestmöglich, als ob du heißen Tee kühl pusten möchtest.

6. Wiederhole diese Atemweise so lange, wie du möchtest, bevor du die Hand wieder nach unten führst und nachspürst.

7. Vollziehe die Windatmung noch ein zweites Mal – halte diesmal die andere Handinnenseite vor deinen Mund.

8. Anschließend beobachte, wie leicht dein Kopf geworden ist, und spüre, was es für dich zu spüren gibt.

9. Zum Ende dehne und strecke deinen Körper ein bisschen.

Wann: ein- oder mehrmals täglich, besonders vor dem Zubettgehen, um befreit zu schlafen
Wie lange: mindestens fünf meditative Minuten
Level: leicht
Heilsame Wirkung: Reinigung alter Anhaftungen und Verhinderung neuer klebriger und negativer Prägungen

BEGLEITENDE MEDITATION: VOM WINDE VERWEHT

Bevor du die Windatmung praktizierst, stelle dir deinen Kopfinnenraum wie eine kleine Villa auf einem Hügel vor, auf die du zugehst. Du steigst die fünf Stufen zur Veranda hinauf und öffnest neugierig die Eingangstür nur einen Spaltbreit. Der Innenbereich der Villa besteht aus einem Raum. Die Fenster sind trüb und dennoch erkennst du, dass sich hier über die Jahre enorm viele Dinge – Möbel, Bilder, Bücher, Souvenirs und auch Abbilder von Personen – angesammelt haben, die mit dicken Staubschichten belegt sind. Dir wird bewusst: Diese Villa ist mein Kopfzuhause, meine bisherige Existenz ist hier eingelagert. Alles, was du jemals erlebt und unbewusst gesammelt hast, findest du in diesem Raum, der so voll ist, dass du ihn gar nicht betreten kannst. Alles darin ist verstaubt, weil du gar nicht mehr damit hantierst. Und so liegt alles ohne Nutzen herum, weil du im Jetzt lebst und nicht im Gestern agierst. Das Leben ist im Jetzt. Das Leben findet nicht in der Vergangenheit statt. Altes verstaubt, weil es nicht mehr benötigt wird für dein Leben im Jetzt.

Also lass die Fenster wie durch Zauberhand aufgehen. Mache die Eingangstür weit auf, tritt an der äußeren Türschwelle etwas zur Seite und konzentriere dich auf den Wind. Lass zuerst sanften und nach und nach kräftigeren Wind durch die Fenster in den Raum wehen. Der Wind weht zuerst den Staub zur Tür hinaus, und dann, wenn du den Wind kräftiger wehen lässt, nimmt er Stück für Stück, jedes Teil, jedes Möbel, jedes Bild mit sich und trägt es nach draußen. Du beobachtest, was dabei alles zum Vorschein kommt, erkennst manches, anderes auch nicht, und das musst du auch nicht. Lass alles ziehen, vom Winde verwehen und wisse, dass die Erde und der Himmel die Dinge dorthin tragen, wo sie dienlich sein können. Recycling zum Nutzen aller Wesen im Universum.

Allmählich wird der Raum leerer und du kannst hineingehen, weil der Wind nachlässt und alles hinfort getragen hat. Die Aufgabe des Windes ist erfüllt. Nun betrachte bitte die Decke, die Ecken, die Wände und den Boden deiner Ein-Raum-Villa. Klebt Teer in den Ecken? Sind die Wände und der Boden fleckig? Imaginiere, was du zur finalen Reinigung deines Kopfraums brauchst. Wasser? Besen? Und dann vielleicht frische schöne Wandfarben? Was auch immer du nutzt, reinige alles gründlich, bis du dich rundum leicht, wohl und zu Hause fühlst in deiner leeren neuen Villa. Richte dir nun einen Meditationsplatz ein, an den du in deiner Vorstellung jederzeit, am besten täglich, zurückkehren kannst, um dich zu besinnen, um dich frei und lebensfreudig zu fühlen. Und wenn sich bei deiner Rückkehr in die Villa wieder Dinge oder etwas Dreck angesammelt haben (und das wird fast täglich passieren), danke dafür, aber lass sie dann wieder vom Winde verwehen, damit es gar nicht mehr zu einer Überfüllung kommt.

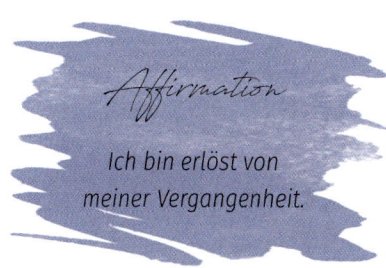

Affirmation

Ich bin erlöst von meiner Vergangenheit.

PASSENDE AROMAÖLE: PFEFFERMINZE ODER KARDAMOM

Kaum ein Aroma ist wohl so bekannt und weltweit verbreitet wie Pfefferminze, die nahezu überall in verschiedenen Duft- und Geschmacksnuancen wächst. Menthol ist der Duftstoff, der aus den Blättern der Minze gewonnen wird und starke sowie kühlende, aber durchaus auch hautreizende Wirkung hat. Auf die Psyche wirkt Pfefferminze befreiend, das Aroma reinigt den Kopf. Der Duft des ätherischen Pfefferminzöls hilft gegen Kopfschmerzen und löst Blockaden in den Atemwegen. Verwende das Öl sparsam, denn je nach Qualität ist Hautreizung möglich, und keinesfalls in Augennähe oder bei Kindern.

Anwendung Pfefferminzöl

- *5 Tropfen Pfefferminzöl ins Wasser einer Duftlampe*
- *2 Tropfen zum Schnuppern auf ein Taschentuch*
- *20 Tropfen als Raumspray in eine 100-Milliliter-Sprühflasche*
- *Für Atemübungen nicht in Kombination mit anderen Ölen verwenden*

Kardamom als Gewürz und auch als ätherisches Öl wird aus den Hülsenfrüchten der Kardamompflanze gewonnen, die diesem Gewächs als Samen zur Verbreitung dienen. Hierzulande assoziiert man das Aroma von Kardamom als Weihnachts- und Lebkuchengewürz. In der indischen Küche werden die getrockneten Samen dem Reis beigegeben oder mit heißem Wasser zu einem besinnlichen, kühlenden Tee aufgegossen. Auch wenn die Weihnachtsassoziation eher mit Wärme verbunden wird, ist Kardamom doch ein kühlendes, frisches Gewürz, wie man leicht feststellt, wenn man an einer Samenkapsel knabbert. Das ätherische Öl hilft, einen zu vollen Kopf zu leeren, erfrischt, um neue Projekte zu starten, und vermittelt Zuversicht und Mut, neue Wege zu gehen.

Anwendung Kardamomöl

- *8 Tropfen Kardamomöl ins Wasser einer Duftlampe*
- *2 Tropfen zum Schnuppern auf den Handrücken*
- *20 Tropfen als Raumspray in eine 100-Milliliter-Sprühflasche*
- *Für Atemübungen nicht in Kombination mit anderen Ölen verwenden*

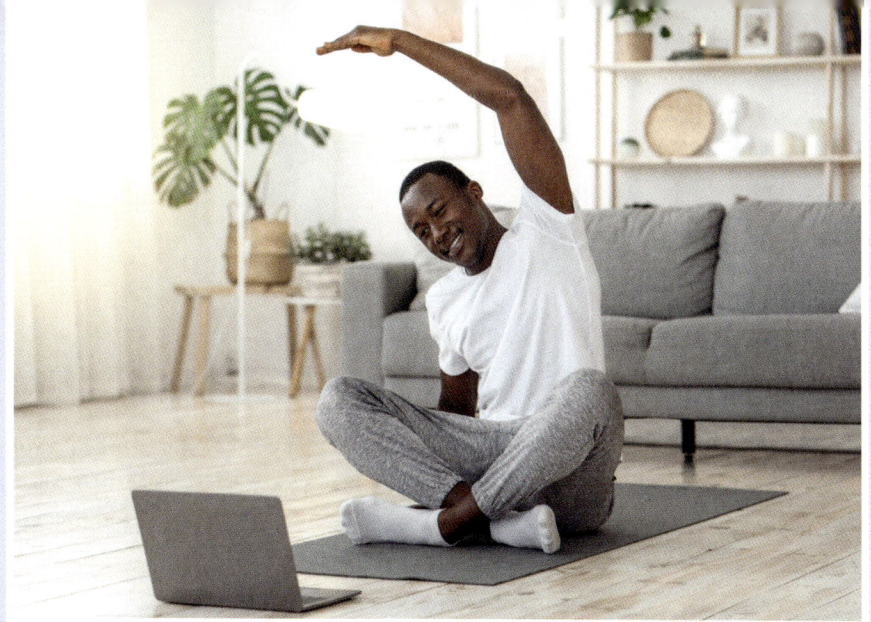

KREISLAUF ANREGEN

Manchmal hängt man einfach ohne Kraft in den Seilen wie eine Marionette. Dann kommst du nicht in die Gänge, und das nicht nur morgens, wenn du aufstehen musst. Woran liegt das?

Physische Ursachen könnten körperliche Erschöpfung verschiedener Herkunft sein, also Vitaminmangel, Hormonimbalance, Übersäuerung des inneren Milieus, organische Minderfunktionen, Eisenmangel und geminderte Sauerstoffsättigung des Blutes. Der obligatorische Kaffee hilft dir dann auch nicht mehr. Es kann aber auch sein, dass man keine Lust mehr hat aufzustehen, weil die Vorstellung, wieder ins Büro zu müssen, zum Frust wird – emotionale wie mentale Verfassung können durchaus die Funktionsweise des Herz-Kreislauf-Systems beeinflussen.

Gezielte Atemübungen sind Möglichkeiten, den Kreislauf morgens oder untertags auf einfache wie wirkungsvolle Weise in Schwung zu bringen. Bei chronischer Kreislaufschwäche, also nicht morgendlicher Anlaufschwäche, oder niedrigem Blutdruck ist ein Gespräch mit einem Arzt oder Heilpraktiker ratsam, weil Herz und Blutdruck sowie das vegetative Nervensystem die Aktivität des Kreislaufs regulieren. Mache dir bewusst, dass dein Herz, dein wertvolles Herz, in der Mitte deines Brustkorbes auch die Mitte deines Blutkreislaufes ist. Bist du vielleicht seit einiger Zeit aus deinem inneren Takt geraten, sodass dein Kreislauf nur langsam in Gang kommt? Körperliche Symptome, besonders wenn sie ganze Systeme wie den Herz-Kreislauf betreffen, sind stets wichtige Signale, sind Botschaften deines Körpers an dich. Diese Botschaften bitten um Aufmerksamkeit, sie enthalten Informationen, die du entschlüsseln musst. Meist geht es darum, schädigendes Verhalten deinem Körper gegenüber zu ändern und emotionalen Druck abzuschaffen – also Zusammenhänge zu erkennen und aus dem Zustand des Verdrängens zu erwachen.

Psychosomatische Gründe sind vielleicht nicht so leicht zu entdecken wie Eisenmangel im Blut, der exemplarisch zu Kreislaufschwäche führen kann. Wenn Behandler fragen, was derzeit im Leben von Ratsuchenden los ist, ob jemand Sorgen hat, erhalten sie oft die Antwort: »Eigentlich geht es mir gut.« Erst nach beharrlichem Nachfassen erkennen Patienten selbst, was sie belastet, und dann kommen Aussagen wie »Mir geht die Kollegin im Job total auf die Nerven«, »Mein Partner raubt mir alle Energie« oder »Meine Tätigkeit als Angestellter frustriert mich«. Solche Lebenssituationen sind klassische, mental-emotionale Problemfelder, die sich psychosomatisch als Kreislauf- oder Antriebsschwäche manifestieren können. Gedankliches Down und/oder emotionale Disharmonie führen zu chronischer körperlicher Ermattung (eine Vorstufe des Burn-out-Syndroms), die weit über kurzzeitige, saisonale oder meteorologisch bedingte Kreislaufschwäche – nicht selten sogar mit Schwindel verbunden – hinausgeht. Manche Menschen haben einfach Angst aufzustehen, ohne dass ihnen das bewusst ist. Inzwischen gibt es einen neuen Zweig der Kardiologie – die Psychokardiologie –, die sich dankenswerterweise mit Krankheitssymptomen befasst, deren Ursachen in den Lebensumständen von Personen zu suchen und zu finden sind.

Ganz ehrlich: Alles kann man nicht mit Atemübungen oder nur mit bewusster Atemintensität ausheilen, aber eine Verbesserung der gesamten Verfassung deines Körpers und eine Anreicherung von emotionaler Lebensfreude statt Lebensfrust ist mit Atemübungen allemal möglich, weil dein gesamtes Körper-Geist-System belebt und dein Kreislauf angeregt wird. Atmen wirkt schnell und ist gesünder als übliche Konsumdrogen. Wer bewusst atmet, möchte auch bewusst leben.

ATEMÜBUNG: PENDELATMUNG

In Phasen der Kreislaufschwäche, zum Beispiel während der dunkleren Jahreszeit, aber auch sonst, wenn du morgens oder während eines langen Tages einen Kreislaufkick brauchst, gehe an die frische Luft oder mache das Fenster weit auf und praktiziere die Pendelatmung. Die Übung verbindet intensive Atmung mit einfacher Körperbewegung. Im Büro kannst du deine Kollegen animieren mitzumachen – der Kreislauf wird augenblicklich angeregt und das Arbeitsklima fröhlicher. Für nachhaltigere Wirkung solltest du die Übung zu Hause einige Minuten lang machen und öfter wiederholen. Die Praxis der Pendelatmung ist wegen ihrer belebenden Wirkung nicht als Abendritual vor dem Schlafengehen geeignet.

Führe die Pendelatmung sooft du kannst jeweils nach links und rechts aus und steigere täglich die Wiederholungen. Pausiere für eine Minute und beginne dann von Neuem. So wird die Pendelatmung zu deinem täglichen belebenden, kreislaufanregenden und durchaus mehrere Minuten dauernden Morgenritual oder zur Übung am Arbeitsplatz.

1. Setze dich aufrecht auf einen Stuhl (am besten ohne Rückenlehne) oder in deiner individuellen Meditationshaltung auf ein Sitzkissen. Beachte, dass du nach rechts und links Platz benötigst, um dich zur Seite zu neigen.

2. Atme einige Atemzüge bewusst ein und aus und spüre deinen lebendigen Körper. Lass deine Augen offen.

3. Mit deiner nächsten Einatmung hebe beide Arme an und strecke sie zum Himmel.

4. Halte eine kurze Atempause.

5. Führe nun den linken Arm nach unten.

6. Dann neige ausatmend deinen Oberkörper, deinen Kopf und deinen rechten Arm zur linken Seite. Nimm wahr, wie deine rechte Flanke gedehnt wird.

7. Einatmend richte deinen Oberkörper, Kopf und rechten Arm wieder auf und führe auch deinen linken Arm neben dem Kopf Richtung Himmel.

8. Halte eine kurze Atempause.

9. Führe nun deinen rechten Arm nach unten.

10. Neige ausatmend deinen Oberkörper, deinen Kopf und deinen linken Arm zur rechten Seite. Nimm wahr, wie deine linke Flanke gedehnt wird.

(11) Einatmend richte deinen Oberkörper, Kopf und linken Arm wieder auf und führe auch deinen rechten Arm neben dem Kopf Richtung Himmel.

(12) Halte eine kurze Atempause.

(13) Praktiziere weiter diese Bewegungs- und Atemabläufe nach links, nach oben, nach rechts und so weiter (mindestens zehnmal zu jeder Seite). Achte dabei auf die Synchronizität deiner Bewegungen mit deinen Atemrhythmen.

(14) Nach Abschluss der Pendelatmung runde deinen Rücken und belasse (noch sitzend) deinen Oberkörper für einige Atemzüge nach vorn geneigt.

(15) Am Ende der Übung stehe achtsam auf und nimm wahr, wie belebt du dich fühlst.

Wann: morgens als Morgenritual nach dem Wachwerden, tagsüber bei Bedarf zusätzlich; nicht abends ausführen
Wie lange: mindestens zehnmal zu jeder Seite, Steigerung von Tag zu Tag
Level: mittel
Heilsame Wirkung: bringt den Kreislauf achtsam in Schwung, schenkt ein gutes Rund-um-Wohlgefühl, macht munter und harmonisch

BEGLEITENDE MEDITATION: RHYTHMUS DES LEBENS

Visualisiere nach der Pendelatmung oder bei einem Spaziergang deinen Körper als ein Instrument, das einen individuellen Rhythmus in sich trägt, wie ein Pendel, das mal schneller und mal langsamer schwingt. So wie die Natur und der Kosmos bestimmten Rhythmen unterliegen, so ist auch dein physisches wie feinstoffliches Sein bestimmt von Zyklen – Zyklen des Kommens und Gehens, Zyklen der Aktivität und Passivität. Im Herbst fallen die Baumblätter zu Erde – es folgt die naturgegebene Winterruhe. Der Tag endet mit einem schönen Sonnenuntergang und die Nacht mit einem Sonnenaufgang in anderen Farbtönen. Vielleicht braucht dein mentales und körperliches Tun auch ab und zu mehr Ruhe oder neue Farben des Lebens?

Mache dir bewusst, wie wichtig es ist, in den natürlichen, biologischen Rhythmen zu leben. Nur wenige Leute leben noch im Einklang mit den Tag- und Nachtrhythmen oder mit den Rhythmen der Natur. Erlaube dir – und auch deinem Kreislauf, deiner körperlichen Power –, mal schwächer, mal langsamer zu sein. Du bist ein lebendiges Wesen, dessen innerer Rhythmus, der innere Takt, nicht immer der gleiche ist, so wie Flora und Fauna, Mond und Sonne auch nicht immer gleich präsent sind.

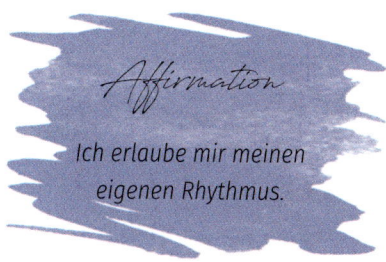

Affirmation

Ich erlaube mir meinen eigenen Rhythmus.

PASSENDE AROMAÖLE:
LEMONGRAS UND/ODER BERGAMOTTE

Lemongras gedeiht in tropischen Regionen Indiens, Asiens und Afrikas. Es wächst als große Grasstaude, die bis zu 50 Zentimeter hoch wird und bereits im unverarbeiteten Zustand einen intensiven, limonigen Duft verströmt. Getrocknetes Lemongras ist als erfrischender Tee sehr beliebt. Das ätherische Öl ist hervorragend für Raumspray-Mischungen und auch für Duftlampen geeignet, sollte jedoch nicht auf die Haut aufgetragen werden. Das Aroma von Lemongras stimmt optimistisch, regt den Tatendrang an und stärkt die Konzentration und die körperliche Ausdauer.

Anwendung Lemongrasöl

- *8 Tropfen Lemongrasöl ins Wasser einer Duftlampe*
- *3 Tropfen zum Schnuppern auf ein Taschentuch*
- *20 Tropfen als Raumspray in eine 100-Milliliter-Sprühflasche*
- *Kann mit Bergamotteöl kombiniert werden*

Die Bergamotte ist eine Hybridpflanze aus süßer Limette und Bitterorange, die bereits im 17. Jahrhundert kultiviert wurde. Das Öl wird aus den dicken Schalen der Frucht gewonnen und als »grünes Gold« bezeichnet. Der traditionelle Earl-Grey-Tea wird mit der natürlichen Essenz der Bergamotte verfeinert, was seinen einzigartigen Geschmack für Teekenner weltweit so besonders macht. In der Aromatherapie weiß man das ätherische Öl der Bergamotte als anregend einerseits und entspannend andererseits zu schätzen. Dies ist kein Widerspruch, denn alle Phasen, alle Rhythmen des Lebens haben ihre Zeit. Bergamotte gleicht Stimmungsschwankungen und unterschiedliche körperliche Verfassungen aus.

Anwendung Bergamotteöl

- *8 Tropfen Bergamotteöl ins Wasser einer Duftlampe*
- *2 Tropfen zum Schnuppern auf den Handrücken*
- *20 Tropfen als Raumspray in eine 100-Milliliter-Sprühflasche*
- *Kann mit Lemongrasöl kombiniert werden*

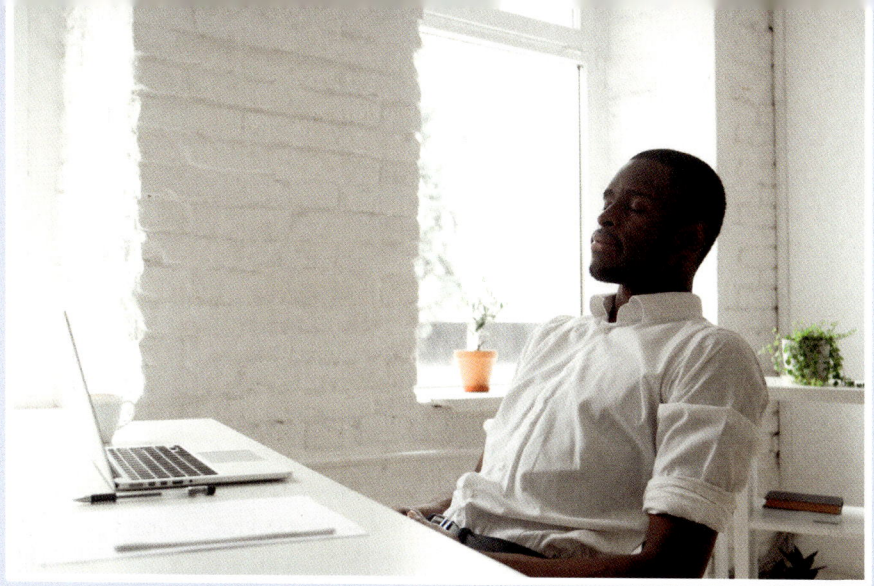

MÜDIGKEIT VERTREIBEN

Der Mensch ist kein Roboter, der nimmer müde wird und nur ab und zu eine neue Batterie oder einen Elektroanschluss benötigt. Menschen existieren in biologischen Zyklen, die aus Aktivität und Regeneration bestehen, und damit ist nicht nur der Tag-Nacht-Rhythmus gemeint – also bei Helligkeit werken und in der Dunkelheit schlafen –, sondern auch die natürlichen Biorhythmen des Tages, in denen alle Menschen Phasen der Agilität und der Müdigkeit durchleben.

Was tust du, wenn du tagsüber müde wirst? Kaffee trinken? Espresso, Cappuccino, Latte macchiato, Americano, Café au Lait oder der Wiener Fiaker sind leckere Getränke, die wach machen. Kaffeebohnen sind vermutlich das meistverbreitete Aufputschmittel weltweit, gefolgt von der Kolanuss, Guaranafrüchten und Kokain. Letzteres ist im erschreckenden Maß in der Arbeits- und Privatwelt als leistungssteigerndes Mittel üblich. Auch allerlei künstliche Vitaminpräparate werden mit dem Versprechen beworben, die Leistungsfähigkeit zu steigern. Auch Kakaobohnen und deren Vielzahl von schokoladigen Produkten wirken aufputschend auf den Metabolismus. Grüner Tee, in richtiger Weise zubereitet, wirkt übrigens auch belebend, jedoch ohne zittrig-überdreht zu machen wie übermäßiger Kaffeekonsum. Grüner Tee schont zudem die Magenschleimhaut, regt den Stoffwechsel an und wird auch immer wieder mit krebshemmender Wirkung in Verbindung gebracht. Nikotin ist trotz seiner eindeutig krebsfördernden Eigenschaften immer noch handelsüblich. Aber es wirkt lediglich als Kurzzeitkick, denn genauer betrachtet handelt es sich um eine entspannende, lähmende Konsumdroge.

Sauerstoff hingegen ist ein gesunder, effizienter Wachmacher, der frei verfügbar ist und dabei nicht schädigend auf dein Körpersystem wirkt. Sauerstoff ist ein legales, kostenloses und effektives Aufputschmittel. Nikotinkonsum via Zigarette und profunde Praxis von Atemübungen schließen einander logischerweise aus, denn Rauch, gleich welcher Art, hat in den Atemwegen und Lungen eindeutig nichts zu suchen.

Alle Konsumdrogen und Aufputschpräparate tun eines: Sie stören die natürliche Chronobiologie des Körpers, der, gemäß seiner Natur und Bauweise, in wiederkehrenden Perioden müde wird, weil im Inneren Vorgänge bewerk-

> »Vergiß, vergiß, und laß uns jetzt nur dies erleben, wie die Sterne durch geklärten Nachthimmel dringen; wie der Mond die Gärten voll übersteigt. Wir fühlten längst schon, wies spiegelnder wird im Dunkel; wie ein Schein entsteht, ein weißer Schatten in dem Glanz der Dunkelheit. Nun aber laß uns ganz hinübertreten in die Welt hinein die monden ist –«
> Rainer Maria Rilke (1875–1926)

stelligt werden müssen, die nichts mit den äußeren To-do-Listen zu tun haben, sondern schlichtweg für deine Lebenserhaltung nötig sind. Dafür braucht dein Organismus auch untertags regelmäßig Pausen statt aufputschender Getränke. Nahrung muss innerlich sortiert und aufgespalten werden, um Energie für das Tagwerk bereitzustellen. Das Herz muss mal langsamer schlagen dürfen, um den Blutkreislauf zu harmonisieren. Deine Muskeln müssen mit der Wärme des Blutes versorgt werden, um Bewegung zu ermöglichen. In Ruhephasen werden zudem Mineralien in Knochenstrukturen eingebaut und ganz nebenbei werden binnen 24 Stunden rund 70 Milliarden Zellen im Körper abgebaut und unzählige neu geboren, damit unter anderem die Haut erhalten bleibt, Haar und Nägel wachsen und der Blutstrom mit täglich rund 300 Milliarden neuen Blutzellen erhalten bleibt. Für so viele Dinge braucht dein Körper auch mal Ruhephasen untertags und zeigt dies durch Müdigkeit an, die du vielleicht mit Kaffee oder Cola unterdrückst.

Regelmäßige Ruhephasen können durchaus kurz und doch sehr effektiv sein: Wenn du müde bist, mache eine Pause, schließe die Augen für drei Minuten und lass all deine Gedanken los – das entspannt und regeneriert auf faszinierende Art den gesamten Organismus. Danach atme bewusst, um dich wieder zu resetten.

Ein wichtiges Mittel gegen über das übliche Maß hinaus auftretende Müdigkeit ist selbstverständlich ausreichend langer, ungestörter nächtlicher Schlaf, der idealerweise nicht durch herzerschreckendes Weckerklingeln am Morgen künstlich verkürzt werden sollte. In acht bis neun Stunden hat dein Körper angemessen Zeit, sich profund zu regenerieren und alle Stoffwechselaufgaben zu erfüllen (siehe Kapitel »Schlaf harmonisieren« ab Seite 143).

Meine Empfehlung ist außerdem, nicht gegen die Natur und die monatlichen Mondphasen, sondern mit ihnen zu leben. Die Mondzyklen, wie jahrhundertealtes Erfahrungswissen belegt, haben erheblichen Einfluss auf Natur und Mensch. Dieser Einfluss wird jedoch kaum bewusst wahrgenommen oder unterstützend gelebt, obwohl das Wissen um die Kraft des Mondes sehr hilfreich für deine persönliche Gesundheit wie alltägliche Lebensgestaltung ist. Beispielsweise reagieren Menschen, und andere Wesen der Erde, rund um die Tage und Nächte des Vollmonds mit Agilität oder auch Gereiztheit und Nervosität einerseits, und dies meist einhergehend mit körperlicher Müdigkeit andererseits. Plane – wenn es dir möglich ist – in diesen Mondphasen keine Events oder große Arbeitsaufgaben. Dein Körper wird es dir danken. Neumond hingegen wirkt auf die meisten Menschen inspirierend und energetisierend – ideal, um neue oder größere Projekte anzugehen.

ATEMÜBUNG: BAUCHBINDUNG

Die Intensivierung deiner Ein- und Ausatmung hat erstaunliche Auswirkungen auf deinen zeitweilig müden Körper. Du kannst die Atemkunst des Pranayama bewusst einsetzen, um Müdigkeit zu vertreiben, wenn es mal nötig ist, und vielleicht dann einen Kaffee weniger trinken. Das Pranayama »Uddiyana Bandha« ist ein Muntermacher, das als »Bauchbindung« oder »Bauchriegel« durch die Verarbeitung von Nahrungsmolekülen im Leber-, Magen- und Darmbereich motivierende Wirkung hat. Wegen der willentlich starken muskulären Anspannung im Bauchraum soll und kann diese Atemübung nicht nach Mahlzeiten ausgeführt werden. Im Übrigen ist Müdigkeit nach dem Essen ein Hinweis darauf, dass die aufgenommenen Nahrungsmittel oder Teile davon deinem Organismus nicht guttun. Nahrungsmittel sind Lebensmittel, also Mittel zum Leben – sie sollten stets bald nach der Aufnahme in den Körper belebend und kräftigend wirken.

Die Atemübung »Bauchbindung« kannst du sitzend (auf einem Stuhl oder Meditationskissen) oder optimalerweise stehend praktizieren (Knie etwas angewinkelt und mit abgestützten Händen auf den Oberschenkeln), weil es auf diese Weise in der Regel leichter fällt, Bauchdecke und Zwerchfell einige Zeit unter Muskelkraft angespannt zu halten. Die Übung »Uddiyana Bandha« ist für Schwangere nicht geeignet.

1. Stimme dich auf diese Atemübung mit der Wahrnehmung deines Körpers und seines Atemflusses ein. Bewerte nicht, dass du müde bist, sondern respektiere die Müdigkeit als eine Botschaft deines Körpers zu mehr Achtsamkeit mit dir. Müdigkeit ist die Bitte, jetzt innezuhalten und eine Pause einzulegen.

2. Schließe deine Augen für einige Momente.

3. Entspanne.

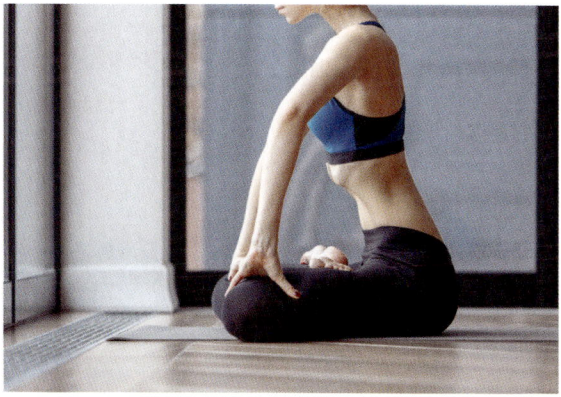 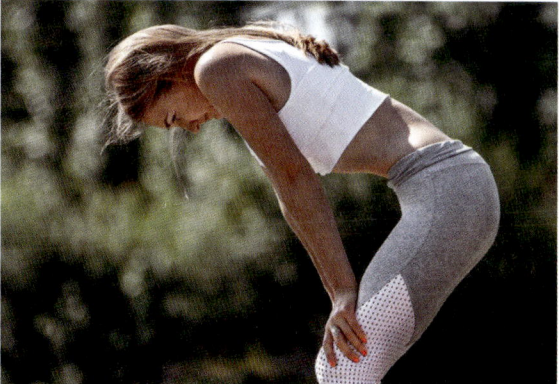

Bauchbindung im Sitzen bedarf einiger Übungspraxis, stehend mit angewinkelten Beinen und geneigtem Oberkörper fällt sie leichter.

4. Spüre die Bewegung deiner Atmung im Inneren deines Körpers.

5. Fühle, wie sich das Zwerchfell in deiner Körpermitte bewegt.

6. Nimm wahr, wie dieses Innehalten und Gewahrwerden deinem Körper und Geist bereits guttun.

7. Atme einige tiefe, voluminöse Atemzüge ein und aus.

8. Nun öffne die Augen wieder.

9. Neige deinen Oberkörper nach vorn und stütze dich (sitzend oder stehend) mit den Händen auf deinen Oberschenkeln ab.

10. Atme in dieser Haltung tief ein.

11. Atme dann in dieser Haltung so gründlich wie möglich aus und ziehe dabei deinen Nabel und dein Zwerchfell mithilfe deiner Bauchmuskeln so tief wie möglich in deinen Bauchraum hinein.

12. Dann halte so lange wie möglich Atemstille – du atmest weder weiter aus noch ein.

13. Anschließend entspannst du zuerst die Bauchmuskeln, dann das Zwerchfell.

14. Dann lass deine Atmung frei fließen. Je nachdem, wie gründlich du zu zuvor ausatmend konntest (eine Frage des Atemtrainings), atmet dein Körper entweder nach Lösung der Bauchbindung noch etwas aus oder er atmet automatisch ein. Beides ist richtig, ist heilsam wie hilfreich und vertreibt Müdigkeit.

15. Wiederhole die Atemübung »Bauchbindung« rund zehnmal.

16. Lass abschließend Arme, Rücken und Oberkörper locker nach vorn/unten aushängen und wiederhole bei Bedarf die Übung mit je zehn Bauchbindungen zwei- oder dreimal.

Wann: morgens oder tagsüber als Kaffeeersatz
Wie lange: mindestens zehnmal, maximal drei Durchgänge hintereinander
Level: mittel
Heilsame Wirkung: vertreibt Müdigkeit, regt den Stoffwechsel an
Wichtig: nicht nach dem Essen, während der Schwangerschaft und bei Bluthochdruck ausführen

BEGLEITENDE MEDITATION: KRAFT DES MONDES

Als begleitende oder ergänzende Meditation setze dich in einem passenden Zeitrahmen auf deinen Meditationsplatz zu Hause. Meditation, Innehalten ohne Bewegung, ist in der heutigen schnelllebigen Zeit ein heilsames Ritual für deinen Körper und deinen Geist und hilfreich gegen chronische Müdigkeit. Mit Meditation schenkst du deinem irdischen Gefährt ein zusätzliches Intervall zur Regeneration und wirkst auf diese Weise zeitweiliger oder chronischer Müdigkeit entgegen.

Visualisiere bei deiner heutigen Meditation den Mond, der rund und hell von der Sonne beleuchtet glanzvoll am Himmel steht und die gesamte Welt in ein silbrig-warmes Licht taucht. Das Licht des Mondes trägt regenerative Schwingungen in sich, denn es sind gespiegelte Sonnenstrahlen, die dich im direkten Licht des Tages aktiv sein lassen. Das indirekte Sonnenlicht, das in den Phasen des Vollmonds nachts zur Erde geleitet wird, erfrischt den Körper, lädt ihn subtil mit Energie auf, die dich tagsüber mit Kraft erfüllt, so du sie mit deiner Atmung zu lenken weißt. Wenn es dir möglich ist, meditiere bei jedem Vollmond und nehme statt eines Lichtbads in der Sonne ein Mondbad.

Affirmation

Ich lass meine inneren Energien frei fließen.

PASSENDE AROMAÖLE:
INGWER UND/ODER ZIRBELKIEFER

Die Ingwerwurzel ist auch hierzulande weitestgehend bekannt und beliebt, ursprünglich stammt sie aus Indien und China. Ingwerwurzel wird als Gewürz oder Substanz für Tee verwendet, der ähnlich wie grüner Tee belebend wirkt. Das ätherische Öl sollte weder innerlich verwendet noch auf die Haut aufgetragen werden. Die aromatische Essenz wirkt selbst nur über die Atemwege aufgenommen erwärmend und ist hilfreich, um Müdigkeit zu vertreiben. Ingweröl kann innere Blockaden lösen und sogar eine euphorisierende Wirkung auslösen.

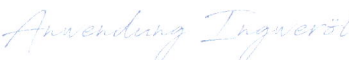
Anwendung Ingweröl

- 5 Tropfen Ingweröl ins Wasser einer Duftlampe
- 2 Tropfen zum Schnuppern auf ein Taschentuch
- 15 Tropfen als Raumspray in eine 100-Milliliter-Sprühflasche
- Kann mit Zirbelkieferöl kombiniert werden

Zirbelkieferöl wird durch Wasserdampfdestillation aus den Nadeln und Zweigspitzen des Baumes gewonnen, der in kargen Höhenlagen der Berge wächst und sehr robust ist. So wie die Zirbelkiefer Mut, Stärke und Ausdauer in der Natur beweist, schenkt das destillierte ätherische Öl die gleichen Eigenschaften dem Menschen, der sich mit dem Duft der Zirbelkiefer umgibt. Das Aroma macht wach und selbstbewusst und erinnert daran, dass Körper, Geist und Seele einer gesamten Existenz, der Urquelle, entstammen.

Anwendung Zirbelkieferöl

- 5 Tropfen Zirbelkieferöl ins Wasser einer Duftlampe
- 2 Tropfen zum Schnuppern auf den Handrücken
- 15 Tropfen als Raumspray in eine 100-Milliliter-Sprühflasche
- Kann mit Ingweröl kombiniert werden

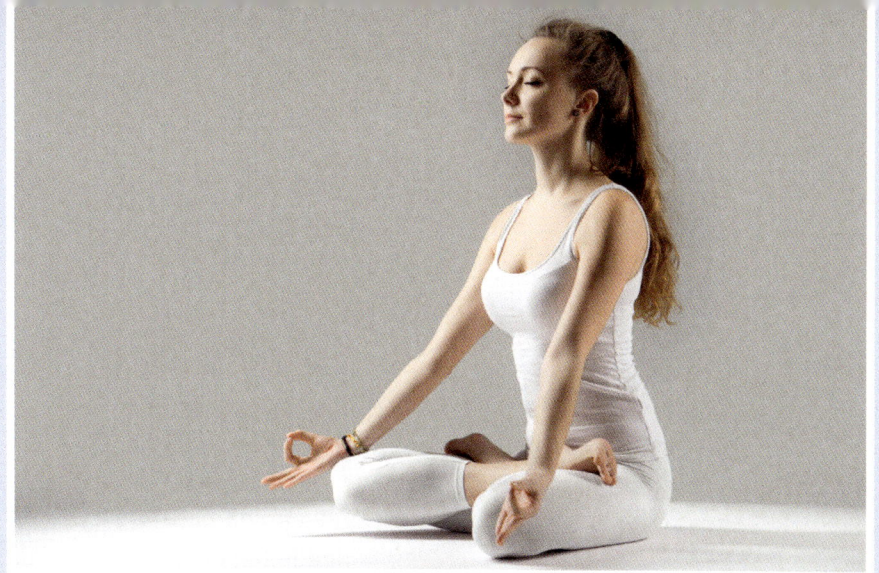

NACKEN LOCKERN

Ein unflexibler Nacken kann ganz schön hinderlich sein, wenn die hinteren Halsmuskeln verspannt, der Schultergürtel fest und die Halswirbelsäule starr sind. Was steckt dahinter? Eine Faust im Nacken? Ein Joch, dass metaphorisch nach unten drückt? Halsstarrigkeit im Sinn von Uneinsichtigkeit? Vielleicht magst du einfach nicht mehr hinter dich oder zur Seite schauen, was schwierig ist, wenn der Kopf sich nicht mehr separat vom Oberkörper drehen lässt. Tatsächlich ist die Sinnesaufnahme der Augen bei starker Ausprägung eines verspannten Nackens minimiert, denn die Drehfähigkeit des Halses ist unabdingbar, um zur Seite und auch nach hinten blicken zu können. Gibt es dort vielleicht etwas zu sehen, das du nicht sehen möchtest?

De facto handelt es sich um einen Reflex aus tierischen Zeiten, wenn der Kopf im Nacken vergraben wird, der dazu diente, einen unter Umständen tödlichen Biss in der Halswirbelsäule zu vermeiden. Wenn sich »die Haare im Nacken aufstellen«, droht Gefahr – eine sensible, instinktive und sehr hilfreiche Reaktion, die dem Menschen der Neuzeit immer noch zu eigen ist. Diese Reaktion ist Teil des vegetativen Frühwarnsystems, um hoffentlich rechtzeitig entscheiden zu können, ob nun Flucht oder Bereitmachen zum Kampf angezeigt ist. Der Fight-or-Flight-Modus wird heute durch mentalen Stress ausgelöst, meist durch hohe bis zu hohe Anforderungen am Arbeitsplatz oder auch im Privatleben. Den Kopf einzuziehen ist kurzfristig erst einmal lebensrettend, aber als Dauerzustand ein Lebensumstand, der krank macht. Verspannte Nackenmuskeln können …

- Kopfschmerzen oder Migräne bereiten,
- Fehlhaltungen des Kopfes bewirken,
- Durchblutungsstörungen des Kopfes verursachen,
- Schulter- und Rückenbeschwerden auslösen,
- Schwindel oder Tinnitus bedingen,
- Bandscheibenvorfälle und Nervenschädigungen in der Halswirbelsäule generieren,
- Bruxismus (nächtliches Zähneknirschen) herbeiführen oder verstärken und
- Atemvolumen und -qualität mindern, weil Atemhilfsmuskeln erstarren.

Der Kopf auf der Spitze der Wirbelsäule ist wichtig für dich, um im aufrechten Gang deine Umwelt wahrzunehmen und um mit ihr interagieren zu können. Als Teil des Bewegungsapparates werden Kopf und Nacken natürlicherweise ständig bewegt – es sei denn, du brütest ausgiebig und konzentriert auf den Schreibtisch blickend über einer zu lösenden Aufgabe oder starrst über lange Zeiträume aufmerksam auf den Computerbildschirm, um dann nach der Arbeitszeit weiter aufs Smartphone zu sehen und währenddessen den Kopf auf unnatürliche Weise dauerhaft abzuknicken. Nimmst du dann deine Umgebungswelt überhaupt noch wahr? Achte mal darauf, wie sich dein Nacken auch noch in deiner Freizeit verspannt, beispielsweise beim abendlichen TV-Thriller oder Actionfilm. Mit einem starren Nacken sind förmlich Weitblick, vorausschauende Visionen und Zukunftsmalerei kaum noch möglich, obwohl dies wesentliche Bedürfnisse des Menschen und Beiträge zu gesellschaftlicher wie persönlicher Entwicklung sind.

»Wenn ein Mensch die Lebensenergie vollkommen zu meistern vermag, so werden ihm Wasser, Schlamm und Dornen nichts mehr anhaben, wenn er sich durch sie hindurch bewegt. Er ist in der Lage, sich dabei leicht wie eine Feder zu fühlen.«

Patanjali (um 400 vor Christus)

Atmen, um einen steifen Nacken zu lockern? Geht das? Ja! Nutzt aber nichts, wenn nicht auch abträgliche Verhaltensweisen, starre Körperpositionen und sture mentale Einstellungen sowie schädliche Umgebungen wie beispielsweise ergonomisch ungünstig gestaltete Arbeitsplätze und Schlafstätten verändert werden. Für all diese den Nacken beeinflussenden Faktoren gibt es multiple Informationen im Internet oder in Büchern. Achte jedoch auch beim Lesen von Büchern darauf, dass dein Schultergürtel locker und dein Nacken beweglich bleiben, so spannend sie auch sein mögen.

Die Praxis von Yoga hat sich mehr als bewährt gegen Körpersteifheit und ist besonders bei Nacken- und Rückenbeschwerden empfehlenswert. Es sind nicht die akrobatisch spektakulären Positionen, die Hatha-Yoga (Ursprung und Oberbegriff für alle heutigen körperlichen Yogaformen) ausmachen, sondern die feinen Nuancierungen und Bewegungselemente, die den Schultergürtel und den Rücken- und Beckenraum lockern. Und es gibt eine spezifische Atemübung des Pranayama, die als »Nebeneffekt« eine nahezu magisch-befreiende Wirkung auf deinen Nacken hat.

ATEMÜBUNG: KEHLKOPFBINDUNG

Bei dieser Atemübung gilt: Weniger ist mehr. Es ist nur eine ganz minimale Bewegung, die mit dem Kinn und Kopf ausgeführt und mit Anhalten der Atmung verbunden wird. Die im Folgenden genauer beschriebene Bewegung hat einen immensen Effekt auf den meist verspanntesten Muskel des menschlichen Körpers: den Trapezmuskel. Dieser wie ein Trapez beziehungsweise wie eine Raute geformte Muskel beginnt an deinem Hinterkopf, dort, wo der Kopf auf der Spitze der Halswirbelsäule aufgesetzt ist, breitet sich bis zur linken und rechten Schulter aus, formt sich von dort aus wie ein umgestülptes Dreieck über die Schulterblätter hinweg und setzt mit seiner unteren Spitze an der mittleren Brustwirbelsäule an. Der Trapezmuskel ist ein wirklich kräftiger Muskel, der Kopf, Nacken und Rücken miteinander verbindet und deinen schweren Kopf (circa sechs Kilo) daran hindert, einfach nach vorn auf die Schreibtischplatte oder Ähnliches zu knallen. Ergo: ein sehr wichtiger Muskel, der mit der Atemübung »Kehlkopfbindung« gedehnt wird.

Obendrein wirkt die Übung lockernd auf die Halswirbelsäule und sorgt für mehr Nacken- und Schulterbewusstsein. Der Sanskrit-Name dieser Übung lautet »Jalandhara Bandha«. *Jala* heißt »Netz«, *Dhara* bedeutet »Halt« und *Bandha* »Verschluss«. Dieses Pranayama dient dazu, über die Atmung einfließendes Prana zeitweilig im Kopf durch eine Art Netz zu halten und auf diese Weise die feinstoffliche Energie und auch Sauerstoff im Gehirn anzureichern – multiple Wirkungen also, die dir in jedem Fall guttun und deinen Nackenbereich lockern. Hilfreich ist, die Übung zum Kennenlernen erstmals vor einem Spiegel auszuführen. Wende die Übung nicht bei akut vorliegenden Bandscheibenvorfällen in der Halswirbelsäule an.

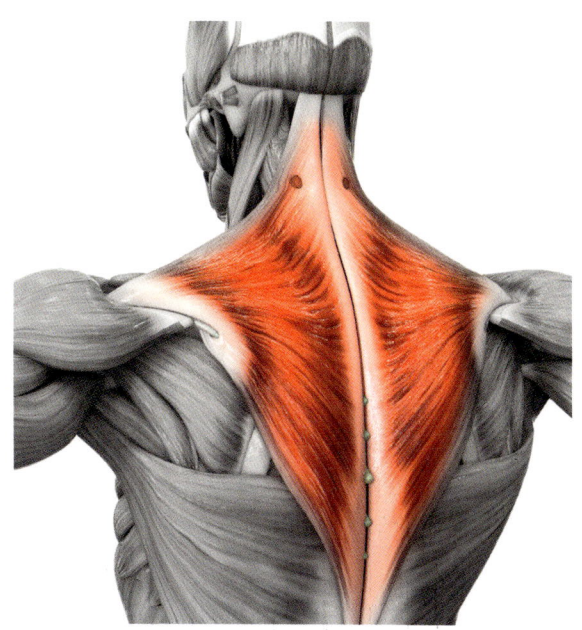

Wichtig sind ein gerade aufgerichteter Rücken und die Ausrichtung des Kopfes mit dem Scheitel zum Himmel. Achte sorgfältig darauf, dass deine Halswirbelsäule nicht gekrümmt ist und du deinen Kopf weder nach vorn oder nach hinten neigst – auch nur leichte Neigungswinkel zur Seite behindern die korrekte Ausübung der Kehlkopfbindung. Während der Kehlkopfbindung kann durchaus ein leichtes Knirschen im Nacken spürbar und hörbar werden – ein gutes Zeichen für die Lockerung in der Halswirbelsäule. Führe die Übung sehr achtsam mindestens zwei- bis dreimal täglich aus.

Der Trapezmuskel verbindet Kopf, Schultern und Rücken.

① Beginne mit einigen fließenden, bewussten Atemzügen und spüre auch die Bewegung des Schultergürtels beim Ein- und Ausatmen.

② Richte Oberkörper und Scheitel nochmals exakt senkrecht zum Himmel aus.

③ Atme ein.

④ Ziehe dein Kinn circa ein bis zwei Zentimeter Richtung Hals. Neige dabei nicht den Kopf nach vorn, sondern schiebe lediglich das Kinn gegen deinen Hals, sozusagen gegen deine Wirbelsäule, bis du einen inneren Verschluss im Bereich deines Kehlkopfes spürst.

⑤ Halte deine Atmung an und atme für circa 20 Sekunden nicht aus.

⑥ Spüre die Wirkung im Nackenbereich, die ein festes Muskelempfinden, durchaus bis zwischen die Schulterblätter, auslöst.

⑦ Dann löse die Kehlkopfbindung und atme aus.

⑧ Lass Rücken und Schultern locker und atme.

⑨ Richte dich wieder exakt auf und wiederhole Jalandhara Bandha mindestens fünfmal sorgfältig je circa 20 Sekunden lang.

Wann: zwei- bis dreimal täglich
Wie lange: fünfmal wiederholen
Level: leicht
Heilsame Wirkung: richtet die Halswirbelsäule auf und lockert Nacken- und Schulterverspannungen
Wichtig: exakt und achtsam ausführen; nicht bei akuten Bandscheibenvorfällen im Halswirbelbereich praktizieren

BEGLEITENDE MEDITATION: ENTSPANNTE HÄNDE

Nacken und Schultergürtel sind muskulär und auch mental mit deinen Händen verbunden. Das, was dein Kopf denkt, drücken Kopf- und Handbewegungen aus, dein Mund artikuliert Worte und deine Finger schreiben sie nieder. Mit dem Symptom eines verspannten Nackens stellt sich oft auch das Phänomen aufeinandergebissener Zähne und verkrampfter Hände ein. Dies tritt besonders in Phasen der Entspannung wie vor oder während des Schlafs auf. So wie hochgezogene Schultern den verwundbaren Nacken eng machen, um die Halswirbelsäule zu schützen, halten deine Hände verkrampft an etwas fest und sind zum ständigen Kampf bereit.

Als hilfreiche Meditation imaginiere sitzend oder liegend, wie deine Hände wärmer, dicker und weicher werden. Lass die Finger in deiner Vorstellung schwerer werden und gen Erde sinken. Du wirst merken, wie sich bei der bewussten Entspannung deiner Hände fast wie von selbst deine Schultern entspannen und dein Unterkiefer locker lässt. So kannst du meditativ über die bewusste Aufmerksamkeit neben deinen Händen auch deinen Nacken entspannen und gegebenenfalls nächtlichem Bruxismus vorbeugen.

Achte auch im Alltag, beispielsweise beim Fernsehschauen, darauf, also immer, wenn du sehr konzentriert oder gefordert bist, wie sich deine Hände zusammenballen. Wenn du das feststellst, lass bewusst mit gezielter Ausatmung los. Mit vermehrter Aufmerksamkeit für deine Hände wird es dir möglich sein, deine unbewussten Körperreaktionen umzuprogrammieren und dein Körper-Geist-System in wohltuende, ganzheitliche Entspannung zu bringen.

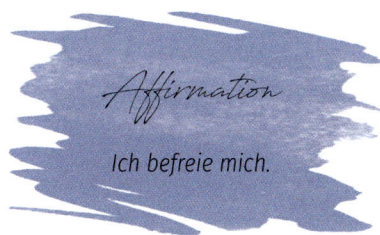

Affirmation

Ich befreie mich.

PASSENDE AROMAÖLE: CAJEPUT ODER KAMPFER

Der Cajeputbaum wächst auf den Philippinen und Molukken, in Malaysia und Australien. Sein ätherisches Öl wird aus den Blättern und jungen Zweigen gewonnen und duftet wie eine Mischung aus Eukalyptus- und Teebaumöl mit einer zusätzlichen Note von Nelkengewürz. Eingesetzt wird Cajeputöl, um Erkrankungen der oberen Atemwege zu heilen, besonders im Kehlkopfbereich; es löst Blockaden im Halsraum und Kopf. Für die Atemübung »Kehlkopfbindung« hilft Cajeputöl auf mentaler Ebene, Verwirrungen des Geistes zu klären, Entscheidungen zu treffen und in schwierigen Situationen das Zepter selbst in die Hand zu nehmen.

Anwendung Cajeputöl

- 5 Tropfen Cajeputöl ins Wasser einer Duftlampe
- 2 Tropfen zum Schnuppern auf ein Taschentuch
- 15 Tropfen als Raumspray in eine 100-Milliliter-Sprühflasche
- Für Atemübungen nicht in Kombination mit anderen Ölen verwenden

Kampferbäume müssen mehr als 50 Jahre alt und hochgewachsen sein (bis zu 25 Meter), damit aus ihrem Holz und Blättern wertvolles ätherisches Öl gewonnen werden kann. Der Duft ist eukalyptusartig und scharf, wirkt krampflösend und fördert die Durchblutung, sollte jedoch innerlich wie auf der Haut äußerst vorsichtig angewendet werden, da Kampfer eine die Schleimhaut und Haut reizende Wirkung hat. Das Aroma des Kampfers wirkt antidepressiv, hilft, eine akute Schockstarre zu lösen oder sich aus einer anhaltenden körperlichen Nackenstarre wie mentaler Starre zu befreien.

Anwendung Kampferöl

- 5 Tropfen Kampferöl ins Wasser einer Duftlampe
- 2 Tropfen zum Schnuppern auf ein Taschentuch
- 15 Tropfen als Raumspray in eine 100-Milliliter-Sprühflasche
- Für Atemübungen nicht in Kombination mit anderen Ölen verwenden

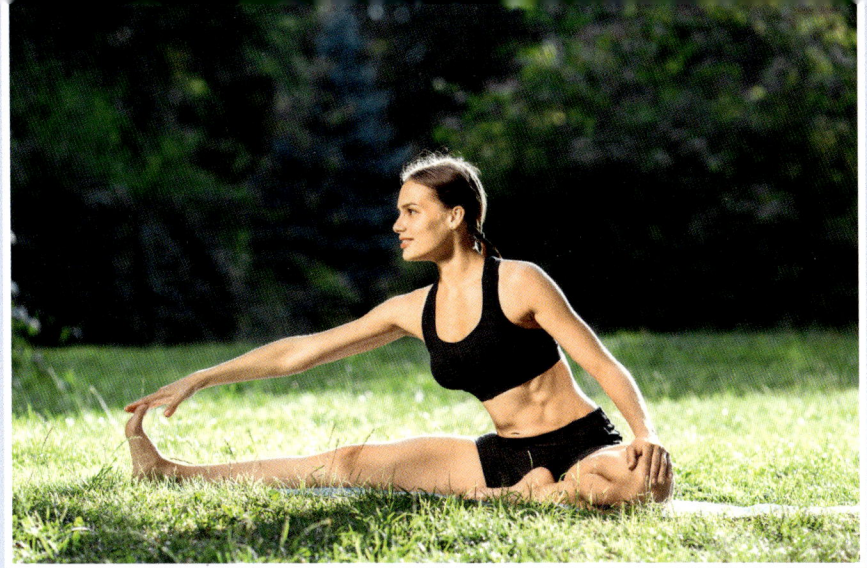

RÜCKEN FLEXIBILISIEREN

Dein Körper ist ein Bewegungsapparat, der nicht nur Bewegung ausführen kann, sondern auch braucht, um alle Muskelstrukturen, Sehnen und Bänder geschmeidig zu halten. Der Rücken spielt eine zentrale Rolle im Zusammenspiel zwischen körperlichem Außen und Innen, zwischen oben und unten, zwischen linker und rechter Seite und zwischen vorn und hinten, denn nichts kann wahrgenommen, begriffen, ergriffen oder beschritten werden, wenn dein Rücken nicht flexibel, dehnbar, drehbar oder neigbar ist. Warum haben wir dann fast alle Probleme mit dem Rücken? Tragen wir zu viel Last, obwohl die meisten Menschen gar nicht mehr körperlich arbeiten?

Für einige Berufsgruppen gilt natürlich, dass körperliche Arbeit den Rücken und seine Muskulatur dauerhaft überanstrengt, was die Muskelfasern hart macht. In solchen Fällen tut sanfte Dehnung gut (zum Beispiel durch Yoga). Dehnung ist außerdem unbedingt nötig, um die Tatkraft zu erhalten. Aber auch sitzende Arbeitshaltungen belasten die Rückenmuskeln, allerdings werden sie steif durch falsche Körperhaltung oder durch Nichtgebrauch statt Zuvielgebrauch. Alles ist nicht im Sinne der Schöpfung, die die Gattung der Wirbelsäulentiere kreierte und diese Kreation mit einem Bewegungsapparat im Rahmen der biologischen Evolution weiter voranschreiten ließ. Ein flexibler Rücken und Brustkorb sind absolut unerlässlich zur Bewegung, jedoch auch für deine Atmungsfähigkeit, die bei – aus welchen Gründen auch immer – festen, verbackenen Muskelstrukturen nur noch eingeschränkt funktioniert und in der Folge von minimiertem Luftaustausch die Vitalität deines Körpers mindert.

Psychosomatisch sind Rückenschmerzen ein sehr interessantes Betrachtungsfeld. Die Rückenpartie ist der unbewusstere Teil der körperlichen Wahrnehmung, da Menschen hauptsächlich nach vorn ausgerichtet sind und agieren. Es muss ja vorausplanend gedacht und stets vorausschauend gehandelt werden. Ist das wirklich ein Muss? Was ist, wenn die geplante Zukunft gar nicht so eintritt wie erdacht? Was, wenn dich beim Ein-

> »Ein Yogi schätzt seinen Körper, befasst sich auch mit seinem Intellekt und seiner Seele. Er beherrscht seinen Körper durch Asanas und macht ihn zu einem geeigneten Gefäß für Geist und Seele.«[9]
>
> B. K. S. Iyengar
> (1918–2014)

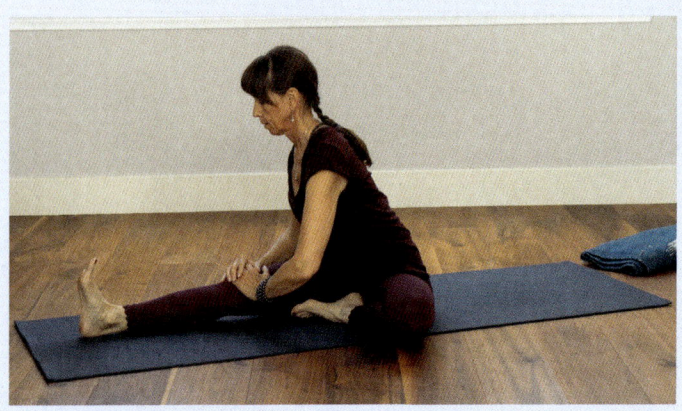
Mögliche Sitzvariante beim großen Siegel

richten deiner Zukunft ein Ereignis von hinten ereilt? Ein fester Rücken würde dich schützen. Wie viele Ereignisse, kleinere und größere »Zivilisationsgefahren« (reale Angriffe sind heute glücklicherweise sehr selten) kann dein Rücken von dir abhalten, bevor er beginnt zu schmerzen? Tatsächlich drohten früher lebensgefährdende Attacken von hinten und auch heute noch reagiert dein Körper instinktiv mit Rückenstarre auf einen angreifenden Säbelzahntiger, der metaphorisch als dein Boss um die Ecke kommt und in fünf Minuten in seinem Büro einen aktuellen Bericht von dir haben und wissen will, warum, was und wie im Arbeitsablauf nicht geklappt hat. Ein zu dicht auffahrendes Auto hinter dir kann ebenso einen zeitweilig starren Rücken bedingen und, wenn du oft im Straßenverkehr unterwegs bist, zur »normalen« Körperreaktion werden. Auch finanzielles »Klammsein« kann einen klammen Rücken bedingen – Körper und Psyche reagieren immer zusammen.

Gefahr, also jedwede Art von Stress, wird zuerst mit dem Rücken, genauer gesagt mit dem im Kanal der Wirbelsäule liegenden Rückenmark wahrgenommen, das über geballte Nervenbündel Gehirn und Körper miteinander verbindet. In der Regel leben wir heute nicht gefährlich und sind eigentlich nicht bedroht, trotzdem empfindet das urzeitliche Nervensystem dies so und löst entsprechende Schutzreaktionen aus – deswegen haben Menschen heute Rückenprobleme, die sich beispielsweise als Muskelverspannungen, Muskelknoten oder durch Atembeschwerden zeigen.

Was hilft dir gegen akute oder über einen längeren Zeitraum anhaltende Rückenschmerzen? Tief atmen! Bewusste Atmung lockert die Rückenmuskeln. Beginne damit, dir deinen Rücken als Wahrnehmungsorgan bewusst zu machen. Gestehe deinem Rücken (und Körper) emotionale Überlastung zu und achte darauf, deine Rückenmuskeln regelmäßig, auch untertags, am Arbeitsplatz zu lockern. Yoga im Büro ist ein großer Trend, den jeder Arbeitgeber unterstützen sollte. Die hier beschriebene Asana (Körperhaltung) in Kombination mit Atemlenkung wirkt wie eine Massage für den Rücken.

Zusätzlich mache dir das Unbewusste hinter deinem Rücken bewusst und ändere vielleicht deine Sitz- und Arbeitsposition, falls du dich aufgrund einer Tür im Rücken, die du nicht im Blick haben kannst, unwohl fühlst. Der feinstoffliche Energiefluss in Arbeits- und Wohnräumen ist entscheidend für ein gefahrenfreies Wohlgefühl.

ATEMÜBUNG: GROSSES SIEGEL

»Maha Mudra« (das große Siegel) wird diese Übung auch genannt, die eine einfache Körperposition mit Atemkontrolle und einem inneren Siegel verbindet. Während der Ausführung wird die Bauchbindung (siehe ab Seite 127) eingesetzt, um Heilsames bei verspannten Rückenmuskeln zu bewirken. Die Bauchbindung bringt mithilfe der Bauchmuskeln das Zwerchfell, den Hauptatemmuskel in deinem Körperinneren, in extreme Spannung. Da das Zwerchfell über Muskelansätze an Rippen und Wirbelsäule verfügt, bewirkt die leichte Neigung des Oberkörpers nach vorn während der Versiegelung, dass die Wirbel der Wirbelsäule auseinandergedehnt werden, was die darüberliegenden Rückenmuskelstrukturen zwangsläufig mitmachen müssen – sie dehnen sich und werden zudem intensiv mit Sauerstoff versorgt. Du kannst das große Siegel wie auf den Fotos gezeigt mit einem Arm oder mit beiden Armen ausführen. Wichtig ist, dass der Oberkörper nur etwas nach vorn geneigt, aber der Rücken und die Wirbelsäule dabei gerade wie ein Baumstamm bleiben, der Oberkörper also nicht gerundet wird. Das große Siegel ist für Schwangere nicht geeignet und sollte bei Bluthochdruck nicht ausgeführt werden.

1. Setze dich auf den Boden, auf eine Decke oder Yogamatte. Grätsche deine Beine und richte deinen Rücken gerade auf.

2. Atme einige Atemzüge bewusst und tief, um dich auf die Ausführung des großen Siegels einzustimmen.

3. Winkele nun dein linkes Bein an und lege den linken Fuß bestmöglich nahe an deinen Beckenboden.

4. Drehe deinen Oberkörper etwas und richte so deinen Bauchnabel, Oberkörper und Kopf in einer Linie zum rechten Bein aus.

5. Atme tief ein, neige dich mit geradem Rücken etwas in Richtung des rechten Beins und fasse optimalerweise mit der rechten Hand an die Zehen des rechten Fußes (ansonsten halte dich am Hosensaum oder Sockenrand fest) oder stütze dich mit beiden Händen auf deinem rechten Bein ab.

6. Atme nun gründlich aus, ziehe dabei mithilfe der Bauchmuskeln deinen Bauchnabel nach innen und spanne so willentlich dein Zwerchfell fest an.

7. Verhalte deinen Atem im ausgeatmeten Zustand und zähle dabei langsam bis zwölf.

8. Löse zuerst die Spannung der Bauchmuskeln, dann löse die Hand vom Fuß und lass – während du deinen Oberkörper wieder senkrecht aufrichtest – die Atemluft in deine Lungen einströmen.

9. Nimm für drei Atemzüge die Wirkung auf Wirbelsäule und Rückenmuskeln wahr.

⑩ Wiederhole danach die Übung noch zweimal mit etwas Oberkörperneigung zum rechten Bein und mit einer Atempause, während du bis zwölf (oder länger) zählst.

⑪ Spüre nach.

⑫ Dann praktiziere diese Kombination aus Atem- und Körperübung mit angewinkeltem rechtem Bein und ausgestrecktem linken Bein.

⑬ Abschließend bringe beide Beine ausgestreckt zueinander, entspanne deinen Oberkörper rund nach vorn geneigt und fühle die neue Weite in deinem Rücken.

Wann: morgens und abends
Wie lange: pro Seite drei Wiederholungen
Level: mittel
Heilsame Wirkung: dehnt verspannte Muskeln und die Wirbelsäule, um flexibel zu bleiben
Wichtig: nicht während der Schwangerschaft oder bei Bluthochdruck ausführen

BEGLEITENDE MEDITATION: SEGEN DER BÄUME

Nach der Praxis deines Maha Mudra meditiere. Verbinde dich mit der Kraft der Bäume. Sie schenken dir Sauerstoff im Austausch mit deiner Ausatemluft. Sie schenken dir alles, was ihre grünen Lungen ausatmen. Sie sorgen für atembare Luft auf dem ganzen Planeten Erde. Sie schenken dir Düfte, wohltuende Aromen und Wohlgefühl durch ihren grünen Anblick. Sie schenken dir Holz, das dich mit Wärme umhüllt, wenn es verbrennt. Und sie geben dir Halt und Stärke, wenn du dich mit deinem Rücken an ihren Stamm lehnst. Im Baumstamm fließt die Kraft der Erde, die über die Wurzel des Baumes hinauf zur Krone bis zum Himmel steigt. Von der Baumkrone strömt auch die Leichtigkeit des Himmels über den Baumstamm hinunter in deinen Rücken bis zu euren gemeinsamen Wurzeln. Dein Körper ist – wie jeder Baum – das verbindende Element zwischen Erde und Himmel.

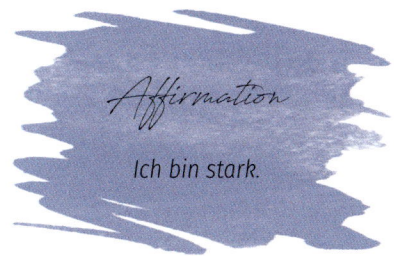

Affirmation

Ich bin stark.

PASSENDE AROMAÖLE: WACHOLDER UND/ODER LATSCHENKIEFER

Wacholderbäume gehören zu der Gattung der Zypressengewächse und sind in ganz Europa verbreitet. Ätherisches Öl, das aus Wacholderbeeren und -holz gewonnen wird, ist ein heilsamer Tausendsassa, der bereits seit dem Mittelalter in der Heilkunde Anwendung findet. Zum traditionellen Räuchern von Räumen ist Wacholder ein Muss, aber auch in der Duftlampe wirkt das ätherische Öl krampflösend, aufrichtend und energetisch stärkend. Der würzig-feine, etwas süßliche Duft des Wacholders hilft, negative Emotionen und deren körperliche Auswirkungen, wie beispielsweise Myogelosen (Muskelknoten), aufzulösen.

Anwendung Wacholderöl

- 5 Tropfen Wacholderöl ins Wasser einer Duftlampe
- 1 Tropfen zum Schnuppern auf den Handrücken
- 10 Tropfen als Raumspray in eine 100-Milliliter-Sprühflasche
- Kann mit Latschenkieferöl kombiniert werden

Latschenkiefern wachsen in hohen Berglagen und trotzen allen klimatischen Herausforderungen in diesen Regionen – sie sind sehr robust. Aufgrund dessen ist ihr ätherisches Öl prädestiniert, um die Abwehrkräfte zu stärken. Ätherisches Latschenkiefernöl wirkt einerseits stimulierend auf das Immunsystem als solches, stärkt aber auch die mentalen und emotionalen Abwehrkräfte, damit der Rücken nicht mehr so viel auffangen und abprallen lassen muss. Latschenkiefernöl regt außerdem zum tiefen Durchatmen an, was zusätzlich ein Gefühl von Gelassenheit schenkt.

Anwendung Latschenkiefernöl

- 5 Tropfen Latschenkiefernöl ins Wasser einer Duftlampe
- 1 Tropfen zum Schnuppern auf den Handrücken
- 10 Tropfen als Raumspray in eine 100-Milliliter-Sprühflasche
- Kann mit Wacholderöl kombiniert werden

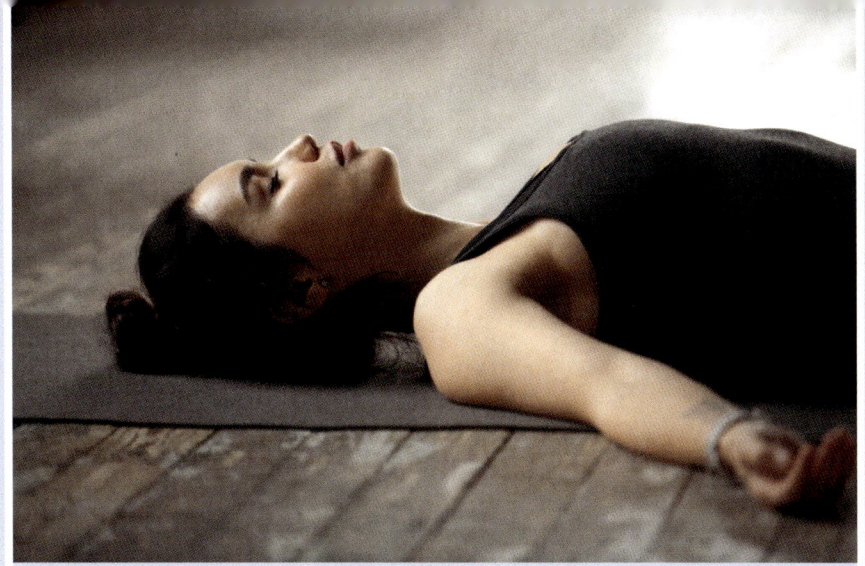

SCHLAF HARMONISIEREN

Ruhige Atmung und guter Schlaf gehen miteinander einher und sind wichtig für eine friedliche wie regenerative Nachtruhe. Ist das bei dir immer so? Schlafstörungen sind heutzutage, besonders in der »Generation Online«, ein weitverbreitetes Phänomen. Viele Leute leiden unter Einschlaf- oder Durchschlafstörungen, die oft einem zu vollen Kopf, (selbst) auferlegten Pflichten, Überforderung im Alltag und 24 Stunden permanenter Erreichbarkeit geschuldet sind.

Wie wichtig guter Schlaf ist, ist vielen nicht klar. Der nächtliche Schlaf von rund acht bis neun Stunden ist in seinen Heilwirkungen unübertroffen und unersetzlich. Nicht nur das Gehirn braucht die Nachtruhe zum Nacharbeiten. Erlebnisse des Tages werden verarbeitet und bildliche Eindrücke in zahlreiche, jedoch unbewusste Ordner abgelegt. Bestimmte Phasen der nächtlichen Gehirnaktivität werden romantisch als Träumen bezeichnet, obwohl es intensive Arbeitsprozesse sind. In der Nacht finden jedoch noch andere und erstaunlich viele Aktivitäten und Stoffwechselvorgänge im Inneren des Körpers statt, die der Organismus während des körperlichen Schlafs in Ruhe erledigt, damit der Mensch bei Tageslicht aktiv sein kann – das hat die Natur genau so und mitnichten zufällig so eingerichtet.

Das Zeitfenster zwischen 22 Uhr abends und 8 Uhr morgens ist ideal, um die Chronobiologie des Organismus ungestört ablaufen zu lassen. Die Organuhr, bekannt aus der traditionellen chinesischen Medizin und Grundlage für viele Behandlungsmethoden der Naturheilkunde, zeigt an, wann welche Organe ihre aktivsten Phasen haben, in denen die Organzellen verstoffwechseln und innerlich aufräumen. Zum Beispiel sind Leber, Galle, Lunge und Dickdarm während der nächtliche Schlafruhe sehr aktiv, auch um zu gewährleisten, dass das mit ihnen verbundene zelluläre Immunsystem seine Abwehrfunktionen erfüllen kann.

Schlafmangel in bestimmten Nachtstunden kann einerseits zu Störungen der Organfunktionen führen oder andererseits in der Naturheilkunde ein diagnostisches Mittel sein, um Fehlfunktionen der Organe zu entdecken. Schlafstörungen zu beheben ist ein wichtiger Therapieansatz für ganzheitliches Wohlgefühl und Gesundheit. Auch hormonelle Disbalancen können zu Schlafstörungen, beispielsweise während der Wechseljahre, führen. Manchmal hat der Körper beim nächtlichen Erwachen einfach wieder Hunger und schläft deswegen nicht wieder

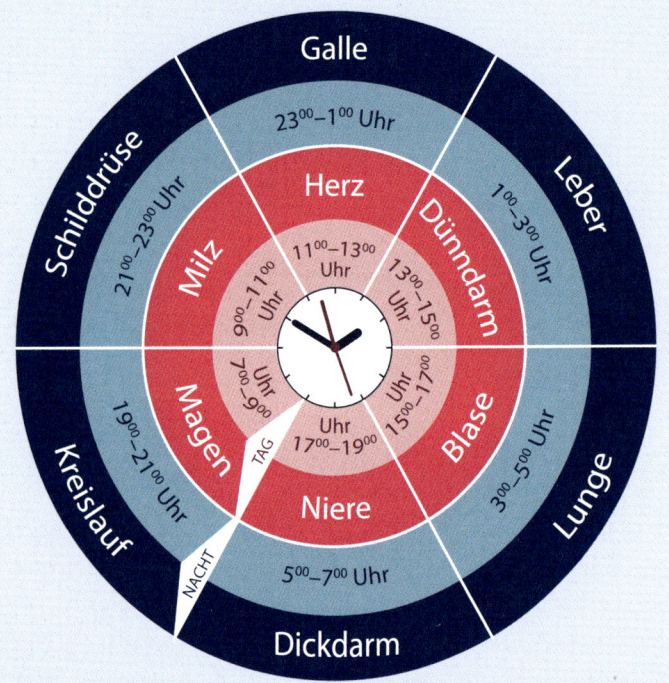

Die Organuhr hilft dir, deinen Tagesrhythmus auf die aktiven Phasen deiner Organe abzustimmen.

ein. Ein Teelöffel Honig hilft dann meistens. Bei Schlafstörungen hole dir Rat bei Naturheilpraktikern, Ärzten oder Chronobiologen, um organsystemisch bedingte Störungen auszuschließen.

Psychosomatische Verbindungen oder Gründe für Schlafprobleme, die mit deiner Lebensführung zusammenhängen, kannst du vielleicht selbst entdecken. Was hindert dich an ausgiebigem, erholsamem Schlaf? Schnell noch eine Nachricht oder E-Mai schreiben, zu lange Fernsehzeiten am Abend, weil es so spannend ist, spätes Essen, aufregende Erlebnisse des Tages und Gedanken, die, sobald du dich hinlegst und eigentlich zur Ruhe kommen willst, hervorspringen wie Pop-ups? Störfelder dieser Art können auf simple Weise mit abendlichen Atemübungen und Meditationen ausgeglichen werden. Dann klappt es schon mal besser mit dem Einschlafen. Auch beim nächtlichen Aufwachen hilft Atempraxis, um das Nervensystem nicht wieder losrattern zu lassen, sondern die Anteile des vegetativen (unwillkürlichen) Nervensystems miteinander zu harmonisieren.

Das vegetative Nervensystem besteht aus zwei sich normalerweise selbst regulierenden Organisationen: Sympathikus und Parasympathikus. Die Nervenstränge des Sympathikus sorgen für einen Aktivitätsmodus, der – durch Tageslicht angespornt – Kopf und Körper auf Leistungsmodus schaltet, zumindest für einige Stunden, denn auch tagsüber greift der Parasympathikus regulierend ein. Die Aufgabe des Parasympathikus ist es, kurze oder längere regenerative Pausen einzuleiten, um Energiereserven nicht unnötig zu verheizen.

Erholungspausen im Alltag plus eine lange Regenerationsphase in der Nacht sind für Menschen zur Gesunderhaltung unerlässlich. Gönnst du dir ausreichend körperliche und mentale wie emotionale Pausen im Tagesablauf und in deiner Freizeit? Falls nicht, kann dies dazu führen, dass dein vegetatives Nervensystem sich nicht mehr selbst regulieren, nicht ausbalancieren kann und der Sympathikus-Modus überhandnimmt und auch nachts dein körperliches Befinden beherrscht. Das ist dann fast so, als würde man aufputschende Drogen nehmen. Alle Organe, und besonders das Gehirn, sind ohne Gegenregulation des Parasympathikus auf Aktivität und Energiebereitstellung geschaltet. So kommt es, dass du dich zur Nachtruhe eigentlich völlig erschöpft hinlegst, die überbordende Aktivität des Sympathikus-Modus aber nicht aufhört.

Sorge für einen natürlichen Übergang von deinem Leistungstag in deine Nachtruhe. Das geht beispielsweise über eine sanfte Gestaltung deiner Abendfreizeit, also allmähliches Ausklingen durch bewusste Atemregulierung. Das bringt dir vermutlich mehr Ruhe und Regeneration, als dich abends körperlich richtig auszupowern, denn das ist auch Leistung im Sympathikus-Modus.

Für einen harmonischen Schlaf ist zudem eine wohlige wie ruhige Atmosphäre essenziell. Verkehrslärm, laute Nachbarn oder schnarchende Partner stören auf Dauer deine gesundheitserhaltende Nachtruhe, auch wenn dein Gehirn solche Wahrnehmungen geschickt ausblendet, aber dennoch wahrnimmt. Ändere die Gegebenheiten deiner Nachtruhe, wenn du unter Schlafstörungen oder Erschöpfung leidest. Zimmerwechsel oder getrennte Schlafzimmer sind hilfreich, auch die feinstofflichen Energieströme und die Geomantie deiner Wohnräume sowie die Ausstattung des Bettes solltest du im Sinn der Verbesserung deines Schlafes berücksichtigen. Studien haben gezeigt, dass Schlaf unter etwas schwereren Bettdecken (Gravity-Decken) erholsamer ist – vielleicht hilft dir das. In den Entspannungsphasen des Yoga oder bei Langzeitmeditationen werden kleine Sandsäckchen genutzt, um einzelne, unruhige Körperteile zu beschweren und quasi ruhigzustellen. Auch die Wahl des Kissens und der Matratze kann helfen, Schlafstörungen zu minimieren. Memory-Schaum hat sich bewährt, weil Kopf und Körper in jeder Lage so gestützt werden, wie sie geformt sind. Um die im Memory-Schaum geformten Körperkuhlen durch natürliche Bewegungen im Schlaf zu verlassen, werden die Muskeln kurzzeitig aktiviert, was wiederum einer morgendlichen Muskelsteifheit vorbeugt. Das alles dient der Verbesserung der Schlafqualität.

Zusätzlich ist es für gute Schlafqualität förderlich, Elektrofelder in deinem Schlafzimmer und auch in deinen Wohnräumen zu eliminieren. Das gilt für Stand-by-Funktionen von elektronischen Geräten und auch für das Handy. Alles nachts ausschalten und den Radiowecker am besten entsorgen. Praktiziere vor dem Schlafengehen harmonisierende Atemübungen, meditiere ein bisschen und sorge für regelmäßig acht bis neun Stunden Schlaf – so wirst du ganz ohne Hilfe eines Weckers auf natürliche Weise aufwachen und einen guten Morgen haben … Und ein guter Morgen wird zu einem guten Tag.

ATEMÜBUNG: ENGELATMUNG

Gesundheit und innere Stärke gewinnst du nicht durch Willen, nicht durch Krafttraining, sondern durch ausgiebig Ruhe, Regeneration und heilsamen Schlaf. Symbole für Ruhe und Sanftheit sind Engel, die deinen Schlaf bewachen. Wenn du deinen Körper liegend bettest, die Beine eng aneinanderlegst und deine Arme nach links und rechts wie Engelsflügel ausbreitest, stellt dein Körper die Figur eines Engels dar. In dieser Pose empfehle ich dir, deine allabendliche Atemübung auszuführen. Just breathe … Bis du einschläfst und dich gesund träumst, behütet von Engeln, die dich im Schlaf beschützen.

VORBEREITUNG

1. Lege dich auf deinen Meditationsplatz oder auf dein Bett.

2. Breite deine Arme in Engelshaltung nach links und rechts aus. Achte auf lockere Schultern und wende deine Handinnenseiten (Handflächen) zum Himmel.

3. Lege deine Beine nah aneinander, sodass dein Körper ein Kreuz darstellt.

4. Beobachte eine Weile, wie dein Atem über die Nase natürlich ein- und ausfließt.

ATMUNG IN DER LÄNGSACHSE DES KÖRPERS

1. Dann konzentriere dich auf deine körperliche Längsachse von deinem Kopf bis zu deinen Füßen.

2. Stelle dir vor, dass du über denen Kopf einatmest, dann die Atmung durch deinen Körper bis zu deinen Beinen und bis zu den Füßen lenkst. Atme also an deinen Fußsohlen aus.

3. Atme nun an den Fußsohlen langsam wieder ein, lenke den Atem bedachtsam bis zum Kopf und atme am Scheitel (Kronenchakra) aus.

4. Dort atmest du wieder ein und lenkst deinen Atem zurück zu den Füßen.

5. Atme auf diese Weise entlang deiner Längsachse beständig auf und ab (etwa 20 bis 30 Atemzüge).

ATMUNG IN DER QUERACHSE DES KÖRPERS

1. Konzentriere dich jetzt auf deinen Brustraum und atme über dein Herzchakra ein.

2. Lenke dein Ausatmen vom Brustraum zur rechten Handfläche und atme über sie aus.

3. Atme langsam über die rechte Handfläche ein und sende den Atem entlang deiner Querachse über Brustraum und Arme zur linken Handfläche.

4. Atme über die linke Handinnenseite langsam aus und wieder ein.

5. Dann lenke deinen Atem entlang deiner Querachse bedachtsam von links nach rechts, atme über rechts aus und ein.

6. Fahre so fort und lass die Atmung achtsam von einer Hand zur anderen fließen (etwa 20 bis 30 Atemzüge).

7. Jetzt konzentriere dich wieder auf dein Herzchakra im Brustraum und fühle deine Mitte, dein Zentrum deines Seins. Atme über dein Herzchakra ein.

GANZKÖRPERATMUNG

1. Nun lenke deine Atmung gleichzeitig zu deinem Scheitel, zu deinen Händen und zu deinen Fußsohlen und atme über diese Körperpartien aus.

2. Atme über deinen Scheitel, deine Handflächen und Fußsohlen ein. Lenke die Atmung zu deinem Herzchakra und atme dort lange und ruhig aus (etwa 20 bis 30 Atemzüge).

3. Lass den Atem wie Engelslicht durch dich strömen. Fühle die Ruhe, das tiefe Gefühl von Geborgenheit, das sich in deinem gesamten Körper ausbreitet … und bleibt.

4. Wenn du möchtest, töne zum Abschluss dreimal ein sonores OM und gleite sanft in den Schlaf.

Wann: abends vor dem Einschlafen oder bei nächtlichem Aufwachen zum Wiedereinschlafen
Wie lange: ungefähr zehn Minuten oder länger
Level: leicht
Heilsame Wirkung: beruhigt das vegetative Nervensystem, bringt den Kopf zur Ruhe und harmonisiert das Sein für ruhigen, regenerativen Schlaf

BEGLEITENDE MEDITATION: BETT AUS WOLKEN

»Es gibt nichts zu tun, als nichts zu tun und zu beobachten.«[10]

Eckhart Tolle
(geb. 1948)

Bei Schlafstörungen Schafe oder Wolken zu zählen, funktioniert nur bedingt, aber den vielleicht noch ratternden Kopf mit inneren Bildern zu beschäftigen, hilft immer. Während der Übung »Engelatmung« meditierst du bereits in liegender Position. Ergänze bei Bedarf das wohlige Gefühl mit der Vorstellung, in einem Bett aus Wolken zu liegen. In diesem Wolkenbett gleitest du losgelöst von allem Irdischen durch sanfte, warme Lüfte. Die Welt unter dir ist ganz klein, eine Miniatur. Jetzt bist nur noch du mit dir selbst. Du bist dein entspannter Körper, bist dein ruhiger Geist und deine glitzernde Seele, du bist heilige Ganzheit und schwebst auf einer Wolke durch den paradiesischen Himmel ... ruhend, atmend, seiend.

Affirmation

Ich fühle mich.

PASSENDE AROMAÖLE: LAVENDEL UND/ODER MIMOSE

Lavendel ist zweifelsohne der Klassiker unter den ätherischen Ölen. Lavendelessenz wird nicht nur in der Aromatherapie als beruhigend und schlaffördernd eingesetzt, sondern auch in Präparaten der Naturheilkunde. Lavendel wurde bereits in der Antike als Badezusatz und zur Herstellung kosmetischer Produkte verwendet. Lavendelblüten haben zahlreiche wohltuende Wirkungen auf Körper und Geist. Der Duft wirkt stressabbauend, ausgleichend, ist hilfreich, um Ängste abzubauen und Reizbarkeit zu besänftigen. Auf einen unempfindlichen Kopfkissenbezug kannst du eine Raumspray-Mischung ohne Alkohol direkt aufsprühen oder auf ein Tuch, das du dir in Kopfnähe als Einschlafhilfe zurechtlegst.

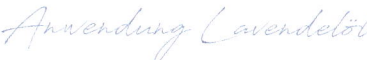

Anwendung Lavendelöl

- 5 Tropfen Lavendelöl ins Wasser einer Duftlampe
- 1 Tropfen zum Schnuppern auf den Handrücken
- 15 Tropfen als Raumspray in eine 100-Milliliter-Sprühflasche (fürs Kopfkissen ohne Alkohol in der Mischung)
- Kann mit Mimosenöl kombiniert werden

Der zarte, süße und weiche Duft der Mimose wird aus den zarten Blüten des Mimosenbaums gewonnen. Für einen Liter ätherisches Öl werden rund 150 Kilogramm Blüten benötigt – es ist ein wertvolles wie heilsames Öl. Die Essenz vermittelt Trost und Halt, macht optimistisch, fördert tiefen Schlaf und umhüllt mit der Süße des Lebens.

Anwendung Mimosenöl

- 5 Tropfen Mimosenöl ins Wasser einer Duftlampe
- 1 Tropfen zum Schnuppern auf den Handrücken oder Kopfkissen
- 15 Tropfen als Raumspray in eine 100-Milliliter-Sprühflasche (fürs Kopfkissen ohne Alkohol in der Mischung)
- Kann mit Lavendelöl kombiniert werden

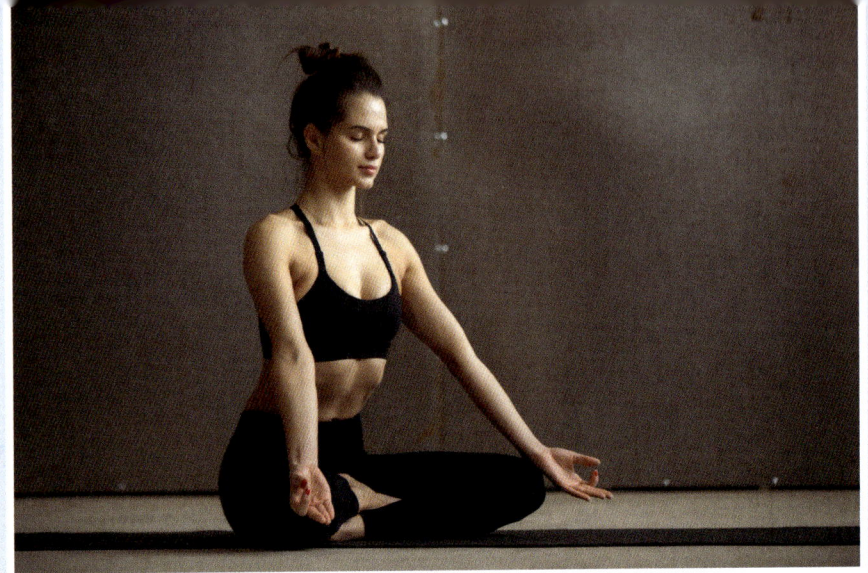

STOFFWECHSEL ERHÖHEN

Stoffwechsel ist definiert als die biochemische Umwandlung von Stoffen im Organismus, die im Körper vorhanden sind oder von außen substituiert werden. Es werden also körpereigene Substanzen aufgebaut, abgebaut oder umgebaut und zugeführte Nahrungsmittel aufgespalten und zur Energiegewinnung abgespeichert und bereitgestellt. Die Produkte zwischen den Phasen der Verarbeitung und Bereitstellung werden als Metaboliten bezeichnet, weshalb auch das altgriechische Wort *metabolismus* für diese inneren Vorgänge verwendet wird. Die Stoffwechselrate gibt Aufschluss darüber, in welcher Geschwindigkeit Energie mittels Stoffwechsel deinem Körper bereitgestellt wird. Die Stoffwechselrate wird auch Grundumsatz genannt.

Die Stoffwechselrate ist bei jedem Menschen sehr individuell. Manche Personen verbrennen zugeführte und vorhandene Energiestoffe schneller, andere langsamer. Die ayurvedische Heilkunde verweist darauf, dass der Grundumsatz von Geburt an bereits typbedingt ist. Man unterscheidet im Ayurveda in einer Dreiertypologie von Doshas (Grundkonstitutionen) zwischen Vata, Pitta und Kapha, deren feinstoffliche wie grobstoffliche Energieflüsse im theoretischen Idealfall zu je 33 Prozent ausgeglichen sein sollten. Das ist selten der Fall, aber ayurvedische Behandlungen und Kuren vermögen dieses Idealverhältnis zumindest annähernd anzugleichen, wenn ein Dosha überhandnimmt und diverse Körpersymptome oder Krankheiten die Folge sind.

Spüre einmal in dich hinein, welcher Typus zu sein könntest: Der Vata-Typ hat einen hyperaktiven Stoffwechsel, ist meist hochgewachsen, schlank, immer in Bewegung, oft nervös und neigt allgemein zu Erkrankungen des Nervensystems wie beispielsweise Kopfschmerzen oder Schlafstörungen. Vata wird von den Grundelementen Luft und Äther dominiert, was die Bodenhaftung bildhaft minimiert. Der Pitta-Typ hat einen gut funktionierenden Grundumsatz, ist muskulös und sportlich, neigt jedoch körperlich wie mental-emotional dazu, sich zu überhitzen oder zu verheizen. Es dominieren die Elemente Wasser und Feuer, die sich stets im Kampf miteinander befinden. Der Kapha-Typ wird von den Elementen Wasser und Erde bestimmt, schwere Elemente, die den individuellen Stoffwechsel eher gemächlich ablaufen lassen, was einerseits innere wie äußere Ruhe verleiht, aber auch das Körpergewicht in die Höhe treibt.

Die Lehre des Ayurveda, die auf über mehrere Jahrtausende gesammeltes Wissen zurückgreift, strebt den Ausgleich der drei Doshas Vata, Pitta und Kapha durch typgerechte Ernährung an und ergänzt dies durch filigran abgestimmte, naturheilkundliche Arzneien sowie durch die Praxis von Yoga und vor allem Pranayama. Pranayama – intensive Atemlenkung und Muskelbeherrschung – balanciert und erhöht gegebenenfalls den Metabolismus durch eine Kombination aus intensivem Gasaustausch der Atemluft und willentlich herbeigeführter Automassage der inneren Organe.

Richtige, also physiologisch korrekte, Atmung ist die Grundvoraussetzung für Pranayama, mit dem die Aufnahme von Sauerstoff einerseits und die Abgabe von Gasen wie Kohlendioxid intensiviert wird. Zusätzlich werden Zwerchfell, Atemhilfsmuskeln und Bauchmuskeln, die sonst unwillkürlich und autonom bewegt werden, bei der Praxis des Pranayama vollends dem Willen unterworfen und bewusst eingesetzt, um Bewegungen im Bauchraum und den dort liegenden Verdauungsorganen im wahrsten Sinne des Wortes einzuheizen und sie durch intensive innere Reinigung in ihren natürlichen Funktionen anzutreiben. Klingt verrückt, ist aber möglich. Übung macht den Stoffwechselmeister.

> »*Der Weise übt Bhastrika täglich dreimal hintereinander.*
> *Er hat dann weder Krankheit noch Schmerzen*
> *und ist täglich gesund.*«
>
> *Gheranda-Samhita* (Yogaschrift um 1600 nach Christus)

ATEMÜBUNG: BLASEBALGATMUNG

Biochemischer Stoffwechsel findet zwar in allen Bereichen des Körpers bis auf zelluläre Ebene statt, beginnt allerdings stets mit der Aufnahme von Nahrung und hängt von der Arbeitsqualität deiner Verdauungsorgane zusammen. Mit dem Pranayama »Bhastrika« (Blasebalg) wird dein inneres Feuer angeheizt, also das, was im Ayurveda als Agni (Feuer) bezeichnet wird und für die Verwandlung von Nahrung in körpereigene Energie verantwortlich ist. Kurz gesagt: kleines Agni – geringer Grundumsatz, großes Agni – feuriger Grundumsatz. Die Blasebalgatmung regt dein Stoffwechselfeuer an, so wie ein Blasebalg durch gezielte Luftzufuhr ein Feuer zum Lodern bringt. Im Unterschied zur Kapalabhati-Atmung (siehe ab Seite 83), die durchaus auch anregend auf den Metabolismus deines Körpers wirkt, löst bei Bhastika die Kontraktion von Bauchmuskeln und Zwerchfell je eine Einatmung und eine darauffolgende Ausatmung aus (bei Kapalabhati folgen dagegen auf eine Einatmung circa 20 Ausatmungen). Die Blasebalgatmung sollte in extremer Form nicht von Schwangeren, während der Menstruation oder bei akuten oder entzündlichen Beschwerden im Bauchraum oder bei Bluthochdruck ausgeführt werden.

1. Erhöhe deinen Beckenraum, indem du dich auf ein Meditationskissen setzt, denn das erleichtert die nun folgende intensive Atemarbeit.

2. Lass deine Augen während der Atemübung geöffnet.

3. Richte deinen Oberkörper und die Wirbelsäule gerade auf.

4. Atme einige Atemwellen (siehe ab Seite 97) oder Kumbhaka (siehe ab Seite 104).

5. Konzentriere dich auf deinen Bauchnabel und Bauchraum, mit dessen Hilfe du nun wie ein Blasebalg Luft einsaugen und ausstoßen wirst. Atme tief über die Nase ein, deine Bauchdecke wölbt sich währenddessen nach außen.

6. Nun puste ruckartig mithilfe deiner Bauchmuskeln und des Zwerchfells den Atem über die Nase nach außen. Ziehe dabei den Bauchnabel kräftig und weit nach innen.

7. Dann lass rasch die Bauchdecke locker, atme wieder ein und puste wieder aus. Atme kurz, aber intensiv, und stelle dir dabei vor, wie sich dein Bauchraum wie ein Blasebalg aufbläht und leert.

8 Ziehe die Bauchdecke erneut nach innen.

9 Führe Bhastrika im raschen Wechsel zwischen Ein- und Ausatmen rund 20-mal oder öfter aus und ende, wenn deine Ausatmung allmählich schwächer wird.

10 Halte die Atemstille für einige Momente, dann beginne von Neuem mit der Blasebalgatmung.

11 Übe Bhastrika mit je 20 oder mehr Atemzügen mindestens dreimal hintereinander, dann neige deinen Oberkörper entspannt nach vorn und spüre nach.

Wann: morgens, mittags, abends, jeweils vor dem Essen
Wie lange: ungefähr acht Minuten
Level: mittel
Heilsame Wirkung: facht das innere Feuer an, macht warm und treibt den Stoffwechseln an
Wichtig: nicht ausführen während Schwangerschaft, Menstruation, bei akuten Bauchbeschwerden, Bluthochdruck

BEGLEITENDE MEDITATION: WOHLIGE WÄRME

Im Gegensatz zur Atemübung »Kapalabathi«, die den Kopf zum Leuchten bringt, erzeugt die Blasebalgatmung ein wohlig warmes Gefühl im Bauchraum, im Rücken und nachfolgend im gesamten Körper. Eine angenehme Meditation für diese Atemübung ist die Visualisierung von Feuer.

Stelle dir ein Lagerfeuer vor, das du, je nach Jahreszeit, an einem idyllischen Strand, an einem anderen Ort in der Natur oder in deinem Heim in einem Kamin entfachst. Du legst wohlriechende Holzscheite aufeinander, die knisternd zu glühen und zu brennen beginnen. Feuer vermittelt trotz aller modernen, zivilisatorischen Errungenschaften nach wie vor ein heimeliges Gefühl. Feuer fasziniert mit seinen Funken, dem Licht, das immer in Bewegung ist, und es erwärmt nicht nur den Körper, sondern auch das heilige Herz. Das Licht ist warm wie das Licht der Urquelle, aus dem alles Lebendige entsteht. So wie die Urquelle Lebendigkeit durch Licht erzeugt, entsteht aus Holz und Sauerstoff feuriges Licht.

Richte nun deine Empfindung ganz auf dein Innerstes. Spüre deinen Körper mit allen Anteilen und stelle dir die Myriaden von Zellen vor, die deinen Körper ständig in Bewegung und in Lebendigkeit halten. Entzünde in jeder deiner Körperzellen einen kleinen Funken, eine winzige Flamme, die dort leuchtet, die Licht und Wärme spendet. Stelle dir Billionen Zellen vor, die in dir leuchten und leben, und sei jeder einzelnen Zelle dankbar für ihr Funkeln.

Affirmation

Ich entfache mein inneres Feuer.

PASSENDE AROMAÖLE: BASILIKUM ODER THYMIAN

Hierzulande ist Basilikum aus der italienischen Küche bekannt. In Indien und in der ayurvedischen Medizin gilt Strauchbasilikum (Tulsi) als heiliges Heilkraut. Es ist pflückbereit in jedem Garten oder Innenhof zu finden und dem Gott Vishnu geweiht – der Ort, an dem es wächst, ist von Vishnu gesegnet und beschützt. Das ätherische Öl, das aus dem blühenden Kraut gewonnen wird, ist goldgelb und als »königliches Öl« mit vielerlei Heilwirkungen bekannt. Äußerlich wie innerlich ist es heilsam, um deine Atemwege frei zu halten oder nach Erkältungen wieder frei zu machen. Es bringt innere Flüssigkeiten, die zäh wurden, wieder in Fluss, ist menstruationsfördernd und hilft dir, deinen gesamten Metabolismus anzuregen, denn es wirkt wie Balsam für deinen Körper. Kinder und Schwangere sollten Basilikumöl nicht nutzen.

Anwendung Basilikumöl

- 10 Tropfen Basilikumöl ins Wasser einer Duftlampe
- 2 Tropfen zum Schnuppern auf den Handrücken
- 15 Tropfen als Raumspray in eine 100-Milliliter-Sprühflasche
- Für Atemübungen nicht in Kombination mit anderen Ölen verwenden

Das krautig duftende Öl des Thymians ist als heilsamer Klassiker bei bronchialen Infekten bekannt – es kann aber noch mehr. Es wirkt verdauungsanregend sowie blutdrucksteigernd und stärkt Magen und Herz. *Thymos* ist das altgriechische Wort für Lebenskraft und als solches wurde es unter anderem auch von Hildegard von Bingen nach Erschöpfung empfohlen. Die Thymusdrüse, mittig unter dem Brustbein gelegen, ist eine endokrine Drüse, die in jungen Jahren Wachstumshormone produziert und feinenergetisch Kraft und Mut verleiht, wenn du dir mehrmals täglich wie ein Gorilla auf die Mitte der Brust klopfst. Die ölige Essenz sollte bei Bluthochdruck und während der Schwangerschaft nicht verwendet sowie nicht direkt auf die Haut aufgebracht werden.

Anwendung Thymianöl

- 8 Tropfen Thymianöl ins Wasser einer Duftlampe
- 2 Tropfen zum Schnuppern auf dein Taschentuch
- 12 Tropfen als Raumspray in eine 100-Milliliter-Sprühflasche
- Für Atemübungen nicht in Kombination mit anderen Ölen verwenden

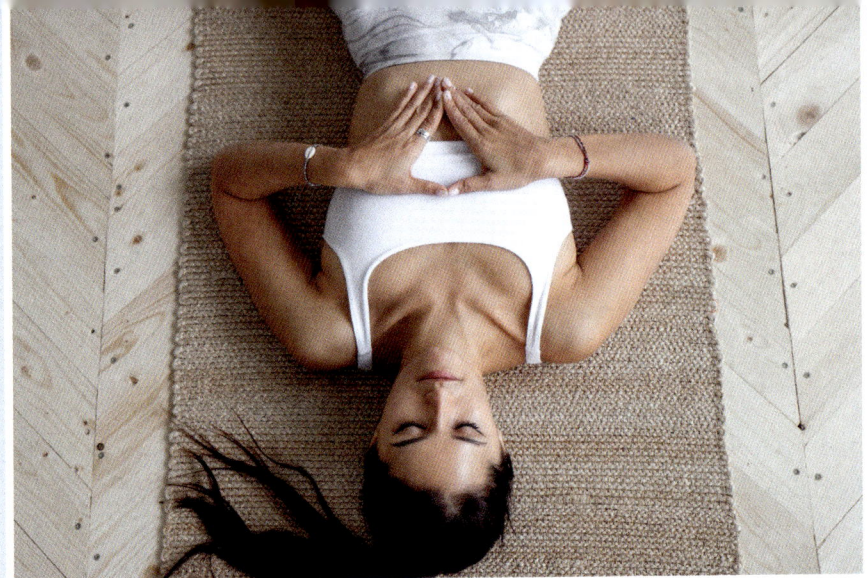

VERDAUUNG STIMULIEREN

In deinem Inneren befindet sich eine riesige Fabrik zur Aufnahme, Aufspaltung, Weiterverarbeitung und Weiterleitung von Lebensmitteln. Auf das Firmengelände gelangt die Ware durch den Mund, wird dort vorgekostet und begutachtet und anschließend über das Laufband der Speiseröhre in die erste Verarbeitungshalle, in den Magen, transportiert. Hier stürzen sich garstige Säuren auf den vorgekauten Brei und beginnen damit, die in den Lebensmitteln enthaltenen Eiweiße in Einzelteile, also in Moleküle, zu zerlegen. Das Nahrungsmittel-Säure-Gemisch gelangt alsbald in den nächsten Gang der Verdauungsfabrik: den Darm. Ein Nebenraum, Pankreas genannt, öffnet seine Schleuse und duscht den Magenbrei mit basischem Bauchspeichel ab, damit die Säure des Magens nicht die verschlungenen Gänge des Darms von innen zersetzt. Zur Verdauung von Fett steuert die Gallenblase aus einem weiteren Nebenraum der Fabrik Emulgatoren bei, welche die Fette aufspalten. Danach beginnt eine lange Reise durch die Gänge des Dünndarms, in denen alles auseinandergepflückt wird, was es für den Körper zu verwerten gibt. Größtenteils werden hier Kohlenhydrate, aber auch alle anderen Bestandteile der ehemaligen Lebensmittel weiterverarbeitet und von hier über die Schleimhaut des Dünndarms (die ausgebreitet ein ganzes Fußballfeld füllt) durch ganz viele winzige Tore weitergeleitet. Die wertvollen Nahrungsbestandteile werden ins Blutsystem abgegeben, um dann Myriaden von Körperzellen zwecks Energiegewinnung zugeteilt zu werden. Schließlich wird die inzwischen recht flüssige Ware in die letzte Fabrikhalle, den Dickdarm, weitergereicht, dessen Aufgabe es ist, möglichst viel Flüssigkeit – mit immer noch wertvollen Bestandteilen – zu entziehen und darüber zu entscheiden, was am Ende nach circa 24 Stunden mit dem Stempel »nicht weiter verwertbar« herausmuss.

Das alles hat die Verdauungsfabrik in deinem Körper nach dem Essen zu tun, wenn du bereits schon wieder im nächsten Meeting sitzt und dich wunderst, warum du dich nicht so richtig auf das Gesagte konzentrieren kannst. Die meisten akribischen Verarbeitungsprozesse finden im Darm nachts statt, wenn du schläfst (schlafen solltest) und körperliche Ruhe herrscht.

Auf dem langen Weg durch deine Verdauungsfabrik kann einiges ins Stocken geraten, denn du bestehst nicht nur aus körperlichen Funktionen, sondern auch aus geistigen Darbietungen und facettenreichen Emotionen, die aufgrund guter Erziehung mitunter heruntergeschluckt werden müssen. So entstehen feinstoffliche Knoten in deiner Verdauungsfabrik, die zu Durchfall (durchaus auch viral oder bakteriell initiiert) oder Verstopfung führen oder zu viele Darmgase bilden (was durchaus auch eine Frage der angelieferten Lebensmittel ist). Auch ein Reizdarmsyndrom, das alle Symptome von Durchfall bis Verstopfung beinhaltet, hängt auf psychosomatische Weise mit dem äußeren Erleben zusammen.

Was also kannst du nicht verdauen? Welche Brocken musstest du heute wieder oder schon seit längerer Zeit schlucken? Wer oder was liegt dir so schwer im Magen, dass dieser sich wie ein Kessel kurz vor der Explosion anfühlt? Über wen oder was ärgerst du dich so sehr, dass sich förmlich ein großer Knoten in deinem Bauchraum bildet und dir dieser Ärger metaphorisch ein Loch in den Bauch frisst?

Auch Trauer, tiefe, vielleicht sogar unterdrückte Trauer und Traurigkeit können die Verdauungsarbeit deines Organismus minimieren. Mache dir bewusst, dass dein Verdauungstrakt die innere Spiegelung deiner Außenwelt ist. Alles hängt zusammen und alle Ebenen deines Seins bedürfen deiner Aufmerksamkeit, wenn du dich mit dem Thema Gesundheit beschäftigst. Horche hin, höre nach innen und finde in deinem Inneren das, was du schon immer endlich ändern und loswerden wolltest. Lebensumstände, die dir nicht guttun, müssen hinaus. Raus aus deinem Kopf und aus deinem Körper!

»Wer stark, gesund und jung bleiben will, sei mäßig, übe den Körper, atme reine Luft und heile sein Weh eher durch Fasten als durch Medikamente.«

Hippokrates von Kos (460–370 vor Christus)

ATEMÜBUNG: BAUCHQUIRL

Dein Körper verbraucht rund die Hälfte der zugeführten Energie durch Nahrung für die Verdauung der Nahrung, weil Verdauung und Verstoffwechselung sehr komplexe Vorgänge sind – echte Arbeit für deinen Organismus, die du unterstützen kannst. Zugegebenermaßen ist es in dieser Pranayama-Praxis eine wirklich herausfordernde, komplexe Arbeit. Nauli setzt weitestgehende Beherrschung des Atemablaufs, des Zwerchfells und aller Bauchmuskeln voraus beziehungsweise trainiert diese, sofern du emsig übst. Diese Übung wird als »Bauchquirl« oder »yogische Waschmaschine« bezeichnet, die mit Dhautis (Magenreinigungen wie beispielsweise mittels eines heruntergeschluckten und wieder hervorgeholten Stoffstreifens oder durch Trinken von Salzwasser) kombiniert werden kann. Die Atemübung »Bauchquirl« aktiviert also deine Verdauungsorgane und deren Inhalte (die bei der Durchführung möglichst gering sein sollten), was auf beeindruckende Weise die Durchblutung und das innere Feuer anregt und die Vorgänge in der Verdauungsfabrik vorantreibt. Führe die Übung frühestens vier Stunden nach der letzten Mahlzeit aus. Schwangere sollten sie nicht durchführen, ebenso wenig Erkrankte oder Personen mit Bluthochdruck.

Für das Pranayama Nauli wird, im Gegensatz zu anderen Atemübungen, die mittlere Bauchmuskulatur (der sogenannte Sixpack) nicht eingesetzt, sondern nur die seitliche Bauchmuskulatur (auch schräge Bauchmuskeln genannt) der linken und rechten Körperhälfte. Das ist recht kniffig, aber machbar. Während der Muskelbewegung wird die Atmung im Status leichter Ausatmung gehalten, vorerst wird also nicht komplett ausgeatmet und auch nicht eingeatmet. Ich empfehle eine Annäherung an Nauli über vier Übungsabschnitte. Übe diese Stufen jeweils einige Wochen, bevor du die nächste angehst.

Trainiere diese Übung fleißig und lass zwischendurch den Oberkörper atmend aushängen. Wenn deine seitlichen Bauchmuskeln nach einigen Wochen des Trainings gekräftigt sind und sich deiner Willenskraft beugen, kannst du durch wechselseitige Kontraktion den gesamten Innenbereich deines Bauchraumes »quirlen« und ein völlig neues Bauchgefühl erleben.

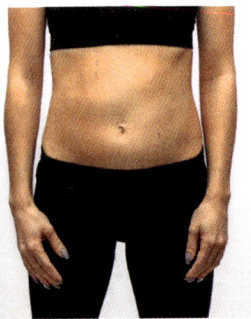 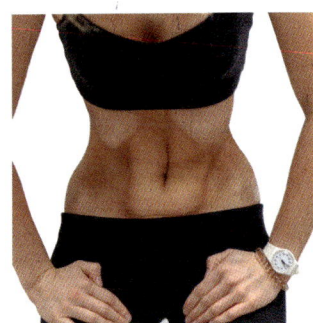 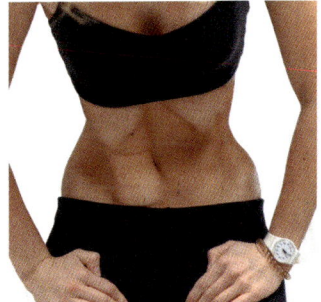 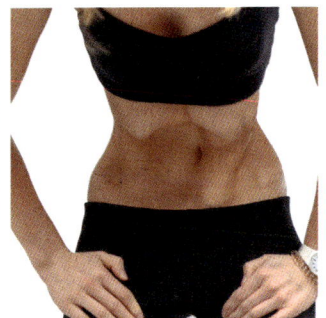

Die vier Phasen des Bauchquirls: entspannte Bauchmuskeln, gleichzeitige Kontraktion beider Seitenstränge, abwechselnde Kontraktion der linken und rechten Bauchmuskeln

LIEGEND SEITLICHE BAUCHMUSKELN SPÜREN UND KONTRAHIEREN

1. Setze dich auf ein Meditationskissen und führe einige Male die Pendelatmung (siehe ab Seite 121) aus, um deine seitlichen Bauchmuskeln zu dehnen.

2. Lege dich anschließend in die Seitenlage auf deine linke Körperhälfte und winkele deine Beine an. Atme ein und nur etwas aus.

3. Konzentriere dich auf deine seitlichen Bauchmuskeln und kontrahiere sie einige Male rhythmisch, ohne den Bauchnabel und ohne die geraden Bauchmuskeln (Sixpack) nach innen zu bewegen und ohne zu atmen.

4. Atme nun komplett aus und wieder ein und wiederhole die Kontraktion der seitlichen Muskulatur.

5. Praktiziere dies einige Male, dann lege dich in Seitenlage auf deine rechte Körperhälfte. Wiederhole die Kontraktion der seitlichen Bauchmuskeln einige Male.

Beim Bauchquirl werden die unteren seitlichen Bauchmuskeln intensiv eingesetzt.

SITZEND SEITLICHE BAUCHMUSKELN SPÜREN UND GLEICHZEITIG KONTRAHIEREN

1. Setze dich auf ein Meditationskissen und führe einige Male die Pendelatmung (siehe ab Seite 121) aus, um deine seitlichen Bauchmuskeln zu dehnen.

2. Dann richte deinen Oberkörper auf, lass jedoch deinen Bauchraum locker. Atme ein und nur etwas aus.

3. Konzentriere dich auf deine seitlichen Bauchmuskeln und kontrahiere sie gleichzeitig links und rechts, ohne die geraden Bauchmuskeln (Sixpack) nach innen zu ziehen und ohne zu atmen. Während der Kontraktion deiner linken und rechten Flanke wird der Bauchnabel von den seitlichen Muskeln eher etwas nach außen geschoben.

4. Atme nun komplett aus und wieder ein und wiederhole die Kontraktion der seitlichen Muskulatur.

5. Wiederhole diese Muskelbewegungen einige Male, dann entspanne den Oberkörper nach vorn gebeugt, bevor du diesen zweiten Übungsabschnitt von Nauli noch fünfmal wiederholst.

SITZEND SEITLICHE BAUCHMUSKELN SPÜREN UND ABWECHSELND KONTRAHIEREN

1. Setze dich auf ein Meditationskissen und führe einige Male die Pendelatmung (siehe ab Seite 121) aus, um deine seitlichen Bauchmuskeln zu dehnen.

2. Dann richte deinen Oberkörper auf, lass jedoch deinen Bauchraum locker.

3. Atme ein und nur etwas aus und konzentriere dich auf deine Flanken.

4. Kontrahiere nur die linken seitlichen Bauchmuskeln, danach die rechten Bauchmuskeln im raschen Takt. Dein Körper zieht sich bei der Bewegung abwechselnd links und rechts ein wenig zusammen und deine Schultern bewegen sich abwechselnd links und rechts etwas mit.

5. Atme nun komplett aus und wieder ein und wiederhole die Kontraktion der seitlichen Muskulatur.

6. Wiederhole diese Muskelbewegungen einige Male, dann entspanne den Oberkörper nach vorn gebeugt, bevor du diesen dritten Übungsabschnitt von Nauli noch fünfmal wiederholst.

STEHEND SEITLICHE BAUCHMUSKELN SPÜREN UND ABWECHSELND KONTRAHIEREN

1. Stelle dich aufrecht hin und führe einige Male die Pendelatmung (siehe ab Seite 121) stehend aus, um deine seitlichen Bauchmuskeln zu dehnen.

2. Winkle die Knie etwas an, neige deinen Oberkörper nach vorn und stütze deine Hände auf deinen Oberschenkeln ab, lass jedoch deinen Bauchraum locker.

3. Atme ein und etwas aus und konzentriere dich auf deine Flanken.

4. Lass die geraden Bauchmuskeln (Sixpack) möglichst unbewegt und kontrahiere nun die linken und rechten Bauchmuskeln gleichzeitig.

5. Führe diese Bewegung einige Male rhythmisch aus und atme dann komplett aus.

6 Lass den Oberkörper locker nach vorn unten aushängen und die Atmung fließen.

7 Richte dich anschließend halb auf, stütze dich mit den Händen ab, atmen ein und weitestgehend aus.

8 Nun kontrahiere abwechselnd deine linken und rechten Bauchmuskeln, ohne den Sixpack nach innen zu ziehen.

Wann: einmal täglich circa vier Stunden nach dem Essen
Wie lange: fünf Minuten
Level: anspruchsvoll
Heilsame Wirkung: trainiert die Bauchmuskeln, massiert alle Bauchorgane, regt die Verdauung an, reinigt von Schlacken
Wichtig: nicht ausführen nach dem Essen, während Schwangerschaft, Menstruation, bei akuten Bauchbeschwerden, Bluthochdruck

BEGLEITENDE MEDITATION: LEBEN IST WANDEL

Nach der Praxis von Nauli lass deine Atmung ruhig und gleichmäßig in der Atemwelle (siehe ab Seite 97) ein- und ausfließen. Genieße dieses natürliche kommende und gehende Atemgefühl und fühle die Wärme in deinem Bauchraum, in dessen Inneren sich nun alles neu sortiert, nachdem ein sanfter Wirbel zuvor alles aufgelockert hat.

Mache dir bewusst: Das Leben ist Wandel. Alles kommt und geht. Alles fließt in natürlichen Rhythmen. Natürliche Nahrungsmittel gedeihen, um dich zu nähren. Durch ihren Wandel in deinem Inneren erhältst du Lebenskraft. Dein Atem kommt und geht, durch ihn fühlst du dich lebendig. Dinge kommen und gehen, durch sie begreifst du dein Leben auf Erden. Menschen kommen und gehen, durch sie erfährst du Gefühle in deinem Sein. In deinem Inneren wandelt sich alles Aufgenommene und aus deinem Inneren teilst du alles, gibst es an die Natur, an die Schöpfung, an die Urquelle zurück. Deine inneren wie äußeren Wandlungen sind deine Beiträge an die Ewigkeit des Lebens, weil durch dich die Urquelle der Schöpfung niemals versiegt.

Affirmation

Ich teile, was mir zuteilwird.

PASSENDE AROMAÖLE: GEWÜRZNELKE ODER MUSKATNUSS

Der Duft der Gewürznelke mutet weihnachtlich an, aber ihr ätherisches Öl, das die getrockneten Nelkenfrüchte während des Kochens oder als gemahlenes Pulver freigibt, hat intensive Heilwirkungen. Nelkenöl wird aus den frischen Früchten des Gewürznelkenbaums gewonnen, der seit der Antike bekannt ist. Seit dem Mittelalter wird Gewürznelke als Mundpflegemittel und Lokalnarkotikum bei Zahnproblemen eingesetzt und der Nahrung zur besseren Verdaulichkeit beigegeben, weil sie von schädigenden Bakterien und Viren reinigt. Gewürznelke heizt das Verdauungsfeuer an und erwärmt den Körper innerlich. Als Aroma in der Duftlampe oder als Raumspray hat das Nelkenöl ebensolche Wirkung, vermittelt zudem durch seine würzig-warme Note ein Gefühl von Stärke und hilft, sich fest in der eigenen Mitte zu verankern. Nelkenöl ist nicht für Schwangere geeignet. Außerdem kann es hautreizend wirken.

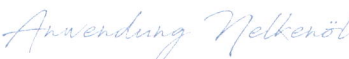

Anwendung Nelkenöl

- *7 Tropfen Nelkenöl ins Wasser einer Duftlampe*
- *2 Tropfen zum Schnuppern auf ein Taschentuch*
- *12 Tropfen als Raumspray in eine 100-Milliliter-Sprühflasche*
- *Für Atemübungen nicht in Kombination mit anderen Ölen verwenden*

Der Muskatnussbaum trägt Früchte, in deren Umhüllungen die Muskatnuss als ansehnlicher Kern zu finden ist. Die getrockneten Nüsse werden zur Verwendung als Gewürz gerieben oder über Wasserdampfdestillation entölt. Es ist ein kräftigendes und verdauungsanregendes Öl, das zudem entgiftende Wirkung hat. Das Aroma der Muskatnuss hilft, metaphorische Brocken, die im Hals stecken, und Ärgernisse, die im Bauch rumoren, zu lösen. Muskatnuss schützt vor negativen Kräften und reinigt energetisch, kann allerdings in größeren Mengen auch eine berauschende Wirkung haben.

Anwendung Muskatöl

- *7 Tropfen Muskatöl ins Wasser einer Duftlampe*
- *2 Tropfen zum Schnuppern auf ein Taschentuch*
- *12 Tropfen als Raumspray in eine 100-Milliliter-Sprühflasche*
- *Für Atemübungen nicht in Kombination mit anderen Ölen verwenden*

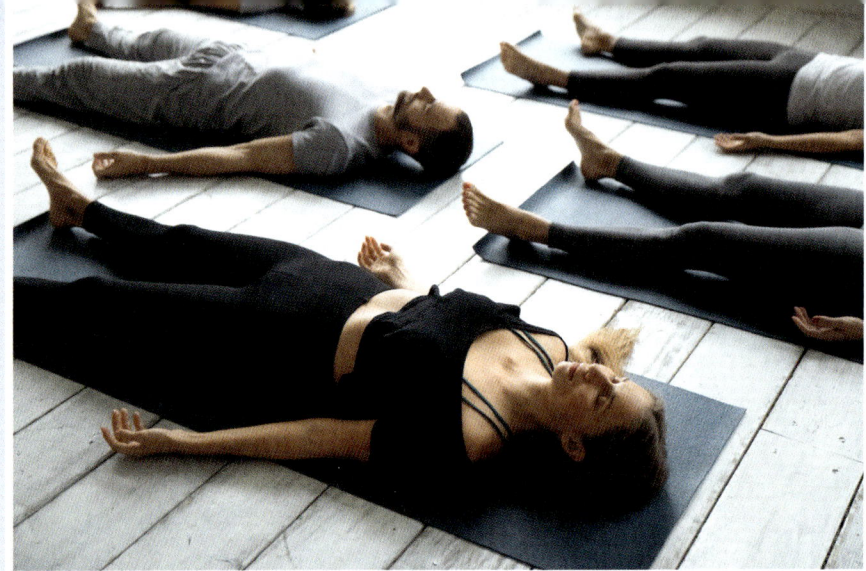

VERSPANNUNGEN LÖSEN

Muskuläre Verspannungen kennt jeder und hat jeder, mal mehr, mal weniger. Sie entstehen aus körperlichem Kraftaufwand, der durch zu viel Anstrengung oder Fehlhaltungen des Bewegungsapparates bedingt ist. Fast noch bedeutender für die Entstehung von muskulären Verspannungen ist das psychosomatische Gesamtbild einer Person, denn als Folge von emotionaler Anspannung oder mentaler Überspannung entstehen unfassbar viele und allerorts Muskelverhärtungen im Körper: In Kiefermuskeln, Nackenmuskeln, Arm- und Handmuskeln, am meisten spürbar in den Rückenmuskeln, aber auch in den seitlichen Bauchmuskeln, Pomuskeln, Beckenbodenmuskeln und Beinmuskeln können sich Verspannungen, Muskelknoten oder gar Muskelverkürzungen ausprägen.

Einmal entstanden und festgezurrt, lösen sich solche Verspannungen nicht von allein, wenn nicht auch die dafür federführenden äußeren Lebensumstände entzerrt werden. Wie du weißt, ist dein Körper-Geist-System eine Einheit, die als Einheit reagiert … und das nicht nur manchmal, sondern immer, jede Minute des Tages. Das System registriert und memoriert alle Traumata sofort, aber der Verdrängungsmechanismus des Verstandes hilft, nach den kleinen Schrecken sowie nach großen Schocks des Lebens weiterzumachen und weiterzuleben. Dafür gebührt dem Verstand Dank. Smart wird es von dir künftig sein, die kleinen wie großen Erschütterungen meditativ und mit Atemübungen nachzuarbeiten, am besten zeitnah, bevor solche Erlebnisse ins dunkle, tief liegende Archiv abgelegt werden und von dort nach und nach und zeitverzögert die Physis deines Körpers negativ beeinflussen, zum Beispiel durch muskuläre Verspannungen.

Anspannungen und Verspannungen drücken sich meist durch Muskelfestigkeit aus, die, je nach Ausprägung, bewusst, aber sehr häufig nicht bewusst wahrgenommen wird. Erst in den Momenten, da du auf einer Massagebank wohlig ausgestreckt liegst und professionell behandelt wirst, hören Fachleute von ihren Patienten nicht selten einen erstaunten Satz wie »Ich wusste gar nicht, dass mein Arm so verspannt ist«. Massagen sind eine Wohltat für deinen Körper und in Kombination mit Bewegung und Yoga sind Massagen eine herrliche Heiltherapie für dein ganzes System, denn muskuläre Knoten (Myogelosen) sind auch feinstoffliche Knoten, die geheilt werden müssen, weil sie den Energiefluss deines gesamten Systems auf physischer wie psychischer Ebene minimieren oder sogar blockieren.

»Granthis« werden in der yogischen Lehre die feinstofflichen, inneren Knoten im Wesen des Menschen genannt, die eine spirituelle wie auch körperliche Weiterentwicklung blockieren. Granthis entstehen durch gedankliche Muster, durch Anhaftungen, verkrampftes Festhalten an bisher Erlebtem und aus der Angst loszulassen, also ohne Halt zu sein, und sie verhindern durch mangelnden Mut, (endlich) neue Wege zu gehen. Granthis erzeugen zudem materielle, emotionale oder physische Wünsche als Ersatz für das, was nicht frei im Körper-Geist-System fließen kann: grobstoffliche oder feinstoffliche Energie. Was im Inneren nicht im Fluss ist, meint das Ego im Äußeren ersetzen zu müssen. Verspannungen lassen Sehnsüchte und Süchte entstehen, in der Folge werden Körper und Geist träge. Muskeln zu entknoten, entknotet auch den Spirit, und den Spirit zu entknoten, entknotet auch die Physis deines Körpers.

Was hilft? Licht ins dunkle Archiv der Knoten bringen. Licht wird symbolisch durch Atmung in dein System gebracht, wo deine lichtvolle Atmung aufatmend, entspannend und erlösend wirkt. Luft und Licht sind Heilessenzen, die zu Achtsamkeit und Bewusstheit führen. Wer sich seines Seins und dem Sein der Schöpfung bewusst ist, macht keine Knoten, sondern dekorative Schleifchen, weil er begriffen hat: Das Leben ist ein Geschenk.

»Ich preise die Sonne, ich preise die Erde,
ich preise die Sterne und die Sternenwelten,
ich preise meinen Körper und all die Zellen meines Körpers
und die unzähligen winzigen Teilchen, aus denen er besteht,
und ich preise das Leben in den Zellen meines Körpers
und das Leben um mich her,
ich preise den Atem, der meinen Körper belebt,
und den Atem, der alle Lebewesen belebt,
und die Luft, die ich mit allen Lebewesen teile.«[11]

Safi Nidiaye (geb. 1951)

ATEMÜBUNG: MUSKELATMUNG

Der Ursprung der nachfolgenden Atemübung liegt diesmal nicht im Indischen beziehungsweise Yogischen, denn zu Zeiten, als Hatha-Yoga um 1500 nach Christus Verbreitung fand, waren Menschen nicht verspannt, wie es heute viele sind. Zu überleben war vielleicht damals nicht einfach, aber Bedrohungen waren konkreter und nicht so diffus und vielschichtig, wie es heute zu sein scheint, weshalb der Körper mit dauerhafter Verspannung reagiert. Der Mensch entwickelte sich zwar geistig, hinzu kamen dafür eine Menge geistiger Bedrohungen, Sorgen und Ängste und die sensationelle Neuentwicklung der letzten Jahrzehnte in der Psyche des Menschen: Stress. Andauernder Stress. Dauerhafter Stress. Emotionaler Stress. Psychischer Stress.

Die Folgen dieser Neuentwicklung sind bekannt. Und so entwickelte der amerikanische Arzt Edmund Jacobson (1888–1983) im Rahmen seiner Forschung die Methode der progressiven Muskelentspannung, die er 1934 in seinem Buch mit dem sinnigen Titel *You must relax* einem breiten Publikum zugänglich machte. Jacobsons Technik der progressiven Muskelwahrnehmung (durch abwechselnde Anspannung und Entspannung diverser Muskelgruppen) wird vielfach und variiert im Yogaunterricht oder in Bewusstseinsseminaren weitergelehrt. Diese Methode kann verstärkend mit Einatmung, Atempause und Ausatmung verbunden werden, was nachweislich gegen Verspannungen in der Muskulatur, aber auch gegen Verspannungen im Kopf wirkt, der sich während dieser Übung mit nichts anderem beschäftigen kann. Denken abschalten, Körperwahrnehmung einschalten. Just breathe.

Die Übung »Muskelatmung« führt dich auf eine Reise durch deinen Körper. Nimm dir für diese Reise mindestens 20 Minuten, besser 30 Minuten Zeit und praktiziere sie täglich, wenn du unter Muskelverspannungen und allgemeiner mentaler Anspannung leidest. Diese Übung betont die Atempause, denn in den Momenten der Atemstille bist du ganz gewahr in der Wahrnehmung deiner selbst, bist ganz präsent im Augenblick, kannst dich und dein Sein spüren und dafür dankbar sein.

Wenn du möchtest, kannst du die Muskelatmung mit anderen Atemübungen heilungsstärkend kombinieren und nach deren Ende zum Nachspüren ausführen. Die Muskelatmung ist eine famose Dreierkombination aus Atemübung, Körperwahrnehmung und Meditation. Falls du 30 Minuten Zeit hast, kannst du die Wirkung der Muskelatmung noch vertiefen, indem du jedes Körperteil zweimal hintereinander anspannst und entspannst, aber bitte nie in Eile, sondern in achtsamer Muße, in herzlicher Liebe zu dir selbst und immer komplett von Fuß bis Kopf.

Auf meiner Website findest du unter birgitfelizcarrasco.com/meditationen ein Audiofile mit gesprochener Anleitung zu der Übung »Muskelatmung«.

VORBEREITENDE ENTSPANNUNG

① Sorge für ungestörte Ruhe ohne Ablenkung. Bereite dir einen wohligen und warmen Liegeplatz. Lege dich in Rückenlage auf deine Yogamatte oder eine Decke und lege dir ein flaches Kissen unter den Kopf.

② Stelle deine Füße auf und ziehe deine Knie zum Bauch. Umarme deine Beine und schaukele hin und her, nach links und rechts, um deinen Rücken zu lockern und deinen Körper mit der Erde vertraut zu machen.

③ Stelle deine Füße wieder auf und lass deine Beine zur Erde gleiten. Lege deine Arme leicht angewinkelt neben deinen Körper. Drehe deine Handinnenseiten nach oben, um deine Handchakras mit dem Himmel zu verbinden. Lass deinen Kopf und Nacken locker und spüre, wie dein Stirnchakra zum Himmel gerichtet ist.

④ Atme einige Male bewusst tief ein und aus. Mit jeder Ausatmung lass deinen Körper mehr und mehr zur Erde sinken. Spüre, wie dein Körper der Erde nach und nach vertraut und sich mehr und mehr von ihr tragen lässt.

Die folgenden Phasen der Muskelanspannung (Einatmung), Atempause und Muskelentspannung (Ausatmung) vollziehe bitte jeweils circa 15 Sekunden.

BEINE UND FÜSSE

① Gehe nun mit deinen Gedanken zu deinem rechten Bein und spüre deinen rechten Fuß.

② Atme ein, ziehe deine Zehen Richtung Schienbein und drücke dein Bein etwas zur Erde.

③ Halte deinen Atem an. Fühle deine rechten Fuß- und Beinmuskeln ganz bewusst und sei diesen Körperteilen dankbar, dass sie dich tagtäglich von hier nach dort tragen.

④ Nun atme aus und lass dabei plötzlich die Muskelanspannung los. Spüre, wie dein Fuß und dein Bein zur Erde sinken. Fühle den Unterschied zwischen deinem rechten und linken Fuß und Bein.

⑤ Konzentriere dich nun auf deinen linken Fuß und dein linkes Bein.

⑥ Atme ein, ziehe deine Zehen Richtung Schienbein und drücke dein Bein etwas zur Erde.

⑦ Halte deinen Atem an. Fühle deine linken Fuß- und Beinmuskeln ganz bewusst und sei diesen Körperteilen dankbar, dass sie dich tagtäglich von hier nach dort tragen.

⑧ Nun atme aus und lass dabei plötzlich die Muskelanspannung los. Spüre, wie dein linker Fuß und dein linkes Bein zur Erde sinken.

HÜFTEN, BECKENRAUM UND PO

1. Atme ein.

2. Spanne nun deine Pobacken, deine Beckenbodenmuskeln und Hüften an und halte die Muskelspannung mit angehaltenem Atem.

3. Ausatmend lass plötzlich deine Muskeln in Becken, Hüftbereich und Po wieder locker und spüre, wie dein Po nach unten zur Erde sinkt.

4. Jetzt konzentriere dich auf deinen Bauchraum und deinen Nabel.

5. Atme tief in den Bauch ein, dann ziehe mit der Ausatmung deinen Bauchnabel tief nach innen.

6. Halte den Atem nach der Ausatmung an und spanne dabei deine Bauchmuskeln fest an.

7. Dann löse die Muskelkraft plötzlich und lass deinen Atem fließen, wie er fließen möchte.

8. Wiederhole die Muskelanspannung im Bauchbereich einmal – das zentriert dich und macht die Bauchregion wohlig warm.

RÜCKEN UND WIRBELSÄULE

1. Atme ein.

2. Drücke deine Wirbelsäule etwas zur Erde und spanne deine Rückenmuskeln an.

3. Halte deinen Atem an und halte die Muskelspannung, während du deinen Rückenmuskeln dankbar dafür bist, dass sie dir tatkräftige Aufrichtung im Leben verleihen.

4. Atme aus und entspanne deine Ruckenmuskeln.

5. Spüre, wie deine Wirbelsäule zur Erde sinkt.

SCHULTERGÜRTEL, ARME UND HÄNDE

1. Atme ein und drücke deine Schultern und Schulterblätter zur Erde, während du den Atem anhältst.

2. Ausatmend entspanne deinen Schultergürtel und spüre, wie deine Schultern zur Erde sinken.

3. Jetzt lass deine Gedanken in deinen rechten Arm fließen.

4. Spüre auch deine rechte Hand und deine Finger.

5. Atme ein.

6. Balle deine rechte Hand zur Faust und spanne deine Armmuskeln an, indem du deinen Arm etwas zur Erde drückst.

7. Halte deinen Atem an.

8. Nun lass ausatmend plötzlich locker, öffne deine Faust und spüre, wie deine Hand weich und dein Arm schwer zur Erde sinken.

9. Fühle den Unterschied zwischen deinem rechten und deinem linken Arm.

10. Jetzt lass deine Gedanken in deinen linken Arm fließen und spüre auch deine linke Hand und deine Finger.

11. Atme ein.

12. Balle deine linke Hand zur Faust und spanne deine Armmuskeln an, indem du deinen Arm etwas zur Erde drückst.

13. Halte deinen Atem an.

14. Ausatmend lass wieder plötzlich locker, öffne deine Faust und spüre, wie warm und schwer deine Hand und dein Arm zur Erde sinken.

NACKEN UND GESICHT

1. Atme ein und ziehe dein Kinn ein wenig in Richtung Brustbein, ohne deinen Kopf von der Erde zu heben.

2. Halte deinen Atem an und spüre die Dehnung deiner Nackenmuskulatur.

3. Ausatmend lass deinen Nacken locker und fühle, wie dein Kopf weich in das Kissen und zur Erde sinkt.

4. Abschließend konzentriere dich auf dein Gesicht.

5. Atme ein und spann deine gesamte Mimikmuskulatur an. Hebe deine Augenbrauen, mache die geschlossenen Augen ganz groß, öffne den Mund ganz weit und drücke deine Ohren mithilfe deiner Kiefermuskeln Richtung Erde.

6. Halte den Atem an.

7. Dann lass den Unterkiefer quasi fallen, entspanne deine Mimikmuskeln, atme aus und spüre, wie dein Gesicht warm, weich und ganz glatt wird.

8. Lass nun deine Atmung ein- und ausgleiten, wie sie möchte.

ABSCHLIESSENDE ENTSPANNUNG

1. Spüre, wie dein Körper sich nun anfühlt. Fühle, wie er von der Erde getragen, vom Himmel beatmet wird. Spüre, was es zu spüren gibt, solange es dir guttut.

2. Zum Abschluss der Muskelatmung atme tiefer ein und aus und mache kleine, belebende Bewegungen mit Zehen und Fingern. Dann male Unendlichkeitszeichen mit Füßen und Händen. Bevor du dich aufrichtest, dehne und strecke deinen gesamten Körper und mache Bewegungen, die dein Körper gern machen möchte.

Wann: idealerweise einmal täglich abends
Wie lange: 20 bis 30 Minuten
Level: leicht
Heilsame Wirkung: entspannt Muskeln, macht die Atmung bewusst, löst energetische Knoten und Stress

BEGLEITENDE MEDITATION: VERLICHTUNG

Möchtest du das Thema Loslassen noch vertiefen? Dann löse dich auch von inneren Verspannungen, denn das wird sich auch wohltuend und lockernd auf deine Muskelstrukturen auswirken.

Fühle in dich hinein, was dich heute, sozusagen tagesaktuell, verspannt und körperlich verkrampft hat, was dich heute die Zähne zusammenbeißen ließ. Stelle dir die Szene, in der die emotionale, mentale Verspannung entstanden ist, vor, und spanne dabei deine Körpermuskeln an, falls es dein Körper nicht ohnehin schon tut bei der Reflexion dieser Szene. Dann ändere mithilfe deines durchaus fantasievollen Verstandes die Szene. Gestalte sie so, dass du dich wohlfühlst, wenn du sie verlässt. Oft sind es Worte, Sätze, Handlungen, die du bedauerst, nicht gesagt oder nicht getan zu haben. Stelle dir vor, du hättest alles gesagt und getan, und atme dann tief und erleichtert aus. So bringst du Licht in die Szene, du erlöst dich von deiner Anspannung, von deinem Ärger über deine Passivität, weil dir gerade nicht die richtigen Worte einfielen.

Wenn du die Szene imaginär veränderst, wirkt sich dies über feinstoffliche Schwingungen auch im realen Leben aus: Erstens ist diese »Verlichtung« heilend für deinen Körper und entspannend für deine Muskeln, weil dein psychischer oder emotionaler Stress abnimmt, wenn du auf diese Weise die Vergangenheit änderst und nicht mehr denken musst: »Hätte ich doch nur!« Zweitens wirken sich solche heilenden Schwingungen, die du in dir entstehen lässt, auch auf dein Umfeld aus. Es kommt dann vor, dass beispielsweise Beteiligte sich am nächsten Tag ganz anders verhalten oder entschuldigen, und zwar ohne, dass du das Thema erneut kommunizieren musstest.

Probiere es mit Erlebnissen von heute und gestern aus! Nach und nach kannst du dann weiter zurückreisen in deine Vergangenheit und traumatische Erlebnisse wie alte Videoclips aufrufen, verändern und neu aufnehmen, um so deine inneren Aufzeichnungen zu löschen und gemäß deinen Vorstellungen zu ändern. Auf diese Weise kannst du Altes, bisher vielleicht Unbewusstes, endlich im Licht erwachender Bewusstheit loslassen und deine Muskeln von psychosomatisch bedingten Verspannungen befreien.

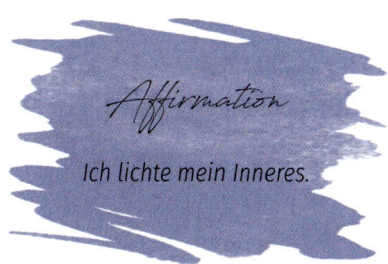

Affirmation

Ich lichte mein Inneres.

PASSENDE AROMAÖLE: FICHTENNADEL ODER KORIANDER

Das ätherische Öl des Fichtenbaums, aus Nadeln und Zweigen gewonnen, wird klassischerweise gegen Muskelverspannungen, Durchblutungsstörungen im Muskelgewebe und Muskelschmerzen eingesetzt. Die Essenz ist hilfreich in Massageölen, als Badezusatz sowie in der olfaktorischen Aromatherapie, um mit ihrem typischen Waldduft Erdverbundenheit zu stärken und emotionale Blockaden, Anspannungen und Ängste zu lösen.

Anwendung Fichtennadelöl

- 7 Tropfen Fichtennadelöl ins Wasser einer Duftlampe
- 1 Tropfen zum Schnuppern auf den Handrücken
- 20 Tropfen als Raumspray in eine 100-Milliliter-Sprühflasche
- Für Atemübungen nicht in Kombination mit anderen Ölen verwenden

Korianderöl wird, wenn auch wenig bekannt, gegen Muskel- und Gelenkschmerzen eingesetzt. Das Öl des Krauts wird aus den getrockneten Früchten der Staude gewonnen und hat einen exotischen, zitronigen, erfrischenden Duft. Das ätherische Öl vermindert Kopfschmerzen, Muskelverspannungen und wird auch gegen Muskelkrämpfe und Rheuma eingesetzt. Als Aroma in einer Duftlampe hilft Korianderöl, Verdrängtes bewusst zu machen und Lösungen wie Loslösung zu finden. Das Öl in Reinform ist hautreizend und für Schwangere nicht geeignet.

Korianderöl

- 10 Tropfen Korianderöl ins Wasser einer Duftlampe
- 2 Tropfen zum Schnuppern auf ein Taschentuch
- 20 Tropfen als Raumspray in eine 100-Milliliter-Sprühflasche
- Für Atemübungen nicht in Kombination mit anderen Ölen verwenden

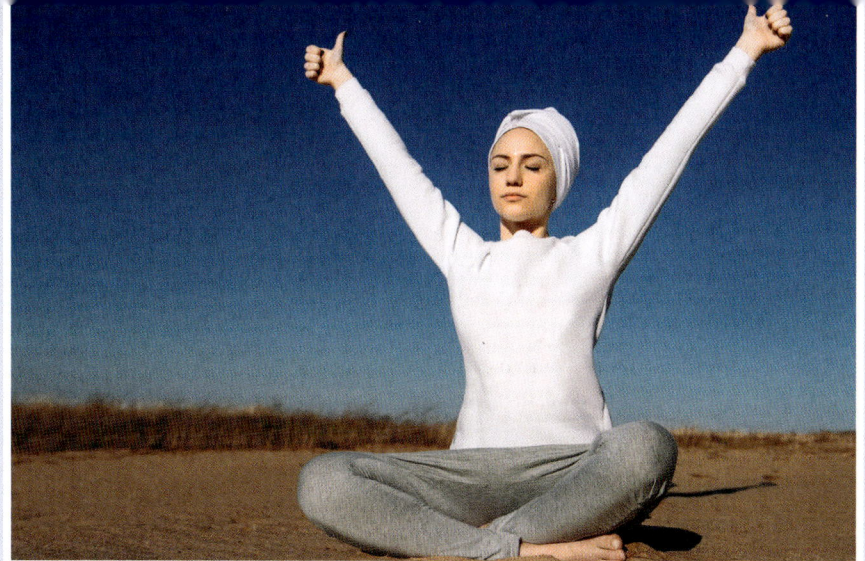

WIRBELSÄULE BEFREIEN

Dieses Zitat rechts sagt eigentlich alles, was man über die Wirbelsäule wissen muss. Es macht deutlich, wie wertvoll die Wirbelsäule für den Menschen und alle Exemplare der Gattung Wirbeltiere ist. Wenn die Wirbelsäule nur noch eingeschränkt bewegungsfähig und nicht mehr flexibel ist oder aufgrund Fehlnutzung krumm und schief wird, sind sowohl der feinenergetische Fluss als auch die Reizleitung und Wahrnehmungsfähigkeit über das Rückenmark, als Teil des zentralen Nervensystems, unterbrochen und in der Folge die Lebensfähigkeit gemindert. Sogar die voluminöse Atmungsfähigkeit verringert sich, wenn Muskelstrukturen zwischen und über den Rippen und am Rücken verspannen oder verhärten, da einige Rippen und Wirbelkörper mit dem Zwerchfell verbunden sind. In der »Causa Wirbelsäule« geht es um wertvolle, lebenslange Flexibilität.

»*Der Träger des Lebens ist die Wirbelsäule.*«[12]

Selvarajan Yesudian (1916–1998)

Wenn du deine Wirbelsäule über längere Zeiträume im Übermaß beanspruchst beziehungsweise falsch beanspruchst, werden ihre knöchernen Wirbelstrukturen und die zwischen den Wirbeln liegenden Bandscheiben vorzeitig abgenutzt und altern schneller. Eine ausbalancierte Sitzposition am Arbeitsplatz ist wichtig, damit auch die linke – bei den meisten Menschen die inaktivere – Körperseite zum Einsatz kommt. Ansonsten entsteht eine seitliche Verschiebung der Wirbelsäule (Skoliose). Auch werden die Lendenwirbel bei überwiegend sitzender Arbeit und Lebensweise gestaucht, was die Pufferaufgabe der Bandscheiben auf Dauer verringert und die daran entlanglaufenden Nervenstränge staucht. Die natürliche Fähigkeit der Wirbelsäule zur Drehung und Rückbiegung ist bei den meisten Menschen heute bereits eingeschränkt, da stets nach vorn gerichtet agiert wird.

Je nachdem, welche Wirbelsäulenabschnitte von verhärteten Muskeln oder Wirbelverschiebungen und Wirbelabnutzung betroffen sind, hat dies sogar Auswirkungen auf deine Organfunktionen. Die seitlich vom Rückenmark aus der Wirbelsäule austretenden Spinalnerven versorgen alle inneren Organe mit Informationen. Ein eingeklemmter oder überreizter Nerv kann gegebenenfalls zur Magenempfindlichkeit oder gar zu Magenschleimhautentzündungen führen, weil im Bereich der Brustwirbelsäule ein Wirbel verschoben ist. Über die nervalen Bahnen des Rückenmarks stehen Gehirn und Körper, stehen Psyche und Soma in direkter Verbindung, und jeder der 24 frei beweglichen Wirbel hat eine psychosomatische Bedeutung, in der sich mentale oder emotionale Traumata und Stress widerspiegeln. Einige Beispiele:

- Der dritte Halswirbel steht für bewusste wie unbewusste Schuldgefühle und mangelnde Selbstliebe. Seine Spinalnerven stehen mit Gesicht und Kiefermuskeln in Verbindung, die nächtliches Zähneknirschen vollbringen.
- Der erste Brustwirbel gerät häufig aus der Spur bei Personen, die alles selbst machen und unter Kontrolle haben wollen und sich überlasten, weil sie niemandem vertrauen. Schulterschmerzen und Sehnenentzündungen des Arms und Fingertaubheit können die Folge sein.
- Der dritte Brustwirbel verschiebt sich, wenn belastende Beziehungsprobleme andauern, bei Menschen, die ihre eigenen Bedürfnisse stets zurückstellen und nicht mehr frei atmen können. Hier liegen die Spinalnerven für die Atemorgane.
- Der siebte Brustwirbel zeigt unterdrückte Wut auf sich und die Welt an, bei Leuten, die sich selbst unzulänglich, nicht gut genug finden. Infolge dieses Empfindens treten gegebenenfalls Störungen der Bauchspeicheldrüsenfunktion auf, wie Diabetes oder gar Krebs.
- Der zehnte Brustwirbel repräsentiert problematische Beziehungen zu Eltern, Kindern oder Arbeitskollegen oder Unwohlsein in den Wohnräumen oder am Wohnort. Beide Nieren werden von dieser Spinalregion versorgt. Durch Wirbelgleiten oder Bandscheibenabnutzung entsteht innere Verschlackung, da die Nieren für die Ausscheidung von Schadstoffen zuständig sind, oder die Nieren werden sensibel für Nierenbeckenentzündungen.
- Der erste Lendenwirbel ist bei Menschen auffällig, die sich an die Vergangenheit in Form von Besitz oder Partnerschaften klammern. Dieses Nicht-Loslassen geht einher mit Reizdarmsyndrom oder Verstopfung.
- Der fünfte Lendenwirbel bereitet Probleme unter dem Gefühl, im Leben nichts erreicht zu haben und im Stillstand zu leben. Gleichzeitig ist Bewegungsunlust symptomatisch. Die Spinalnerven dieser Region versorgen die Beine, wo es bei dieser Gefühlslage zu Wassereinlagerungen, Durchblutungsstörungen und Krampfadern kommt, als Symbol dafür, im Leben nur verschlungene statt geradeaus gerichtete Wege zu gehen.

Die Wirbelsäule ist mit dem Beckenraum über das Kreuzbein verbunden, bestehend aus fünf miteinander verschmolzenen Wirbelknochen, die anno dazumal beweglich waren, als unsere evolutionären Vorahnen die Welt noch auf vier Füßen erkundeten. In diesem Bereich des Sakralchakra sind feinstoffliche Energien der Neuschöpfung, der Lebenskraft und körperliche Vitalität beheimatet, die durch aktiv-drehende Bewegungen der Wirbelsäule intensiviert werden und das Immunsystem des Körpers stärken.

Mittels Wirbelsäulenflexibilisierung, verbunden mit Atemlenkung, wird eine weitere Daseinsebene, die spirituelle Dimension, erreichbar. In der yogischen Lehre ist die Wirbelsäule der verbindende Kanal zwischen Beckenraum (Wurzelchakra und Sakralchakra) und Scheitel (Kronenchakra), in dem eine spezifische, feinstoffliche Energie, die »Kundalini« genannt wird, blockadefrei und permanent fließen sollte, um vollendete Bewusstheit und den Zustand des Yoga (Erwachen, Erleuchtung, Samadhi) zu erreichen. Deswegen wird im körperlichen Yoga viel Augenmerk auf die Flexibilisierung der Wirbelsäule, verbunden mit bewusster tiefer Atmung, gelegt. All diese Praxis dient dazu, den energetischen Kanal frei zu machen, um Erkenntnisse und Gefühle zu erfahren, die nicht von dieser Welt sind, sondern dem göttlichen Allwissen entspringen und anhaltende Glückseligkeit schenken.

ATEMÜBUNG: DREHATMUNG

Klassische Pranayamas werden im traditionellen Hatha-Yoga über willentliche Beherrschung der Bauchmuskeln und des Zwerchfells praktiziert. Im Kundalini-Yoga stehen schnelle, synchron ausgeführte Atemzüge mit Körperbewegungen im Vordergrund der Praxis, was zu erstaunlichen Effekten führt und intensive Wahrnehmung der Lebendigkeit bewirkt. Die Drehatmung ist diesem Bewegungs- und Atemprinzip angelehnt – sie wirkt sehr befreiend auf die Wirbelsäule und kann deinen individuellen, tagesaktuellen Möglichkeiten angepasst werden. Dein Rücken wird sich vielleicht anfänglich oder nach einem anstrengenden Tag nicht gleich fließend drehen lassen und auch die Atemorgane müssen sich erst einmal daran gewöhnen, bei schnellen Drehbewegungen weiterzuatmen.

Beginne achtsam und sanft mit der Praxis der Drehatmung. Fließendere Bewegungen und synchrone Atemzüge werden sich mit der Zeit einstellen – den befreienden Effekt spürst du sofort. Bitte Vorsicht während der Schwangerschaft, bei Bandscheibenvorfällen aus der Vergangenheit und aktuellen Rückenschmerzen. Bei auftretendem Schwindel oder Kopfweh solltest du die Übung unterbrechen, die Arme nach unten führen, Kopf und Oberkörper nach vorn neigen, entspannen und dich eventuell ausgestreckt auf den Rücken legen.

Bei täglicher Praxis kannst du die Drehatmung bald 20-mal oder öfter zu jeder Körperseite ausführen. Der Anzahl der drehenden Bewegungen ist im Grunde keine Grenzen gesetzt, aber respektiere deine persönlichen körperlichen Grenzen und mache dir bewusst, dass diese Übung durchaus euphorisierende und transzendierende Wirkungen hat.

1. Bereite dir einen Platz auf dem Fußboden oder in freier Natur mit einer Yogamatte oder Decke. Achte darauf, genügend Platz nach links, rechts und hinten für die Drehbewegungen deines Oberkörpers zu haben.

2. Setze dich auf ein Sitzkissen, um deinen Beckenraum etwas zu erhöhen und auf diese Weise deinem Oberkörper mehr Bewegungsfreiheit zu ermöglichen. Positioniere deine Beine ausgestreckt oder leicht gegrätscht oder überkreuze die Beine zum Meditationssitz.

3. Fühle deinen atmenden Körper, fühle, wie die Atmung ein- und ausströmt.

4. Neige deinen Oberkörper nach vorn, fasse deine Füße, verweile für einige Zeit tief atmend in der Haltung, um deine Rückenmuskeln und deine Wirbelsäule zu dehnen.

5. Dann richte deinen Oberkörper auf und strecke deine Arme weit in Richtung Himmel. Verweile für einige Zeit in dieser Haltung, um deine Brust- und Rippenmuskeln zu dehnen.

6. Vor Beginn der »Drehatmung« neige dich nochmals nach vorn und unten.

7. Nun richte deinen Oberkörper, Rücken und Kopf wieder auf.

8. Atme tief ein.

9. Hebe die Arme locker gen Himmel, damit deine Schultern und dein Nacken nicht angespannt sind und sie die Atemhilfsmuskeln nicht blockieren.

10. Ausatmend drehe deinen Oberkörper mit Kopf und Armen nach links.

11. Einatmend drehe Oberkörper, Kopf und Arme wieder mittig.

12. Ausatmend drehe deinen Oberkörper mit Kopf und Armen nach rechts.

13. Vollziehe diese Bewegung synchron mit der Atmung einige Male langsam, dann achtsam etwas schneller und nach einiger Zeit rascher – ganz wie es dir heute, hier und jetzt möglich ist. Der Körper wird jeweils einatmend mittig ausgerichtet, ausatmend nach links oder rechts. Beginne mit je zehn Bewegungen nach links und rechts.

14. Danach entspanne nach vorn gebeugt. Fühle deinen Rücken, deine Wirbelsäule und den warmen Energiefluss zwischen Beckenraum und Kopf.

15. Richte dich wieder auf und wiederhole die Übung weitere zehnmal.

16. Spüre, was es für dich zu spüren gibt, und achte darauf, ob dein Körper mehr möchte oder nicht.

17. Zum Abschluss ruhe in der Rückenlage nach.

Wann: idealerweise einmal täglich morgens mit zwei bis drei Wiederholungen
Wie lange: zehn Minuten
Level: mittel
Heilsame Wirkung: dehnt und erwärmt Rücken- und Brustkorbmuskeln, befreit die Wirbelsäule von Blockaden, intensiviert den Austausch zwischen Ein- und Ausatemluft

BEGLEITENDE MEDITATION: HÖHERE DIMENSIONEN

Umrahme die Praxis deiner Drehatmung mit der Visualisierung feinstofflicher Energie. Wenn du am Beginn der Atemübung deine Arme und Hände zum Himmel streckst, stelle dir vor, du greifst in höhere Dimensionen, greifst in die feinstoffliche Welt, welche die feststoffliche Welt der Erde umhüllt. Bitte darum, dass die geistige Welt, dass feinstoffliche Helfer deine Hände berühren. Warte. Bleibe ganz präsent in diesem Moment. Warte. Dann fühlst du, wie deine Hände ganz sanften Kontakt wahrnehmen, wie die Handinnenseiten behutsam gestreichelt werden, als ob Federn über sie hinwegglitten. Du bist nun verbunden mit etwas, das du nicht sehen, aber fühlen kannst, bist verbunden mit der Dimension des Prana und mit anderen frei verfügbaren, feinstofflichen Energien, die dich beleben, deinen Körper gesunden, dein Herz erwärmen und dich mit der Heimat deiner Seele zusammenführen.

Affirmation

Ich berühre mein höheres Selbst.

PASSENDE AROMAÖLE: JOHANNISKRAUT ODER PETIT GRAIN

Johanniskraut blüht am Anfang des Sommers, der nach altem Brauch am Johannistag gefeiert wird, in zarten, gelben Blüten, die zur Sommersonnenwende gesammelt und zu einem Öl verarbeitet werden. Die Heilwirkungen der Pflanze beruhen auf der Absorbierung des Sonnenlichts, wenn sie an Mittsommer den höchsten Himmelstand erreicht und ihre volle Kraft zur Erde sendet. Das ätherische Öl ist einerseits ein Gemütsaufheller und andererseits ein hervorragendes Therapeutikum zur Lockerung der Wirbelsäule und Aktivierung von Nervensystem und Rückenmark. Blockaden werden gelöst, Energiebahnen freigeschaltet und Energien in Fluss gebracht. Die Aromaessenz in der Duftlampe riecht angenehm nach frischem Heu, nach Sommer, Leichtigkeit, wirkt belebend und schenkt wohltuende Sonnenwärme. Verwende das Öl nicht äußerlich, da es lichtempfindlich macht und Sonnenbrand verursachen kann.

Anwendung Johanniskrautöl

- *8 Tropfen Johanniskrautöl ins Wasser einer Duftlampe*
- *2 Tropfen zum Schnuppern auf ein Taschentuch*
- *25 Tropfen als Raumspray in eine 100-Milliliter-Sprühflasche*
- *Für Atemübungen nicht in Kombination mit anderen Ölen verwenden*

Die ätherische Essenz Petit Grain wird aus den Blättern verschiedener Zitrusbäume wie Pomeranze, Süßorange, Mandarine und Zitrone hergestellt. Die Ölmischung wirkt belebend, erfrischend und schenkt auch im Winter das Gefühl, im Licht warmer Sonne zu stehen. Das Aroma hilft, sich auf die schönen Seiten des Lebens auszurichten und das zu erkennen, was hinter der üblich wahrnehmbaren Welt steht – es fördert die Intuition und unterstützt dabei, wie die Übung »Drehatmung«, geistige Grenzen aufzuheben.

Anwendung Petit-Grain-Öl

- *10 Tropfen Petit-Grain-Öl ins Wasser einer Duftlampe*
- *2 Tropfen zum Schnuppern auf den Handrücken*
- *25 Tropfen als Raumspray in eine 100-Milliliter-Sprühflasche*
- *Für Atemübungen nicht in Kombination mit anderen Ölen verwenden*

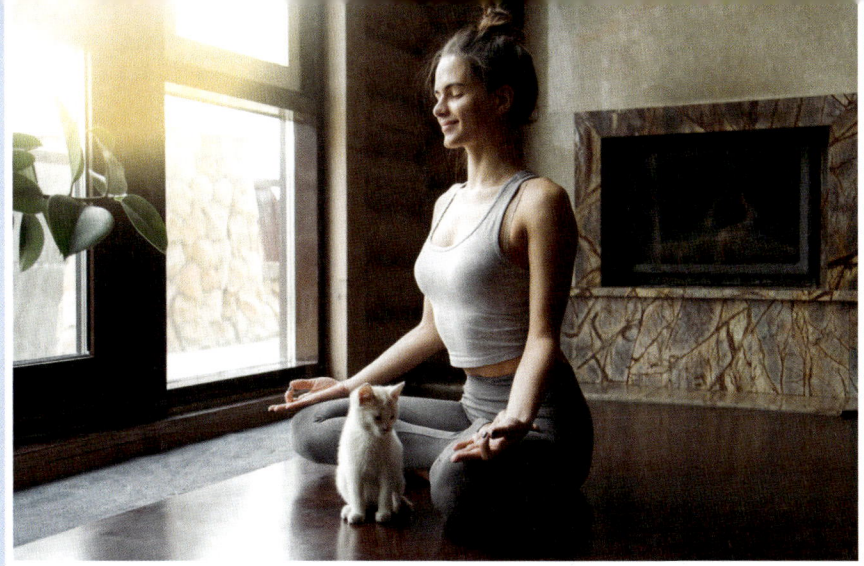

ZUFRIEDEN UND GLÜCKLICH SEIN

Erst entsteht Zufriedenheit, dann stellt sich das Gefühl des Glücklichseins ein und dann entsteht Glückseligkeit. Wie kommt man so weit? Wie kommst du in den Zustand von Glückseligkeit? Glückseligkeit ist Einssein mit allem, was ist, ist Glücklichsein für immer. Es geht also nicht nur um kurze Momente der Zufriedenheit, die du genüsslich fühlst, wenn du zum Beispiel etwas geschafft und gut zu Ende gebracht hast. Auch nicht um das flüchtige Gefühl des Glücks, wenn du ein paar schöne neue Schuhe erstanden hast, eine Gehaltserhöhung bekommst oder einen aromatischen Wein genießt. Es geht vielmehr um fundamentales Wohlbefinden auf allen Ebenen des Seins – also einen Zustand des Seins, der mit all deinen Seinsebenen empfunden wird und als anhaltender Zustand bleibt.

Warum sehnst du dich, sehnt jeder sich nach Zufriedenheit und Glück? Weil der feinstoffliche Anteil von dir und jedem Menschen, die Seele, diesen vollkommenen Zustand der Leichtigkeit, Sorglosigkeit und Einfachheit kennt, und zwar aus der Zeit, bevor sie in den jetzigen Körper auf der Erde inkarnierte. Vieles wird durch die Schule des Lebens auf der Erde vergessen, es wird überlagert, aber doch steckt dieses Urgefühl in dir, verbunden mit dem intuitiven Wissen, dass da noch viel mehr ist als nur irdisches, materielles Zufriedensein oder irdisches, emotionales Glücklichsein.

Was ist der Träger von Zufriedenheit und Glücksgefühl? Die Liebe. Die Liebe auf Erden wird überall gesucht, manchmal gefunden und geht auch wieder verloren. Das, was Menschen als das Gefühl der Liebe definieren, ist ein Abglanz von dem, was die kosmische Liebe der Urquelle ist, die alles Sichtbare und Unsichtbare mit schöpferischer Schaffenskraft entstehen ließ und von der wir das Gefühl der Glückseligkeit geschenkt bekamen und einstmals lebten. Diesen Schimmer der wahren Liebe trägst du in deiner Urmatrix in dir und sehnst dich ein Erdenleben lang nach irdischem Ersatz, solange du dir nicht bewusst darüber wirst, dass diese heilige Liebe nicht im Irdischen zu finden ist. Heilige Liebe ist. Sie ist erwartungslos, sie hält nichts und niemanden fest, ist keine biochemische, keine hormonelle Reaktion, so wie Liebe auf Erden gelebt und verstanden wird. Diese irdische Liebe ist das, was mehr oder weniger kurzweilig gefunden wird, was aber nicht im Zustand der schöpferischen

> »Schafft euch selbst alle Voraussetzungen für ein glückliches Leben, indem ihr meditiert und euer Bewusstsein auf die ewig bestehende, ewig bewusste, ewig neue Freude richtet. Euer Glück darf nie von äußeren Umständen abhängen. Ganz gleich, wo ihr euch befindet: Lasst euren inneren Frieden durch nichts beeinträchtigen.«[13]
>
> Paramahansa Yogananda (1893–1952)

Liebe dauerhaft zufrieden und glücklich macht. Aber: Du kannst die irdischen Auswirkungen der Liebe und ihre erhebenden Sehnsüchte genießen – und zudem die hohe, heilige Liebe finden.

Was sind die Träger der ursprünglichen Liebe, aus der alles entstanden ist? Es sind Licht und Schwingungen, die sich von der Urquelle aus dem Zustand der Glückseligkeit ergossen und einen Raum entstehen ließen, den wir heute das Multiversum nennen. Größe unbekannt. Vielfalt kaum vorstellbar. Erscheinungen für unser Auge nicht wahrnehmbar. Aber Licht und Schwingungen sind fühlbar als die Lebensenergie, die du in dir trägst. Der Lebenshauch, der mit deiner Atmung in dich hineinfließt und von wo auch immer stammt, ist Träger der heiligen Liebe in Form von Prana. Mit bewusster Atmung spürst du Prana, fühlst die Liebe, die dir die Urquelle mit jedem Atemzug zuteilwerden lässt. Prana ist Schwingung, ist Licht. Wenn du deine Hände ausstreckst und gen Himmel wendest, spürst du feinstoffliche Schwingungen, die dich umhüllen und durch das Leben tragen. Du fühlst, dass du nicht nur Körper, sondern auch Geist und auch Seele bist. Deine Seele ist ein Schwingungsfeld, das über dein höheres Selbst mit der Liebe aus der Urquelle verbunden ist … immer und allezeit.

Wenn du mit deinem Herzen fühlst und begreifst, dass heilige Liebe dich immer und überall umgibt, dann empfindest du auch Liebe zu allen und allem. Und dann bist du im Zustand absoluter Glückseligkeit. Das ist dein Urzustand. Und weil es dein Urzustand, deine Urprägung ist, kommst du auch wieder dorthin. Du kannst diesen Urzustand in dir aktivieren und in dir stärker werden lassen, bis er dein Bewusstsein durchflutet. Bewusstheitsanhebung, Gewahrsamkeit in jedem Moment, Atemübungen, Prana-Anreicherung und Meditationen sind deine Mittel und Wege zum Zustand der Glückseligkeit. Du hältst das Glück in deinen Händen. Fühle es, statt nur daran zu denken.

ATEMÜBUNG: PRANA-ATMUNG

Die Prana-Atmung zum Abschluss dieses Buches ist Atempraxis, Visualisierung und Meditation in einem, denn zufrieden und glücklich zu sein ist nicht kompliziert. Selbstverständlich fließt Prana, die Lebensenergie, ständig über deine Chakras und mit dem feinstofflichen Träger der Atemluft in dich hinein und wieder heraus. Mit dieser Übung kannst du diesen unsichtbaren Vorgang des Prana-Flusses innerlich sichtbar machen und intensivieren.

Die Prana-Atmung hilft dir, den Zusammenhang zwischen feinstofflichen Energien in unterschiedlichen Schwingungsfrequenzen jederzeit bewusst und für dich erfühlbar zu machen. Mittels der Praxis von Prana-Atmung ermächtigst du dich, dich mit deinem Körper-Geist-System auf den Urzustand der Glückseligkeit und göttlichen Liebe zu rekalibrieren. Die Atemvisualisierung stellt dich auf die richtige Frequenz der feinstofflichen Schwingung ein. So wird deine Atmung zu einem Empfangsverstärker, ermöglicht deinem Körper und deinem Geist, sich bewusst statt unbewusst mit deiner Seele zu verknüpfen. Mit dieser Dreierharmonie von Körper, Geist und Seele ist die Lebensenergie Prana, die Liebe, die sowohl die Erde als auch der Himmel für dich bereitstellen, vollständig für dich fühlbar, erlebbar und lenkbar, um Prana dauerhaft in deinem heiligen Sein anzureichern. So wirst du dich zunehmend zufriedener und glücklich fühlen, weil du spürst, dass Prana Liebe ist und dich immer und ohne Unterlass durchströmt.

EINSTIMMUNG AUF DIE PRANA-ATMUNG

1. Bereite dich und deinen Platz für dein heutiges Atemritual vor – draußen oder drinnen, an einem Ort, wo es ruhig und komfortabel für dich ist.

2. Setze dich auf ein Sitzkissen oder einen Stuhl.

3. Stimme dich mit der Wahrnehmung deines Körpers und der Wahrnehmung des Atemflusses auf die Prana-Atmung ein.

4. Achte auf eine entspannte Körperhaltung in Nacken, Schultergürtel, Armen und Händen.

5. Werte nicht, denke nicht. Fühle, statt zu denken.

6. Fühle, wie deine Füße, deine Beine und dein Beckenraum zur Erde ausgerichtet sind.

7. Stelle dir die Erde als lebendiges Wesen vor, das Schwingungen und Prana aussendet.

8. Lass über deine Füße mit deiner Einatmung die feinstoffliche Lebensenergie des Prana in deinen Körper bis zu deiner Körpermitte fließen.

9. Gehe nach der Einatmung für einen Moment in Atemstille.

10. Atme von deiner Körpermitte über Beckenraum, Beine und Füße hinunter zur Erde aus.

11. Prana fließt mit deiner Atmung in dich hinein und aus dir heraus. So teilt die Erde Prana und Liebe mit dir und du teilst Prana und Liebe mit der Erde.

12. Atme so viele Male über die Füße bis zum Bauchnabel ein und vom Bauchnabel wieder über die Füße aus.

13. Bleibe ganz präsent, fühle, statt zu denken, fühle deine Verbundenheit mit der Erde.

14. Atme ohne Anstrengung ein und aus, 30-mal oder öfter.

KRONENCHAKRA-ATMUNG

1. Jetzt konzentriere dein Gefühl auf deinen Scheitel, auf dein Kronenchakra.

2. Stelle dir das Universum als lebendiges Wesen vor, das Schwingungen und Prana aussendet.

3. Lass über deinen Scheitel mit der Einatmung die feinstoffliche Lebensenergie des Prana hinunter in deinen Körper bis zu deiner Körpermitte fließen.

4. Gehe nach der Einatmung für einen Moment in Atemstille.

5. Atme von deiner Körpermitte über Oberkörper, Kopf und Scheitel aus.

6. Prana fließt mit deiner Atmung in dich hinein und aus dir heraus. So teilt das Universums Prana und Liebe mit dir und du teilst Prana und Liebe mit dem Universum.

7. Atme so viele Male über den Scheitel bis zum Bauchnabel ein und vom Bauchnabel wieder über deinen Scheitel aus.

8. Bleibe ganz präsent, fühle, statt zu denken, fühle deine Verbundenheit mit der Urquelle des Universums.

9. Atme ohne Anstrengung ein und aus, 30-mal oder öfter.

HERZCHAKRA-ATMUNG

1. Jetzt konzentriere deine Wahrnehmung auf deine Körpermitte, auf dein Herzchakra.

2. Atme gleichzeitig über die Füße und den Scheitel ein und lass Prana der Erde und Prana des Universums bis zur deinem Herzraum fließen.

3. Gehe nach der Einatmung für einen Moment in Atemstille.

4. Atme über dein Herzchakra aus.

5. Du bist nun die goldene Säule, die Erde und Universum miteinander verbindet. Prana ist das feinstoffliche Gold, aus dem alles geschaffen ist und das durch dich unablässig herein- und hinausströmt.

6. Atme immer wieder, viele Male über die Füße und den Scheitel ein und über dein Herzchakra aus.

7. Fühle das Gefühl tiefer Glückseligkeit in dir.

AUSKLANG

1. Zum Abschluss strecke deine Hände zum Universum. Richte deine Handinnenseiten zum Himmel aus.

2. Atme Liebe, atme Prana.

3. Erbitte und empfange einatmend feinstoffliches Gold, goldenes Licht in deinen Handflächen.

4. Ausatmend wende deine Handflächen zur Erde und segne dankend die Erde als deine Heimat und alle Wesen der Erde mit goldenem Licht.

5. Lebe und liebe in Prana jeden Tag. Lebe in Glückseligkeit.

Wann: einmal täglich
Wie lange: 15 Minuten
Level: leicht
Heilsame Wirkung: macht die Einheit mit der gesamten Schöpfung bewusst, stärkt Glücklichsein und fördert Glückseligkeit

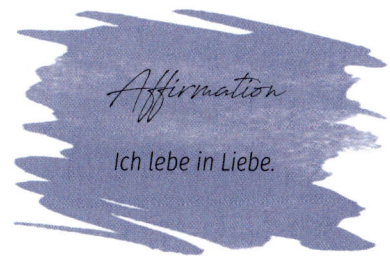

Affirmation

Ich lebe in Liebe.

PASSENDE AROMAÖLE: DOUGLASIE ODER WEIHRAUCH

Douglasien sind Nadelbäume, deren Nadeln weicher und biegsamer sind als beispielsweise die von Tannen. So ist auch die ölige Essenz der Douglasien ein sanfter, streichelnder und doch frischer Duft des Waldes. Um die Atmung anzuregen und Atemwege zu befreien, ist das Aroma des ätherischen Douglasienöls ideal. Der Duft wirkt mental wie emotional – er vertreibt Zweifel, entleert geistig, öffnet und weitet den inneren Horizont und unterstützt die individuelle Suche nach der wahren Identität.

Anwendung Douglasienöl

- 12 Tropfen Douglasienöl ins Wasser einer Duftlampe
- 2 Tropfen zum Schnuppern auf ein Taschentuch
- 25 Tropfen als Raumspray in eine 100-Milliliter-Sprühflasche
- Für Atemübungen nicht in Kombination mit anderen Ölen verwenden

Weihrauchöl, das heilige Öl, wird aus Baumharzen gewonnen, die der Rinde des Baumes *Boswellia sacra* entnommen werden. Es ist quasi das Blut das Baumes und somit Träger aller Kräfte, die die Erde mit dem Baum teilt und die das Sonnenlicht in ihm anreichert. Es gibt sehr unterschiedliche Qualitäten und Duftnoten des Weihrauchs, je nachdem, aus welcher Weltregion das Harz stammt. Wie der Name sagt, wird Weihrauchharz hauptsächlich zum Räuchern verwendet und ist als altes wie neues Heilmittel zum Beispiel bei Gelenkentzündungen bekannt. In der Aromatherapie wird der Duft zur Harmonisierung des Seins eingesetzt. Weihrauch vermag die Pforten zur feinstofflichen Welt zu öffnen.

Anwendung Weihrauchöl

- 5 Tropfen Weihrauchöl ins Wasser einer Duftlampe
- 1 Tropfen zum Schnuppern auf den Handrücken
- 20 Tropfen als Raumspray in eine 100-Milliliter-Sprühflasche
- Für Atemübungen nicht in Kombination mit anderen Ölen verwenden

NACHKLANG: DU BIST ATMUNG

Der Atem ist das verbindende Element innerhalb deines Körpers, die Verbindung deines Körpers zur Außenwelt, zum Universum und zur gesamten Schöpfung. Atem ist Lebendigkeit und Basis deiner Gesundheit. Auch wenn sich das eine oder andere körperliche Symptom dann und wann einstellt und deine Aufmerksamkeit, dein Hinschauen und Hinhören erfordert, bist du doch lebendig. Tägliche Wertschätzung und Dankbarkeit für diese Lebendigkeit helfen, um ein Leben lang gesund zu sein.

Empfindungen von Zufriedenheit und Glücklichsein sind essenzielle Garanten für fundamentales Wohlbefinden, das körperliche Gesundheit, mentale Freiheit, emotionale Harmonie und spirituelles Sein umfasst. Auch wenn nicht jeden Tag nur tolle Erlebnisse auf dich warten – weil das Sammeln von Erfahrungen nun mal essenzieller Teil des Lebens ist –, kannst du dein Sein allabendlich auf das Schöne ausrichten und auf diese Weise mit schönen Gedanken das Gefühl des Glücklichseins in dein Leben einladen.

Respektiere das, was du bist. Wertschätze das, was du kannst. Würdige das, was du noch nicht weißt. Liebe das, was noch kommt.

Am besten geht das so: Resümiere jeden Abend die erfreulichen Dinge des Tages. Schreibe sie auf oder spreche hörbar ein Abendgebet, in dem du die herrlichen Ereignisse benennst, die du erleben durftest, zum Beispiel Projekte, die du abgeschlossen hast, Gespräche, die du mit inspirierenden Personen geführt hast, Erkenntnisse, die du gewonnen hast, und so weiter. Notiere im Geist und/oder auf Papier das Schöne, nur das Schöne – jeden Tag. Alles andere lass weg, weil du sonst Negatives und Unschönes in deine Träume mitnimmst und am nächsten Tag magnetisch anziehst. Richte deine Gewichtung ganz auf dein Glücklichsein aus, denn dann wirst du auch am nächsten Tag Schönes erleben und glücklich sein. Resümiere auch dein Körpergefühl und deine Emotionen, die du nach deinen Atemübungen empfindest, oder schreibe sie auf und beobachte, was sich über die Wochen deiner Atempraxis verändert und wie du dich veränderst. Wann fühlst du dich lebendiger? Ohne oder mit Atemübungen?

Und dann lächele dankend beim Einschlafen und lebe fortan jeden Tag in Glückseligkeit.

Just breathe every day.
Deine Birgit Feliz Carrasco

ÜBERSICHT DER ATEMÜBUNGEN UND IHRER WIRKUNG

Atemübung	Thema	Wirkung	Level	Meditation	Affirmation	Aromaöle	Seite
Atempause (Kumbhaka)	Jung bleiben	Optimiert den Atemaustausch, hält den Körper vital und gesund, lässt Stille erfahren und dehnt die Zeit	Leicht	Unsterblicher Glanz	Meine Seele ist unsterblich.	Geranium, Immortelle	104
Atemwelle	Hormonsystem fördern	Gleicht hormonelle Schwankungen aus und beruhigt das Gemüt	Mittel	Wellen am Meer	Ich atme mich.	Sandelholz, Zimt	97
Bauchbindung (Uddiyana Bandha)	Müdigkeit vertreiben	Vertreibt Müdigkeit, regt den Stoffwechsel an	Mittel	Kraft des Mondes	Ich lass meine inneren Energien frei fließen.	Ingwer, Zirbelkiefer	127

Atemübung	Thema	Wirkung	Level	Meditation	Affirmation	Aromaöle	Seite
Bauchquirl (Nauli)	Verdauung stimulieren	Trainiert die Bauchmuskeln, massiert alle Bauchorgane, regt die Verdauung an, reinigt von Schlacken	Anspruchsvoll	Leben ist Wandel.	Ich teile, was mir zuteilwird.	Gewürznelke, Muskatnuss	158
Blasebalgatmung (Bhastrika)	Stoffwechsel erhöhen	Facht das innere Feuer an, macht warm und treibt den Stoffwechseln an	Mittel	Wohlige Wärme	Ich entfache mein inneres Feuer.	Basilikum, Thymian	152
Drehatmung	Wirbelsäule befreien	Dehnt Rücken- und Brustkorbmuskeln, befreit die Wirbelsäule von Blockaden, intensiviert den Austausch zwischen Ein- und Ausatemluft	Mittel	Höhere Dimensionen	Ich berühre mein höheres Selbst.	Johanniskraut, Petit Grain	175
Engelatmung	Schlaf harmonisieren	Beruhigt das vegetative Nervensystem, bringt den Kopf zur Ruhe und harmonisiert das Sein für ruhigen, regenerativen Schlaf	Leicht	Bett aus Wolken	Ich fühle mich.	Lavendel, Mimose	146

Atem-übung	Thema	Wirkung	Level	Meditation	Affirmation	Aromaöle	Seite
Großes Siegel (Maha Mudra)	Rücken flexibilisieren	Dehnt verspannte Muskeln und die Wirbelsäule, um flexibel zu bleiben	Mittel	Segen der Bäume	Ich bin stark.	Wacholder, Latschenkiefer	139
Hand aufs Herz	Blutdruck ausbalancieren	Druckentlastend, fördert Selbstwahrnehmung, Empfindung von Allliebe	Leicht	Farben des Licht	Alles ist gut – ich genieße das Leben.	Rose/Rosenholz, Bitterorange	71
Ich bin	Aura visualisieren	Zentrierend, beruhigend, harmonisierend, stärkt Selbstbewusstheit	Leicht	Glaskugel	Ich schütze mich.	Zeder, Zitrone	59
Kehlkopfbindung (Jalandhara Bandha)	Nacken lockern	Richtet die Halswirbelsäule auf, lockert Nacken- und Schulterverspannungen	Leicht	Entspannte Hände	Ich befreie mich.	Cajeput, Kampfer	133
Lotusblume	Entspannung ritualisieren	Beruhigend und harmonisierend	Mittel	Lotusblume im See	Ich bin glücklich.	Vetiver, Weißtanne	77

Atemübung	Thema	Wirkung	Level	Meditation	Affirmation	Aromaöle	Seite
Muskelatmung (Jacobson)	Verspannungen lösen	Entspannt Muskeln, macht Atmung bewusst, löst energetische Knoten und Stress	Leicht	Verlichtung	Ich lichte mein Inneres.	Fichtennadel, Koriander	166
Pendelatmung	Kreislauf anregen	Bringt den Kreislauf achtsam in Schwung, schenkt ein gutes Rundum-Wohlgefühl, macht munter und harmonisch	Mittel	Rhythmus des Lebens	Ich erlaube mir meinen eigenen Rhythmus.	Lemongras, Bergamotte	121
Prana-Atmung	Zufrieden und glücklich sein	Macht Einheit mit der gesamten Schöpfung bewusst, stärkt Glücklichsein und fördert Glückseligkeit	Leicht		Ich lebe in Liebe.	Douglasie, Weihrauch	181
Reinigungsatmung	Gelassenheit finden	Reinigung von Altem und Vergangenem	Leicht	Weite der Berge	Ich betrachte die Dinge aus höherer Perspektive.	Myrte, Muskatellersalbei	89

Atemübung	Thema	Wirkung	Level	Meditation	Affirmation	Aromaöle	Seite
Stoßatmung (Kapalabhati)	Erkältungen vorbeugen	Schützt vor viralen Infekten, aktiviert Atemwege und stärkt das Immunsystem	Anspruchsvoll	Inneres Zuhause putzen	Ich bin und bleibe gesund.	Eukalyptus, Ravintsara	83
Wechselatmung (Anuloma Viloma)	Konzentration optimieren	Gedankensortierung, Förderung der Konzentration, Energieanreicherung und Erfahrung von Ganzheit	Mittel	Inspirierende Ganzheit	Ich bin mehr als mein Verstand, ich bin mehr als mein Körper, ich bin mehr als meine Seele. Ich bin eine heilige Ganzheit.	Grapefruit, Rosmarin	110
Windatmung	Kopf frei machen	Reinigung alter Anhaftungen und Verhinderung neuer Prägungen	Leicht	Vom Winde verweht	Ich bin erlöst von meiner Vergangenheit.	Pfefferminze, Kardamom	116
Wurzelbindung (Mula Bandha)	Beckenboden kräftigen	Beckenbodenmuskeltraining	Mittel	Atmen mit der Erde	Ich bin verwurzelt mit der Mutter Erde, die mich trägt und nährt.	Verbene, Zypresse	64

QUELLEN UND EMPFEHLUNGEN

QUELLEN
1   Devi, Indra: Yoga für Sie. Genf, München: Ariston Verlag, 1999
2   Middendorf, Ilse: Der erfahrbare Atem. Paderborn: Junfermann Verlag, 1985
3   Martin, Dr. Jeffery A.: The Finders. Jackson, Wyoming: Integration Press, 2019
4   Martin, Dr. Jeffery A.: The Finders. Jackson, Wyoming: Integration Press, 2019
5   Nidiaye, Safi: Meditationen: für den Morgen – für den Abend. München: Knaur MensSana, 2008. Abdruck mit Genehmigung des Verlags
6   Zitiert von: Yoga-Vidya. https://wiki.yoga-vidya.de/Weisheiten_über_den_Atem, Zugriffsdatum April 2021
7   Yogananda, Paramahansa: An der Quelle des Lichts. Self-Realization Fellowship, 2000
8   Zitiert von: Yoga-Vidya. https://wiki.yoga-vidya.de/Weisheiten_über_den_Atem, Zugriffsdatum April 2021
9   Zitiert von: Vendanta Yoga. https://vedanta-yoga.de/guru/paramahansa-yogananda, Zugriffsdatum April 2021
10 Iyengar, B. K. S.: Licht auf Yoga. München: O.W. Barth Verlag, 1966
11 Tolle, Eckhart: Stille spricht. München: Arkana Verlag, 2003
12 Nidiaye, Safi: Meditationen: für den Morgen – für den Abend. München: Knaur MensSana, 2008. Abdruck mit Genehmigung des Verlags
13 Yesudian, Selvarajan: Sport + Yoga. Hammelburg: Drei Eichen Verlag, 2005
14 Zitiert von: Vendanta Yoga. https://vedanta-yoga.de/guru/paramahansa-yogananda, Zugriffsdatum April 2021

WEITERFÜHRENDE LITERATUR
Desikachar, T. K. V.: *Über Freiheit und Meditation.* Petersberg: Via Nova Verlag, 2006
Kabat-Zinn, Jon: *Gesund durch Meditation.* München: Knaur MensSana, 2019
Kensington, Ella: *Mary.* München: Goldmann, 2008
Martin, Dr. Jeffery A.: *The Finders.* Jackson, Wyoming: Integration Press, 2019
Nidiaye, Safi: *Meditationen: für den Morgen – für den Abend.* München: Knaur MensSana, 2008
Tolle, Eckhart: *Eine neue Erde.* München: Arkana, 2015

MUSIKEMPFEHLUNGEN
Gyurme, Lama und Jean-Philippe Rykiel: *Rain of Blessings.* Audio-CD. Virgin, 2000
Hiebinger, Richard: Diverse Klang-CDs und Downloads von Sayama-Music; erhältlich unter: www.birgitfelizcarrasco.com/musik-cds-downloads

BEZUGSQUELLEN FÜR ÄTHERISCHE ÖLE
Neumond: neumond.de
PRIMAVERA: primaveralife.com
WADI: etherischeoele.de

ÜBER DIE AUTORIN

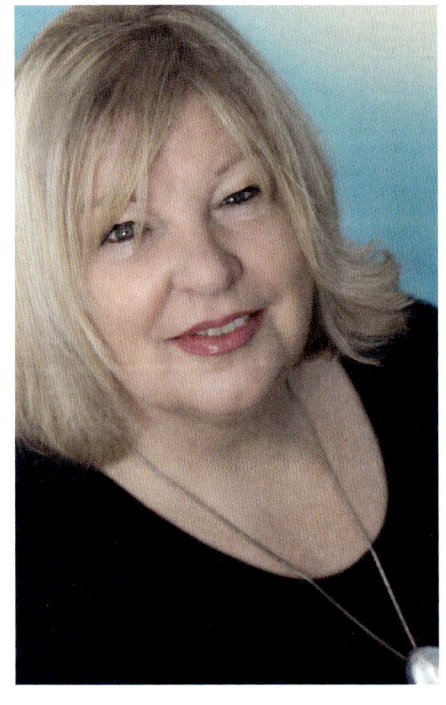

Birgit Feliz Carrasco ist renommierte Autorin und Bloggerin, die seit mehr als 20 Jahren als Heilpraktikerin und Yogatherapeutin arbeitet und Ratsuchenden mit Meditationsanleitungen, Seelen-Coaching und Channeling zur Seite steht. Speziell für Dicke bietet sie eine Yogalehrausbildung an, die einzigartig ist. In zahlreichen Büchern und über Seminare vermittelt sie Interessierten, mehr Bewusstheit und Spiritualität im Alltag einzusetzen, um aus dem Herzen heraus zu leben und zu handeln. Ihre Message ist: »Deine Atmung ist dein Weg zu deinem Herzen und dein Herz ist die Stimme deiner Seele.«

WEITERE BÜCHER DER AUTORIN

Yoga Kalender. München: Knaur MensSana Verlag, jährlich neu
Mindful. München: Callwey, 2019
Chakra-Yoga. Hamburg: Nikol Verlag, 2019
Patanjalis 10 Gebote der Lebensfreude. Hamburg: Nikol Verlag, 2018
Patanjali Update. E-Book. München: neobooks, 2017
Yoga X-Large. Lünen: Systemed Verlag, 2015
Mond-Yoga. München: Knaur MensSana, 2013

DIE AUTORIN IM INTERNET

birgitfelizcarrasco.com
yogaeasy.de (Suchfunktion nutzen: Carrasco)
Facebook: Birgit Feliz Carrasco